Heinke Geiter

EHRENAMTLICHE STERBEBEGLEITUNG LEHREN

ein Curriculum in 12 Schritten

VORWORT
EINLEITUNG UND ÜBERBLICK

GRUNDKURS

AUFBAUKURS

VORWORT

Vor zehn Jahren begannen der katholische Diplomtheologe Jürgen Schmitt und ich einen Qualifizierungskurs zu entwickeln, der den Anforderungen des Deutschen Hospiz- und PalliativVerbandes e.V. für eine „qualifizierte Vorbereitung ehrenamtlicher Mitarbeiterinnen und Mitarbeiter in der Hospizarbeit“[1] entspricht. Jürgen Schmitt war längere Zeit ehrenamtlicher Mitarbeiter in der Telefonseelsorge und brachte aus seiner Arbeit in Erwachsenenbildung und Schule viele Kenntnisse in Didaktik und Methodik mit, und ich hatte als Dekanin, Altenheim- und Klinikseelsorgerin Erfahrung in Leitung, Sterbe- und Trauerbegleitung. Wir hatten aber selbst keinen Kurs für Hospizbegleitende besucht. Deshalb lehnten wir uns in den ersten Jahren im Grundkurs an das Celler Modell an und übernahmen unter anderem die Emmaus-Geschichte[2], um an ihr die verschiedenen Schritte des Ausbildungsweges im Grundkurs zu verdeutlichen. Wir stellten dann jedoch fest, dass immer mehr Teilnehmende die Geschichte weder kannten, noch einen Bezug zu ihr hatten, sondern dieses Vorgehen eher als aufgesetzt erlebten, so dass wir in den letzten Jahren darauf verzichteten und auch immer mehr begannen, mit eigenen Texten zu arbeiten.

Als ich im vorletzten Jahr gebeten wurde die Ausbildung in einem neu gegründeten Hospizverein zu übernehmen und den Qualifizierungskurs gemeinsam mit einer Gemeindereferentin zu leiten, die zwar viel Erfahrung aus der Klinikseelsorge mitbrachte, nicht aber aus der Hospizarbeit, habe ich mich entschlossen, jeden Studientag schriftlich vorzubereiten und möglichst viel aus meiner langjährigen Erfahrung als Hospiz- und Notfallseelsorgerin sowie Kursleiterin in das Konzept einfließen zu lassen. Vielleicht kann das auch anderen Menschen helfen, die erstmalig einen Qualifizierungskurs leiten oder die neue Ideen für ihren Kurs oder einzelne Fortbildungen suchen. Die ausführlichen Informationen in den Anlagen sollen den Kursleitungen Hintergrundwissen vermitteln, das ihnen Sicherheit gibt und helfen kann, weitergehende Fragen der Teilnehmenden zu beantworten, ist aber nicht dafür gedacht, all diese Informationen 1:1 an die Teilnehmenden weiterzugeben. Sie können auch Grundlage für weitere Fortbildungen oder für Vorträge im Rahmen der Öffentlichkeitsarbeit sein. Auch die ausführlichen Literaturangaben bei jeder Einheit sind in erster Linie zur Vorbereitung der Leitung gedacht.

Die Hospizarbeit hat sich seit unserem ersten Qualifizierungskurs weiterentwickelt. Durch die enge Zusammenarbeit unseres Hospizdienstes mit dem Zentrum für ambulante Palliativversorgung in der SAPV sind neue Themen dazugekommen, die uns so wichtig sind, dass sie nicht „Begleitprogramm“ in der Praxisphase sein sollten, sondern Teil des regulären Kurses. Da außerdem die Begleitungen nicht mehr nur in den Familien stattfinden, sondern auch in Pflegeheimen und Krankenhäusern, sollten die Teilnehmenden deren Situation kennen- und reflektieren lernen. Außerdem gehört es zu einer guten Vorbereitung auf die späteren Begleitungen dazu, sich mit Themen wie Demenz, Biografiearbeit und Pflegeberatung auseinanderzusetzen, über die Vorsorgeplanung (Advance Care Planning) Bescheid zu wissen und sich verstärkt mit ethischen Themen wie Sterbehilfe und Therapiezieländerung, Sterbefasten und palliative Sedierung zu befassen. Bei allen Sachthemen sollten die persönliche Entfaltung, die eigene Auseinandersetzung mit Sterben und Tod und das Entwickeln einer hospizlichen, den Menschen zugewandten Haltung im Mittelpunkt stehen. Dazu sollen auch die vielen Fallbeispiele, meditative Übungen sowie regelmäßige

1 So der Titel der Broschüre des DHPV von 2017

2 Lukas 24,13ff

Rollenspiele dienen. Dafür gibt es jeweils mehrere Vorschläge, aus denen je nach Gruppenstärke und Zeit ausgewählt werden kann.

Der so entstandene Qualifizierungskurs geht von einem christlichen Menschenbild aus, ist ökumenisch gestaltet und wird immer wieder durch Menschen mit anderen spirituellen Erfahrungen oder religiösen Ausrichtungen bereichert. Die kultursensible Sterbebegleitung mag in anderen Regionen wichtiger sein als bei uns im ländlichen Raum, in dem bislang kaum Begleitungen von Menschen anderer Religionen angefragt wurden, ich halte es dennoch für wichtig, auch hier über den eigenen Tellerrand hinauszuschauen.

Aus eigener Erfahrung weiß ich, dass viele Beginnende Angst davor haben, dass sie mit ihrem Stoff schneller am Ende sind als in der vorgesehenen Zeit. Zwar ist das Materialangebot dieses Kurses eher zu umfangreich als zu knapp bemessen, aber es gibt an vielen Stellen auch alternative Texte, die hinzugenommen werden könnten. Doch oft ist weniger (und dafür intensiver) mehr, das heißt, die Leitung sollte lieber auf den einen oder anderen Text verzichten, dafür aber umso intensiver auf die Fragen der Teilnehmenden eingehen! Was während des Kurses nicht behandelt werden konnte, findet vielleicht seinen Platz in einer der nächsten Fortbildungen. Jeder Studientag ist in sich abgeschlossen, sodass mit dem hier vorliegenden Material auch einzelne thematische Studientage ohne zusätzlichen Aufwand gestaltet werden können.

Bewusst habe ich mich entschieden, einen Kurs für die Begleitung von Sterbenden nur im Erwachsenenalter anzubieten und nicht auf die Begleitung sterbender Kinder einzugehen, um das Kursprogramm nicht zu überfrachten. Überhaupt sollten die meisten Themen in einer späteren Fortbildung vertieft werden, da dann die Teilnehmenden durch ihre Praxiserfahrung noch einmal einen anderen Blick darauf haben werden und manches jetzt in der Kürze der Zeit nur angerissen werden kann.

Ich bin dankbar, dass ich an dem Celler Modell lernen durfte und viele Anregungen daraus aufgegriffen habe. Auch habe ich mich bemüht für alles, was ich von anderen übernommen habe, die entsprechenden Verweise anzufügen. Nachdem ich mit manchen Texten viele Jahre lang gearbeitet habe, ist es allerdings oft schwer, dafür noch eine Quelle zu finden.

Danken möchte ich allen, die zur Entstehung dieses Ausbildungscurriculums beigetragen haben, besonders Jürgen Schmitt, mit dem ich all die Jahre hindurch Ausbildungskurse gemeinsam geleitet habe, ebenso auch allen Kursteilnehmenden, deren Fragen und Anregungen in das Konzept eingeflossen sind, außerdem allen, die mir Mut zu diesem Projekt gemacht haben, sowie meinem Sohn Wolfgang, der die Zeichnungen angefertigt hat.

Heinke Geiter, im Dezember 2021

EINLEITUNG UND ÜBERBLICK

Der Qualifizierungskurs gliedert sich in einen Grund- und Aufbaukurs mit insgesamt ca. 100 Unterrichtsstunden an 12 Samstagen (5+7) beziehungsweise an 24 Abenden. Zwischen beiden Kursteilen oder zu Beginn des Aufbaukurses findet ein 40stündiges Praktikum in einem stationären Hospiz, einem Pflegeheim oder auf einer Palliativstation statt. Hinzu kommen vier bis fünf abendliche Treffen während der Praktikumszeit, um Fragen aus dem Praktikum miteinander in kollegialer Beratung (Supervision) zu diskutieren. An diesen Treffen sollten die Koordinierenden beteiligt sein, die für den späteren Einsatz der Hospizbegleitenden zuständig sind, um so die Teilnehmenden kennenzulernen. Da alle Teilnehmenden im Laufe des Grundkurses ein Buch aus einer von der Leitung vorgegebenen Liste lesen sollen, könnten an diesen Abenden auch Referate über die jeweiligen Bücher gehalten werden. Ziel dieses Kurses ist, dass Menschen aus den verschiedensten Berufen mit unterschiedlicher Lebenserfahrung und Spiritualität befähigt werden, eine Haltung zu entwickeln, in der sie die Sterbenden mit all ihren Bedürfnissen und Wünschen ernstnehmen, sie in ihrer Selbstbestimmung unterstützen, ihre Würde wahren und die den Sterbenden nahestehenden Menschen als deren erste Bezugspersonen respektieren mit dem Ziel, die Lebensqualität schwerstkranker und sterbender Menschen sowie der ihnen Nahestehenden zu verbessern und den Übergang aus diesem Leben gut zu begleiten. Um zu dieser hospizlichen Haltung zu gelangen, braucht es immer wieder Beispiele aus der Praxis. Neben aller Wissensvermittlung wird es verstärkt um emotionales Lernen gehen, durch Identifikation mit Betroffenen in den verschiedensten Rollenspielen, durch das Anschauen von Filmen, durch Rollentausch und durch die Auseinandersetzung mit dem eigenen Gewordensein.

Das gelingt, je mehr die Teilnehmenden im Einklang mit sich selbst sind, und je intensiver sie ihr eigenes Leben reflektiert und sich mit dem eigenen Sterben und Tod auseinandergesetzt haben. „Sterbende brauchen ein stabiles Gegenüber. Wer psychisch mit sich im Einklang ist, kann ihnen unbefangen und frei begegnen. „Am Lebensende spüren Menschen Ängste und Befürchtungen des anderen schnell. Und sie spüren, ob du echt bist.“[3], weiß eine erfahrene Hospizbegleiterin. Nur wer seine Krisen und Ängste kennt, eigene Verlusterfahrungen verarbeitet hat und akzeptiert, dass uns angesichts von Leid, Sterben und Tod Grenzen gesetzt sind, wird auch andere gut begleiten können. Wer eine Fülle von belastenden Problemen und ungelösten Krisen mit sich herumträgt, vor schwierigen Situationen ausweicht, negative Gefühle zu verdrängen sucht und für sein Selbstwertgefühl die Hilfsbedürftigkeit anderer braucht, ist nicht frei für eine den Bedürfnissen der Sterbenden angemessene Begleitung.

Ferner sind ein hohes Maß an Empathie, Beobachtungsgabe und Reflexionsvermögen notwendig, um achtsam mit den sterbenden Menschen und ihren Zugehörigen umgehen zu können. Aufmerksames Zuhören, behutsames Reden, genaues Hinschauen und richtiges Deuten nonverbaler Signale müssen eingeübt werden, damit die Kommunikation auch in schwierigen Situationen gelingt. Immer wieder aufs Neue müssen die Teilnehmenden lernen, die Balance von Nähe und Distanz, von Zuwendung und Selbstsorge, von Reden und Schweigen oder von Tun und Lassen zu finden. Das heißt beispielsweise: Empathie zu zeigen, ohne im Mitleid zu versinken, mit den Menschen traurig zu sein, aber nicht deren Trauer zu leben, Stille einzuüben, aber belastendes Schweigen zu beenden, Wünsche zu erfüllen, aber sich nicht ausnützen zu lassen. Sich einerseits ganz auf das Erleben von Leid und Tod einzulassen, andererseits aber immer wieder lebensfördernde Dinge zu tun, also auch hier eine gute Balance zu finden. Dies erfordert von den Ehrenamtlichen ein hohes Maß an Reflexionsvermögen auch im Blick auf die eigenen Gefüh-

3 ZEITmagazin Nr. 35/2015, 27. August 2015

le, Möglichkeiten und Grenzen. Sensibilität den spirituellen Fragen oder den Grundhaltungen der Sterbenden gegenüber können die Teilnehmenden nur haben, wenn sie selbst eine eigene Spiritualität leben und beispielsweise im christlichen Glauben oder einer anderen Religion oder spirituellen Richtung beheimatet sind und sich mit spirituellen Fragen auseinandergesetzt haben.

Aus all diesen Gründen ist es selbstverständlich, dass Vorgespräche mit potentiellen Teilnehmenden geführt werden müssen und es genaue Kriterien für die Zulassung geben muss. Der Deutsche PalliativVerband e. V.[4] nennt folgende Voraussetzungen, die von den ehrenamtlichen Mitarbeiterinnen und Mitarbeitern erwartet werden:

... die Bereitschaft, eine hospizliche Haltung zu entwickeln, d. h., sich persönlich mit den Themen Krankheit, Sterben, Tod, Verlusterfahrung und Trauer auseinanderzusetzen;

... eigene Erfahrungen und die Anderer zu reflektieren und zu respektieren;

... sich auf das Lernen in der Gruppe und den Austausch der Ehrenamtlichen untereinander einzulassen;

... den schwerstkranken und sterbenden Menschen und den ihnen Nahestehenden achtsam und respektvoll zu begegnen;

... sich an den Bedürfnissen der schwerstkranken und sterbenden Menschen und der ihnen Nahestehenden zu orientieren und das eigene Handeln daran auszurichten;

... verbindlich und verlässlich im Rahmen der Strukturen des jeweiligen Dienstes oder der Einrichtung mitzuwirken.

In dem Vorgespräch, das Voraussetzung für die Teilnahme am Qualifizierungskurs ist, werden diese Punkte angesprochen und die persönliche Situation der sich Bewerbenden (Belastbarkeit, Zeitbudget, Motivation und Ähnliches) reflektiert.

Der Kurs will nicht nur Gelegenheit geben, dass sich die Teilnehmenden eine „hospizliche Haltung“ aneignen und das eigene Erleben und Handeln reflektieren, er ist auch bewusst auf einen längeren Zeitraum angelegt (½ bis ¾ Jahr), um allen einen persönlichen Entwicklungsprozess zu ermöglichen, der über die Studientage hinaus im alltäglichen Leben, in Beziehungen und im Umgang mit sich selbst weiterwirken kann. Die Aufteilung in Grund- und Aufbaukurs ermöglicht es, nach den ersten fünf Kurstagen Bilanz zu ziehen und gegebenenfalls auch zu entscheiden, dass einzelne Teilnehmende für sich Wichtiges gelernt haben, aber nicht Hospizbegleiter oder -begleiterin werden wollen und die Teilnahme nach dem Grundkurs beenden (was aber faktisch nur in wenigen Einzelfällen vorkommt).

Da das Lernen prozesshaft und durch interaktive Lernformen mit einer ausgewogenen Balance zwischen kognitiven, psychomotorischen und affektiven Lernzielen geschieht und vieles sich erst im Austausch mit den anderen Teilnehmenden entfaltet, ist die regelmäßige Anwesenheit an allen Ausbildungstagen notwendig. Durch Berichte über eigene Begleitungen von sterbenden Angehörigen oder all die Fragen, die sich dabei ergeben, wird jeder noch so stringent geplante Studientag unterschiedlich verlaufen und zusätzlich durch Beispiele aus vielen Begegnungen der Kursleitung oder der Teilnehmenden mit Sterbenden und ihren Angehörigen sowie durch Kurzfilme und Filmausschnitte ergänzt werden. Gerade dieses Erfahrungswissen hilft den Studierenden, sich

4 DHPV Broschüre: Qualifizierte Vorbereitung ehrenamtlicher Mitarbeiterinnen und Mitarbeiter in der Hospizarbeit https://www.dhpv.de/tl_files/public/Service/Broschueren/Broschu%CC%88re_QualifizierteVorbereitung_Ansicht.pdf

in die hospizliche Haltung hineinzufinden. Ob Atemübungen, Körpererfahrungen, Meditationen, Phantasiereisen, der Umgang mit Symbolen oder Ritualen, Malen, Musik und Tanz – alles gehört zu einer ganzheitlichen Sicht des Menschen und hat deshalb in dem Qualifizierungskurs seinen Platz und kann den kreativen und musikalischen Möglichkeiten der Kursleitung entsprechend eingesetzt werden.

Die Gruppe spielt für diesen Lernprozess eine wichtige Rolle. Hier werden Achtsamkeit und respektvoller Umgang miteinander, die hospizliche Haltung und das sensible Eingehen aufeinander eingeübt, Kommunikationsmöglichkeiten gelernt und in Rollenspielen viel über sich selbst erfahren. Darüber hinaus entsteht durch die gemeinsame Auseinandersetzung mit existentiellen Fragen, das Austauschen persönlicher Einsichten und die Einübung eines wertschätzenden Umgangs miteinander ein vertrauensvoller Rahmen, der einen wichtigen Halt bietet und auch nach der Vorbereitungszeit bestehen bleibt.

Neben all den Themen, die der Persönlichkeitsentwicklung der Gruppe dienen, werden ausführliche Kenntnisse über den Sterbeprozess vermittelt. Die Teilnehmenden sollen auch emotional nachvollziehen, was es bedeutet, mit einer infausten Diagnose konfrontiert zu sein und dann die verschiedensten Anpassungs- und Abwehrreaktionen wie Schock, Leugnung, Wut und Neid, Hoffnung und Verzweiflung, Schuldzuweisungen, Trauer, Depression und Verlustängste zu durchleben. Sie sollen überlegen, wie dabei eine hilfreiche Begleitung aussehen könnte, und zwar auch dann, wenn die Sterbenden und ihre Angehörigen sich in ganz unterschiedlichen emotionalen Situationen befinden und wenig Verständnis für das Agieren der anderen haben. Zudem müssen sie wissen, was in Präterminal-, Terminal- und Finalphase geschieht und sich mit Themen wie Beihilfe zum Suizid, lebensverlängernde Maßnahmen oder dem Thema „Essen und Trinken am Lebensende“ auseinandersetzen, den Unterschied zwischen aktiver und passiver Sterbehilfe kennen und wissen, was eine Therapiezieländerung (nicht mehr Heilung, sondern Lebensqualität bis zuletzt) heißt. Sie müssen die oft verzweifelten Fragen nach dem „Warum?“, „Warum gerade ich?“ und nach dem Sinn des Leids aushalten, sich der Theodizee-Problematik stellen und nach dem suchen, was im Leben und im Sterben trägt, und sich mit den verschiedensten Gottesbildern auseinandersetzen. Auch die Themen Wahrheit und Schuld werden eine wichtige Rolle spielen. Sterbende haben das Recht, Auskunft über die Schwere ihrer lebensverkürzenden Erkrankung zu bekommen, soweit sie danach fragen. Denn nur so haben sie die Möglichkeit, Abschied von ihren Zugehörigen zu nehmen und noch letzte Dinge zu regeln.

Ungelöste, manchmal auch lange Zeit verdrängte Schuldfragen erschweren vielen Menschen das Sterben. Deshalb sollten die Teilnehmenden lernen, mit Schuldgefühlen adäquat umzugehen, statt sie zu bagatellisieren, und gegebenenfalls den Sterbenden helfen, abgebrochene Kontakte wiederherzustellen. Welches Gottesbild und welche Jenseitsvorstellungen haben die Teilnehmenden selbst? Welche kennen sie auch aus anderen Religionen? Was hilft ihnen in ihrer eigenen Angst vor dem Tod? Was sind ihre Hoffnungen und aus welchen Ressourcen leben sie? Erst wenn diese Fragen gestellt worden sind, und die Teilnehmenden für sich Antworten finden, – und das müssen keineswegs nur christliche Antworten sein – können sie die Sterbenden adäquat begleiten, ohne den Fragen auszuweichen oder die Sterbenden zu bevormunden. Sie wissen, dass jeder Mensch seinen eigenen Weg finden und seinen eigenen Tod sterben muss. Sie lassen den Sterbenden ihre Würde und ihre Freiheit, so dass diese sich nicht auf ihre Erkrankung reduziert fühlen, sondern die eigenen verbliebenen Ressourcen dankbar wahrnehmen und nutzen können.

Immer werden dabei auch die Zugehörigen mit im Blick sein. Sie erleben oft zeitlich versetzt dieselben Ängste und Gefühle wie die Sterbenden und brauchen ebenso Zuwendung, Beratung und Gespräch. Deshalb ist es notwendig, die Bedeutung von Familiensystemen zu kennen und beispielsweise mit dem Genogramm ein Instrument zu haben, um Familienzusammenhänge zu erfassen und zu veranschaulichen.

Kinder oder Kindeskinder ganz unterschiedlichen Alters werden den Ehrenamtlichen in den Familien begegnen. Deshalb müssen die Teilnehmenden über deren Verständnis von Tod und Sterben gut informiert sein, ihre Reaktionen verstehen lernen und für den Umgang mit ihnen geschult werden. Was bedeutet es außerdem, als Hospizbegleiter oder -begleiterin Gast in einer Familie zu sein, mit den unterschiedlichsten Einstellungen zu Leben, Sterben und Tod konfrontiert zu werden und beispielsweise Pflegekräften zu begegnen, die unter ganz anderen zeitlichen Zwängen stehen als die Ehrenamtlichen des Hospizdienstes?

Obwohl fast alle Begleitungen tagsüber stattfinden werden, sollen die Studierenden auch einen Blick dafür gewinnen, dass die Nächte ganz existentielle Lebenszeiten sind, geprägt vom Unbewussten, vom Schlaf vom Traum, vom Ausgeliefertsein, von Geschehenlassen müssen, von „es" nicht in der Hand haben. Oft finden hier Umdenkprozesse statt. Die Sicht auf das eigene Leben verändert sich, Prioritäten werden neu gefunden. Hier behutsam nachzufragen, öffnet manchmal neue Perspektiven.

Hospizarbeit geschieht immer in einem Netzwerk mit anderen Partnern, das heißt: der Hospizdienst arbeitet eng mit hausärztlichem Fachpersonal, Pflegediensten, Seelsorgenden und einem Palliativ-Team zusammen, das die spezialisierte ambulante Palliativ-Versorgung (SAPV) übernimmt und zu dem ärztliches Personal, Palliativpflegekräfte, Sozialarbeitende, psychologisches Fachpersonal und Seelsorgende gehören. Durch den im Rahmen des Qualifizierungskurses zu haltenden Vortrag des Palliativarztes über seine Arbeit lernen die Teilnehmenden Sinn und Bedeutung der Netzwerkarbeit und der palliativen Versorgung kennen, in der nicht in erster Linie ein erkranktes Organ behandelt wird, sondern der Mensch mit seinen körperlichen, psychosozialen und spirituellen Bedürfnissen im Mittelpunkt steht. Die Teilnehmenden können nachvollziehen, dass eine gute Symptomkontrolle, die unter anderem den Patientinnen und Patienten die Schmerzen nimmt, Atemnot und Übelkeit bekämpft, Ängste und Unruhe lindert, Lebensqualität und (durch die 24-Stunden–Rufbereitschaft) Sicherheit gibt. In praktischen Übungen leitet eine Palliativpflege-Fachkraft die Teilnehmenden an, wie beispielsweise eine gute Mundpflege oder basale Stimulation durchzuführen sind und gibt viele weitere Tipps, was noch den kranken Personen guttun könnte und auch dann noch möglich ist, wenn keine verbale Kommunikation mehr gelingt.

Viele Begleitungen erfolgen auch in einem Krankenhaus, da hier nach wie vor die meisten Menschen sterben. Trotzdem tun sich viele Krankenhäuser schwer damit, denn „das Krankenhaus muss das Sterben als Routinefall bearbeiten und gleichzeitig verleugnen, um sein Selbstverständnis als erfolgreiche Organisation des Heilens aufrechterhalten zu können"[5]und seinem Image als Gesundheitszentrum gerecht zu werden. Da hat Sterbebegleitung nur schwer einen Platz.

Pflegeheime sind Wirtschaftsbetriebe, die unter anderem bestimmt sind durch hohen Kostendruck, eklatanten Personalmangel und die Tatsache, dass die meisten Bewohnenden hochgradig dement und multimorbid sind und sehr oft schon in den ersten drei Monaten nach Einzug sterben. Doch gerade weil dem Personal Zeit fehlt, um sich den Bewohnenden intensiv zuzuwenden, und immer mehr selten oder nie Besuch von Zugehörigen bekommen, ist die Begleitung durch den Hospizdienst so wichtig und sollte schon beim Einzug angeboten werden. Deshalb gehört in das Kursprogramm eine intensive Auseinandersetzung mit den Themen „Einzug ins Pflegeheim", „Demenz" und „Umgang mit dementiell erkrankten Menschen und ihren Zugehörigen". Um Angehörige gut beraten zu können, ist es außerdem wichtig, über die Möglichkeiten der Pfle-

5 Tanios, Aida: „Verläufe im Übergang von kurativer zu palliativer Versorgung onkologisch erkrankter Menschen im Krankenhaus: Interprofessionelle Kommunikation und organisationale Rahmenbedingungen", Wien 2016

geversicherung und der finanziellen Förderung verschiedenster Maßnahmen informiert zu sein und zu wissen, an welche Fachleute in allen die Pflege betreffenden Fragen die Angehörigen sich wenden können.

Wichtige Themen sind außerdem Abschied, Trauer und Trost sowie der Umgang mit trauernden Menschen. Ausgehend von eigenen Verlusterfahrungen sollen die Teilnehmenden ein Gespür dafür gewinnen, wie unterschiedlich die Traueranlässe sind und wie viele Faktoren eine Rolle spielen, damit Trauerwege gelingen. Die Teilnehmenden erfahren, dass die Trauer vor dem Tod eine andere ist und ein anderes Ziel hat als der nach der Bestattung beginnende Trauerprozess. Sie setzen sich mit unterschiedlichen Trauerphasen- oder Aufgabenmodellen auseinander und lernen, zwischen einfacher und erschwerter Trauer zu unterscheiden, sich vor voreiligen Tröstungsversuchen zu hüten und Abschiedsrituale mit Gebet, Aussegnung oder ganz weltlichen Formen zu gestalten.

Während eines Besuches in einem Bestattungsunternehmen erhalten die Teilnehmenden viele Informationen rund um die Beerdigung, lernen unterschiedliche Bestattungsformen und Rituale kennen und formulieren selbst Abschiedsworte. Sie wissen, wie wichtig ausführliches Abschiednehmen für den Trauerprozess ist und dass Abschiede beispielsweise durch das Schreiben eines Briefes oder das Gestalten eines Erinnerungsbuchs nachgeholt werden können, wenn vorher Zeit oder Gelegenheit fehlten.

Auch über die Vorsorgeplanung für das Lebensende sollten die Teilnehmenden gut informiert sein, denn Vorsorgevollmacht und Patientenverfügung sind wichtige Instrumente, damit ein Mensch am Ende seines Lebens so behandelt werden kann, wie er es wünscht. Die Beschäftigung mit diesem Thema regt die Studierenden noch einmal stark an, über ihr eigenes Lebensende nachzudenken und zu überlegen, unter welchen Bedingungen sie gern weiterleben würden und wann sie bei einer lebensbedrohlichen Komplikation nur noch palliativ behandelt werden möchten, wer sie beim Sterben begleiten soll, wie sie bestattet werden wollen usw. In diesem Zusammenhang wird auf die Frage nach der Beihilfe zum Suizid eingegangen und auch deutlich gemacht, dass das Abstellen einer Beatmungsmaschine oder das Beenden eine Dialyse oder einer künstlichen Ernährung keine Sterbehilfe sind, sondern nichts anderes sind als das „Wegnehmen einer Krücke".

Vermutlich haben die meisten Hospizinitiativen bei ihrer Gründung klar entschieden, dass in ihrem Namen keine Beihilfe zum Suizid geleistet wird (auch wenn sie inzwischen generell erlaubt ist[6]), aber dennoch ist es wichtig, die Teilnehmenden für dieses Thema zu sensibilisieren, falls sie später in der Praxis damit konfrontiert werden. Was bedeutet es für den einzelnen Hospizbegleitenden oder für den eigenen Hospizdienst, wenn jemand mit der Bitte um Beihilfe zum Suizid an sie herantritt? Was heißt es für die Gemeinschaft, wenn einzelne Hospizbegleitende eine solche Begleitung ablehnen, andere aber dabei assistieren? Auch das Thema Organspende sollte besprochen werden, da erfahrungsgemäß viele Studierende sehr unzureichend informiert sind und nicht bedenken, dass für eine Organspende ein in der Patientenverfügung festgelegtes friedliches Sterben im Beisein der Familie nicht möglich ist, da bei der Patientin bzw. dem Patienten zwar der Hirntod festgestellt, aber der Mensch bis zur Entnahme der Organe durch Apparate weiter am Leben erhalten werden muss.

Um Menschen verantwortlich begleiten zu können, ist es heute wegen der Corona-Pandemie wichtiger denn je, dass die Teilnehmenden eine Hygieneschulung erfahren und auch für Notfälle Handlungssicherheit gewinnen, deshalb sollen auch einige für kranke und alte Menschen wichtige Erste-Hilfe-Maßnahmen gelehrt werden.

6 Urteil des Bundesverfassungsgerichts vom 25.02.2020 zur Nichtigerklärung des § 217 StGB

Abgeschlossen wird der Kurs mit der Klärung aller Fragen, die den Einsatz betreffen, wie Dokumentation der Einsätze, Haftpflicht und Unfallschutz, Benutzung des eigenen PKW gegen Kilometergeld sowie der Verpflichtung zur Einhaltung des Datenschutzes, zur Teilnahme an den Gruppentreffen, der Supervision und mindestens zwei Fortbildungstagen im Jahr.

Für alle Plenumssitzungen des Kurses wird ein größerer Raum benötigt, in dem die Gruppe sich frei bewegen kann. Die Plätze sind in einem Stuhlkreis angeordnet und konzentrieren sich auf eine immer wieder neu thematisch gestaltete Mitte. Nach dem ersten Kurstag wird es Aufgabe der Teilnehmenden sein, die Mitte passend zum Thema des Tages zu gestalten. Zu Beginn jedes Kurstages wird die Hospizkerze angezündet. Wenn am Ende jedes Studientages das Thema für den nächsten angesagt wird, erklären Teilnehmende sich bereit, beim nächsten Treffen die Mitte entweder in Bezug auf das Thema oder nach ganz eigenen Ideen zu gestalten. Der Blick auf die Mitte wird die Studierenden am Anfang jeder Sitzung beschäftigen und nach der Eingangsmeditation miteinander ins Gespräch bringen.

Anfang und Ende jedes Kurstages sind jeweils ähnlich strukturiert mit einer meditativen Körperübung und einer Befindlichkeitsrunde zu Beginn sowie einer Feedback-Runde und einem Segen oder guten Wünschen am Ende. Der regelmäßige Blick in die Gruppe soll davor bewahren, den nächsten Schritt zu tun, bevor der letzte Schritt von allen verstanden und mitvollzogen wurde. Das kann in Form eines „Blitzlichts" geschehen. Das bedeutet: Jede und jeder sagt der Reihe nach in wenigen persönlich formulierten Sätzen, wie es ihr oder ihm zurzeit im Gruppenprozess geht, wo eventuell noch Klärungsbedarf besteht, wo sich jemand nicht mitgenommen oder verletzt fühlt, oder welchen Punkt er oder sie noch tiefer beleuchtet oder weiter ausgeführt haben möchte.

Während des Vor- und des Nachmittags ist jeweils eine Pause vorgesehen. Für alle Pausen stehen Getränke, Obst und Kekse bereit. Mittagessen kann bestellt werden. Es hat sich bewährt, dass alle Teilnehmenden, die das möchten, einmal einen Salat, eine Hauptspeise oder einen Nachtisch mitbringen oder alle aus der Gruppe jeweils etwas zu einem gemeinsamen Büfett beitragen. Dies hat sehr zum Austausch und zum guten Gruppengefühl beigetragen. Alternativ könnte das Essen bestellt werden. Da für die Essenszeit nur eine halbe Stunde vorgesehen ist, empfiehlt es sich nicht, in ein Lokal zu gehen.

Nach dem gemeinsamen Mittagessen gibt es regelmäßig in Zweier-Gruppen einen Spaziergang von einer halben Stunde mit einem von der Leitung vorgegebenen Thema. Für Gruppenarbeit sollten weitere Räume zur Verfügung stehen.

Es hat sich bewährt, dass zwei Personen den Kurs leiten, die möglichst aus unterschiedlichen Berufsfeldern kommen, jeweils ihre eigenen Kompetenzen und Erfahrungen in der Sterbebegleitung mitbringen und in der hospizlichen Arbeit zuhause sind. Ihre Ziele und ihr Auftrag sollten mit der Leitung des Hospizdienstes gut abgestimmt sein. Es ist dabei gewinnbringend, wenn eine Frau und ein Mann gemeinsam die Leitung haben.

Die Gewinnung der Teilnehmenden erfolgt in mehreren Schritten:

... I Pressemitteilungen
... II Informationsabend
... III Fragebogen
... IV Einzelgespräche
... V Einladung zur Teilnahme am Qualifizierungskurs

I. PRESSEMITTEILUNGEN

Der Hospizdienst informiert über den geplanten Kurs in den örtlichen Zeitungen, auf der Homepage, über die Kirchengemeinden, durch „Mundpropaganda" der Hospizmitarbeitenden und gegebenenfalls in den eigenen Rundbriefen oder Zeitschriften und lädt gleichzeitig zu einem Informationsabend ein. Außerdem sind Flyer mit den Themen aller 12 Ausbildungstage und den Daten für den Grundkurs erstellt und verteilt worden.

Anlage I: Flyer

II. INFORMATIONSABEND

Beim Informationsabend stellt die Leitung den Kurs mit seinen Zielen und Inhalten vor. Damit die potentiellen Teilnehmenden schon einen Eindruck davon bekommen, wie es im Kurs zugeht und mit welchen Methoden gearbeitet wird, sitzen alle im Stuhlkreis um eine von der Kursleitung gestaltete Mitte mit der Hospizkerze und einer Fülle von unterschiedlichen Gegenständen, wie zum Beispiel ein Bilderrahmen, ein Fernglas, eine Muschel, ein Schlüssel, eine Öllampe, eine Schale, ein Engel, ein Kreuz, ein Stein, ein Kuscheltier, ein Feuerzeug, ein Seil, ein Schneckenhaus. Alle Gäste werden gebeten, sich einen Gegenstand auszusuchen und sich damit den anderen vorzustellen und dabei auch schon zu sagen, warum man sich für diesen Kurs interessiert. Auch die zukünftige Kursleitung (sowie gegebenenfalls die koordinierende Leitung und die anwesende Hospizbegleitung) stellen sich vor. Anschließend gibt die Kursleitung einen Überblick über Aufbau, Inhalte und Methoden des Kurses. Dabei weist sie auf die Unterscheidung von Grund- und Aufbaukurs sowie die Bedeutung des Praktikums zwischen den beiden Kursteilen hin. Die anwesende Hospizbegleitung berichtet von ihren persönlichen Erfahrungen im Qualifizierungskurs und ihren Einsätzen, damit für die Besuchenden ein möglichst lebendiges Bild vom Qualifizierungskurs und dem Einsatz der Ehrenamtlichen entsteht. Dabei ist immer wieder Raum gelassen für alle Fragen der Gäste.

Am Ende des Informationsabends erhalten alle, die sich ihre Teilnahme an dem Kurs vorstellen können, einen Fragebogen und tragen sich mit ihrer E-Mail-Adresse in eine Liste ein, wobei die Kursleitung ihnen einen sorgfältigen Umgang mit ihren persönlichen Daten gemäß dem Datenschutzgesetz zusichert.

III. FRAGEBOGEN

Die potentiell Teilnehmenden füllen den Bogen aus und geben ihn zusammen mit ihrer Anmeldung für den Kurs an den Hospizdienst zurück. Dabei ist ihnen klar, dass die Anmeldung noch nicht die Zusage für die Teilnahme an dem Kurs bedeutet, sondern dass sie zu einem Einzelgespräch eingeladen werden.

Anlage II: Fragebogen

IV. EINZELGESPRÄCH

Das Einzelgespräch, das die Kursleitung (gegebenenfalls auch die Koordinierenden, die die Hospizbegleitenden einsetzt und betreut) mit den Besuchenden führt, dient dem näheren Kennenlernen der künftigen Teilnehmenden und deren Motivation für den Kursbesuch. Bewerberinnen und Bewerber und Kursleitung sollen nach diesem Gespräch entscheiden, ob sie sich auf aufeinander und auf den Kurs einlassen können oder ob es Bedingungen gibt, die eine Teilnahme ausschließen. Das können terminliche Probleme und fehlende Zeit sein, inhaltliche Differenzen oder persönliche Kriterien. So wird psychische Stabilität vorausgesetzt:

Niemand sollte:
… den Kurs in einer akuten Trauer- oder Trennungssituation beginnen,

… die Hospizarbeit als Ort „für Mission und Bekehrung am Sterbebett“ missverstehen,

… Mitglied in einer Organisation für Sterbehilfe sein,

… Intoleranz gegen die Kirchen oder andere Religionen oder Weltanschauungen zeigen,

… pekuniäre Zwecke verfolgen,

… sich vorrangig Vorteile für seine berufliche Arbeit versprechen.

Auch die vom DHPV genannten Voraussetzungen (siehe Einführung) sollten besprochen werden und die Zustimmung der potentiell Teilnehmenden haben.

Jeder Hospizdienst muss entscheiden, ob er in den Qualifizierungskurs auch Mitarbeitende von Pflegeeinrichtungen aufnimmt. Sie werden wahrscheinlich dem Hospizdienst hinterher nicht für Begleitungen zur Verfügung stehen, aber sie werden das Gelernte in ihren Einrichtungen umsetzen, den Hospizgedanken weitertragen und für den Hospizdienst eine wichtige Verbindung in die Pflegeheime sein.

V. EINLADUNG ZUR TEILNAHME AM QUALIFIZIERUNGSKURS

Innerhalb einer Woche nach dem Einzelgespräch ergeht eine Einladung oder Absage an die potientiell Teilnehmenden bezüglich der Teilnahme an dem Kurs. Bei Zusagen reicht die schriftliche Einladung, während bei einer Absage das persönliche Gespräch noch einmal gesucht werden sollte, wenn nicht in dem vorhergehenden Gespräch übereinstimmend festgestellt worden ist, dass eine Teilnahme entweder generell oder zum jetzigen Zeitpunkt nicht infrage kommt.

STUDIENTAGE

Für jeden Studientag gibt es einen Ablaufplan, der zum Ausdrucken auch in den digitalen Anlagen steht. Außerdem enthält der digitale Teil alle Arbeitsblätter und Kopiervorlagen sowie ergänzende Beiträge zu den einzelnen Themen. Auf sie wird im Text verwiesen. Durch eine parallele Nummerierung sind sie in der digitalen Anlage leicht zu finden.

Die digitale Datei kann unter:
https://www.hospiz-verlag.de/produkt/ehrenamtliche-sterbebegleitung-lehren/
Reiter „Arbeitsmaterialien“ heruntergeladen werden.

GRUNDKURS

STUDIENTAG 1–5

1–5

STUDIENTAG 1

EINANDER KENNENLERNEN PERSÖNLICHE ERFAHRUNGEN MIT ABSCHIED UND TOD

NR	ZEIT	THEMA	METHODE	MATERIAL
1.1	9:00	Einander kennenlernen mit Ankommensübungen	Diverse Aufstellungen im Raum, Plenum: Stuhlkreis Anhand ausgesuchter Gegenstände stellen die Teilnehmenden sich vor	1.1 Ankommen, einander kennenlernen, Aufstellungen, Mitte, Kerze, Tücher, Blumen, Namenschilder
1.2	10:00	Motivation und Erwartungen der Teilnehmenden	Rollenspiel: Befragung durch einen Journalisten bzw. eine Journalistin	1.2 Rollenspiel zur Frage der eigenen Motivation
1.3	10:45	Der Qualifizierungskurs im Überblick	Plenum: Referat der Leitung	Flyer
	11:00	Pause		
1.4	11:15	Kursregeln	Verpflichtung aller auf Verschwiegenheit	1.4 Regeln für die Zusammenarbeit
1.5	11:30	Geschichte der Hospizbewegung	Plenum: Powerpoint-Präsentation „Die Hospizbewegung“	Laptop, Beamer 1.5.a Geschichte der Hospizbewegung -Text 1.5.b Geschichte der Hospizbewegung - PowerPoint-Präsentation
1.6	12:00	Die eigene Sterblichkeit Wenn heute mein letzter Lebenstag wäre	Plenum: Einführung durch die Leitung, Einzelarbeit: Brief an einen geliebten Menschen	Papier, Stifte 1.6 Anleitung zum Schreiben des Briefes
	13:00	Mittagessen		
1.7	13:30	Meine persönlichen Erfahrung mit Tod und Abschied	Spaziergang zu zweit	
1.8	14:00	Was hat der Brief bei mir ausgelöst?	Einzelarbeit: Alle Teilnehmenden schreiben je eine Reaktion auf Kärtchen Plenum: Vorlesen und Diskussion	1.8 Fragen zur Reflexion über den Brief
1.9	14:30	Die Rechte der Sterbenden	Plenum: als Ich-Botschaft vorlesen	1.9 Die Rechte der Sterbenden
1.10	15:00	Sterben - Alles loslassen, was mir wichtig ist	Übung mit 5 Zetteln	1.10 Sterben- Loslassen Übung 5 kleine Zettel pro Teilnehmende
1.11	15:30	Gedanken und Gefühle zum Loslassen-Müssen	Zweiergespräch: Auswertung Abschluss-Runde im Plenum	
	15:45	Pause		
1.12	16:00	Wann ist ein Mensch sterbend? Der Sterbeprozess anhand der Bilder von Ferdinand Hodler	Hodler-Bilder von Valentine Godé-Darel während ihrer Krankheit und im Tod, 1912-1916	Hodler-Bilder (Internet), Beamer
1.13	16:45	Feedback-Runde	Wie geht es mir jetzt? Was war positiv/negativ	Nuggets, Steine
1.14	16:55	Abschluss	Plenum: Abschluss-Ritual	1.14 Segen und Wünsche

EMPFOHLENE LEKTÜRE[7] *(siehe auch Literaturverzeichnis)*

Borasio, Gian Domenico: Über das Sterben: Was wir wissen. Was wir tun können.

Kübler-Ross, Elisabeth: Interviews mit Sterbenden.

Kübler-Ross, Elisabeth: Leben bis wir Abschied nehmen.

Holder-Franz, Martina (Hg.): Sterben und Leben – Spiritualität in der Palliative Care.

Schulz, Roland: So sterben wir: Unser Ende und was wir darüber wissen sollten.

Geiter, Heinke: Weil der Tod zum Leben gehört.

ZIELE

- Kennenlernen der Teilnehmenden
- Klärung ihrer Motivation für den Kursbesuch
- Information über den Kurs: Aufbau, Methoden und Zielsetzungen
- Kennenlernen der Geschichte der Hospizbewegung und des eigenen Hospizdienstes
- erste persönliche Auseinandersetzung mit der Frage nach Sterben und Tod
- Kenntnisse über den Sterbeprozess

Die Mitte des Raumes ist mit Tüchern geschmückt, die um eine brennende Kerze (die Hospizkerze) angeordnet sind und einen Weg symbolisieren, auf dem alle möglichen Schätze entdeckt werden können.

7 Die für jeden Kurstag angegebene Lektüre ist zur vertiefenden Vorbereitung der Kursleitung gedacht, kann aber den Teilnehmenden jeweils als mögliche Lektüre genannt werden. Es wird jedoch nicht vorausgesetzt, dass alle sie (bis zum nächsten Kurstag) gelesen haben.

1.1 EINANDER KENNENLERNEN MIT ANKOMMENSÜBUNGEN

Da am Anfang eines Kurses immer eine eher steife, angespannte Atmosphäre herrscht, sollen die Teilnehmenden einander als Erstes in spielerischer Form begegnen und sich dabei im Raum bewegen.

Durch verschiedene Aufstellungen erfahren die Teilnehmenden einiges voneinander über ihre Lebenssituation, ihre Herkunft sowie ihre Tätigkeiten und Hobbys. Indem sie sich im Raum bewegen müssen, entstehen immer wieder andere Kontakte in lockerer Form. Während die einen forsch auf andere, ihnen fremde Teilnehmende zugehen, sind andere eher zurückhaltend, und es dauert einige Zeit, bis sie ihre Fragen alle beantwortet haben. Aber so ist oft schon das erste Eis gebrochen, dass die Teilnehmenden sich gern auf den nächsten Top einlassen.

Anlage 1.1: Ankommen, einander kennenlernen

Anschließend tauschen sich die Studierenden im Zweiergespräch so aus, dass sie im folgenden Plenum jeweils den anderen den übrigen Teilnehmenden vorstellen können. Dabei geht es noch nicht um die Motivation zum Besuch des Qualifizierungskurses, sondern um den persönlichen Hintergrund. Nach dieser Runde sollten alle Teilnehmenden von allen anderen ein erstes Bild haben.

1.2 MOTIVATION UND ERWARTUNG DER TEILNEHMENDEN

Die Teilnehmenden sollen ihre Motivation zum Kursbesuch und die Erwartungen an den Kurs formulieren, und zwar in Form eines Rollenspiels. Ein Journalist bzw. eine Journalistin möchte einen Bericht über die Hospizbewegung für die Zeitung schreiben. Besonderes Interesse gilt der Motivation für das ehrenamtliche Engagement als Hospizbegleitende und an den Wünschen, die die TN an die Ausbildung haben. In Dreiergruppen (eine Person als Medienvertretung,) sollen die Interviews nach einer kurzen Vorbereitungsphase im Plenum vorgespielt werden. Eine Person aus der Gruppe protokolliert und hält die Aussagen stichwortartig auf Kärtchen fest. Dabei wird je ein Stichwort oder ein kurzer Satz auf eine Karte geschrieben und nach Motivation und Erwartungen sortiert für alle sichtbar aufgehängt. Die „Journalistinnen und Journalisten“ aus dem Rollenspiel dürfen anschließend ebenfalls noch ihre Motivation und ihre Wünsche anfügen.

Voraussichtlich gibt es ganz unterschiedliche Motivationen. Geht es den Teilnehmenden in erster Linie um Anerkennung, Flucht vor Langeweile, Leere und Sinnlosigkeit im eigenen Leben, um das Abtragen einer Schuld oder darum, mit dem Tod eines geliebten Menschen besser umgehen zu können?

Ist es der Wunsch, anderen Menschen zu helfen und für sie in der letzten Lebensphase da zu sein, fühlen sie sich berufen, weil sie das Charisma der Tröstung haben, sind sie einfach auf der Suche nach einem erfüllenden Ehrenamt, in dem sie frei von beruflichen Zwängen, Konkurrenz- und Zeitdruck anderen Zeit schenken können, möchten sie für sich lernen, mit den Gedanken an den eigenen Tod besser umgehen zu können oder haben sie ganz andere Motive? Die Erfahrung einer gelungenen Sterbebegleitung durch den Hospizdienst im Freundeskreis oder das einsame Sterben eines Angehörigen im Badezimmer eines Krankenhauses können ebenso Motivation gewesen sein, wie das allgemeine Bestreben, etwas für andere tun zu wollen oder ein sinnvolles und erfüllendes Ehrenamt zu suchen, bei dem nicht Schnelligkeit, Leistungssteigerung und Konkurrenzdenken zählen. Wünsche, auf das Sterben der alten Eltern besser vorbereitet zu sein, oder mit den eigenen Ängsten vor dem Sterben adäquat umgehen zu können, oder für die berufliche Arbeit im Pflegeheim besser gerüstet zu sein, werden erfahrungsgemäß ebenfalls geäußert, sodass am Schluss eine bunte Palette unterschiedlicher Motivationen im Raum steht. Damit stellt sich für die Teilnehmenden die Aufgabe, die vielleicht ganz anderen Motivationen der anderen wahrzunehmen und zu akzeptieren, dass alle nebeneinander bestehen bleiben und nicht bewertet werden.

Die „Motivationskärtchen" dienen am Ende des Kurses noch einmal dazu, zu überprüfen, ob die Erwartungen sich erfüllt haben, sich im Laufe des Kurses veränderten oder ob etwas offengeblieben ist.

Anlage 1.2: Rollenspiel zur Frage der eigenen Motivation

DER QUALIFIZIERUNGSKURS IM ÜBERBLICK 1.3

Als Nächstes gibt die Kursleitung einen kurzen Überblick über die Inhalte des Kurses, weist auf die Bedeutung der Unterteilung in Grundkurs, Praktikum und Aufbaukurs hin und erläutert, mit welchen Methoden vorrangig gearbeitet wird. Schon dabei wird deutlich, dass der Hospizarbeit einer Haltung zugrunde liegt, die jeden Menschen wertschätzend wahrnimmt und sich stets an dessen Ressourcen und Möglichkeiten orientiert, ihm mit Achtsamkeit und Respekt vor seinem Lebensentwurf begegnet und seine Würde achtet. Begleiten heißt immer wieder, sich zurücknehmen und andere dabei unterstützen, den eigenen Weg gemäß seinen Möglichkeiten und Vorstellungen gehen zu können.

Solche Unterstützung am Lebensende kann aber nur erfolgen, wenn die Begleitenden sich selbst mit den Fragen nach Tod und Sterben und mit den eigenen Befürchtungen, und Einstellungen auseinandergesetzt haben, ihre eigenen Grenzen und Ressourcen kennen und sich ihrer eigenen Spiritualität bewusst sind. Eigene Klarheit zu gewinnen, sich den eigenen Ängsten zu stellen und eventuell unerledigte Trauer oder Konflikte zu erkennen (und gegebenenfalls außerhalb des Kurses aufzuarbeiten) sind deshalb zentrale Themen im Grundkurs. Außerdem werden immer wieder die Fragen nach Distanz und Nähe, nach der persönlichen Spiritualität und der eigenen Rolle leitend sein. Hinzu kommen die unterschiedlichen Informationen über Sterbe- und Trauerprozesse und den Umgang mit den Betroffenen sowie viele Übungen zur Kommunikation und der Selbsterfahrung dienende Rollenspiele. Der Kurs wird also in erster Linie Selbsterfahrung bedeuten und die persönliche Auseinandersetzung mit der eigenen Lebensgeschichte sowie mit den Fragen zum Lebensende zum Inhalt haben. Da es nicht die eine richtige Methode gibt, wie Menschen am Lebensende begleitet werden sollen, sondern immer mit ihnen und den Angehörigen zusammen ausgehend von den Wünschen und Ressourcen der Betroffenen nach einem individuellen Weg gesucht wird, wird jede Begleitung anders aussehen und andere Anforderungen an die Begleitenden stellen. Grundlegend ist bei aller Unterschiedlichkeit die hospizliche Haltung, die jeden Menschen so annimmt, wie er ist, und ihn mit Achtsamkeit und Respekt behandelt, ihm seine Würde lässt, seine Selbstbestimmung ernst nimmt und für ihn Sorge trägt. Auch das durch Krankheit, Behinderung oder Tod gezeichnete Leben hat als menschliches Leben eine unverlierbare Würde. Selbst schwerwiegende Beeinträchtigungen des Lebensvollzugs, vollständige Hilflosigkeit und ein hoher Aufwand an Pflege und Betreuung können es unter keinen Umständen rechtfertigen, den betroffenen Menschen die Würde abzusprechen oder ihre Würde als eingeschränkt anzusehen.

1.4 KURSREGELN

Bevor mit der inhaltlichen Arbeit begonnen wird, ist es sinnvoll, alle auf die Verschwiegenheit und den Datenschutz zu verpflichten und gemeinsam ein paar Regeln aufzustellen, die den gesamten Kurs hindurch Geltung haben. Im Laufe des Kurses muss eingeübt und immer wieder darauf hingewiesen werden, dass die Teilnehmenden nicht von „man" reden, sondern deutlich die Verantwortung für ihre Äußerungen übernehmen und zu dem stehen, was sie sagen, indem sie „Ich" sagen. Manche Teilnehmende sehen solche Korrekturen zwar anfangs als lästig und überflüssig an, doch später spüren sie selbst, wie wichtig es ist, für das selbst Gesagte einzustehen. Außerdem soll allen deutlich werden, dass „Störungen Vorrang haben". Den Teilnehmenden muss klar sein, wie wichtig die Einhaltung des Datenschutzes und der Verschwiegenheitsverpflichtung ist. Wenn nur eine Hospizbegleiterin sich nicht daran hält, schadet das der gesamten Institution, denn dann heißt es schnell, dass die Hospizbewegung nicht vertrauenswürdig sei, weil sie interne Dinge aus den Familien weitererzähle.

Anlage 1.4: Regeln für die Zusammenarbeit

1.5 GESCHICHTE DER HOSPIZBEWEGUNG

In einer PowerPoint-Präsentation soll die Geschichte der Hospizbewegung mit ihren wichtigsten Stationen kurz dargestellt und damit der Ausbildungskurs als Teil innerhalb einer großen Bewegung erlebt werden.

Anlage 1.5.a: Geschichte der Hospizbewegung - Text
Anlage 1.5.b: Geschichte der Hospizbewegung - PowerPoint-Präsentation

An die Darstellung der allgemeinen Entwicklung der Hospizbewegung sollte sich ein kurzer Überblick über die Geschichte des eigenen Hospizdienstes anschließen, der auch zeigt, in welchen Arbeitsfeldern der Hospizdienst unterwegs ist (z. B. in der hospizlichen Begleitung in Familien, Pflegeheimen und Krankenhäusern, durch palliative Beratung und Versorgung in Kooperation mit einem Palliativ-Team. Die meisten Hospizdienste bieten auch Trauerbegleitung an in Trauercafés, geschlossene Gruppen für verwaiste Eltern oder Trauernde nach Suizid oder Einzelgespräche, Wanderungen oder Trauerreisen oder Chatmöglichkeiten für Trauernde im Internet. Ein weiterer wichtiger Bereich wird in den meisten Hospizdiensten die Öffentlichkeitsarbeit sein mit regelmäßigen Vorträgen in Schulen, Kirchengemeinden, Vereinen oder in der Öffentlichkeit. Sie starten besondere Aktionen wie Themenwochen oder Benefiz-Essen, Letzte Hilfe-Kurse oder Angebote zur Gesprächsbegleitung bei der Patientenvorsorge, andere engagieren sich in Kindergärten und Schulen mit unterschiedlichen Projekten oder laden regelmäßig zu Gedenkgottesdiensten ein.

1.6 DIE EIGENE STERBLICHKEIT – WENN HEUTE MEIN LETZTER LEBENSTAG WÄRE

Der zweite Hauptteil des ersten Studientages hat die persönliche Auseinandersetzung der Teilnehmenden mit dem eigenen Sterben und dem Tod zum Thema.

In einer Einzelarbeit soll sich jede und jeder Teilnehmende in die Situation hineinversetzen, dass er oder sie die nächste Nacht mit einer Chance von 50 % überleben oder aber sterben wird. Die Teilnehmenden sollen in einem Brief an einen nahestehenden Menschen ihre Gefühle und Gedanken dazu festhalten und sich mit der eigenen Endlichkeit und den konkreten Ängsten, Wünschen und Hoffnungen auseinandersetzen.

Anlage 1.6: Anleitung zum Schreiben des Briefes

Die Teilnehmenden sollen vorab wissen, dass der Brief nur für sie selbst bestimmt ist und nicht vorgelesen werden muss. Durch diese Aufgabe ist der eigene Tod plötzlich ganz nahe gerückt. Gegebenenfalls wird Unerledigtes deutlich, und es wird klar, dass angesichts des Todes manche Dinge ihre Bedeutung verlieren, andere aber umso wichtiger werden. Diese intensive Auseinandersetzung mit dem eigenen Sterben in Form eines Briefes hat den Sinn, die eigenen Gedanken und teils wagen Gefühle in Sprache zu fassen und geordnet zu verschriftlichen, um so für sich selbst mehr Klarheit zu gewinnen. Alle schreiben im selben Raum. Die Kursleitung beobachtet das Geschehen, da die Übung viele Emotionen auslösen kann und einzelne Teilnehmer oder Teilnehmerinnen vielleicht Unterstützung benötigen. Wenn die Kursleitung es nicht schon am Anfang getan hat, sollte sie spätestens jetzt anbieten, dass, wenn jemand weiteren Gesprächsbedarf hat, er oder sie sich jederzeit an sie wenden kann. Falls sie das nicht leisten kann oder will, könnte sie mit der für den Hospizverein zuständigen Fachkraft eine entsprechende Verabredung treffen.

MEINE PERSÖNLICHEN ERFAHRUNGEN MIT TOD UND ABSCHIED – ZWEIERGESPRÄCH BEIM SPAZIERGANG 1.7

WAS HAT DER BRIEF BEI MIR AUSGELÖST? 1.8

Die folgenden Fragen können für das Nachgespräch im Plenum leitend sein:

… Wie leicht ist mir die Entscheidung gefallen, eine Person zu finden und auszuwählen?

… Warum war mir gerade dieser Mensch wichtig?

… Was hatte ich mitzuteilen?

… Hatte ich Unerledigtes zu Ende zu bringen?

… Wollte ich die Beziehung klären oder meine letzten Gedanken mitteilen?

… Ging es mir darum, für die Zukunft anderer zu sorgen?

… Wollte ich Anteilnahme an meiner Angst, Verzweiflung oder Wut?

… Was nehme ich aus der Übung mit für mein jetziges Leben?

… Möchte ich etwas von dem Aufgeschriebenen sobald wie möglich erledigen?

Anlage 1.8: Fragen zur Reflexion über den Brief

1.9 DIE RECHTE DER STERBENDEN

Dass über „Rechte der Sterbenden" geredet werden soll, mag zunächst befremden, da es für die meisten der Teilnehmenden selbstverständlich ist, dass Sterbende Rechte haben wie alle anderen auch. Sterbende werden aber in der Realität oft nur als Objekte der Bemühungen von Pflegenden und nur noch als „Pflegefälle" gesehen, bei denen „man" genau zu wissen meint, was gut für sie ist. Dabei wird sich aus Gedankenlosigkeit oder aus Ohnmachts- und Überforderungsgefühlen der Pflegenden über die wirklichen Bedürfnisse und Wünsche der Menschen in ihrer letzten Lebensphase hinweggesetzt. Viele Sterbende fühlen sich fremdbestimmt, allein gelassen, nicht mehr ernst genommen und in ihrer Würde verletzt. Es wird über sie geredet und entschieden, aber sie werden oft nicht einbezogen und nach ihren Wünschen gefragt. Besonders wenn sie nicht mehr oder nur noch schwer verbal kommunizieren können, scheuen viele die Mühe, über Zeichen und durch Fragen die Bedürfnisse der Betroffenen zu eruieren.

Indem die „Rechte der Sterbenden" beim Vorlesen von den Teilnehmenden in Ich-Form umformuliert werden sollen, wird die Distanz zwischen den Menschen, die bereits dem Tod nahe sind und den Teilnehmenden selbst aufgehoben und eine starke Identifikation mit den formulierten Ansprüchen erreicht („Ich habe das Recht…" „Mein Recht als Sterbende ist…").

Anlage 1.9: Die Rechte der Sterbenden

1.10 STERBEN – ALLES LOSLASSEN, WAS MIR WICHTIG IST – EINE ÜBUNG

Sterben heißt auch loslassen müssen, sich von allem trennen, was man liebt, was wichtig war und das eigene Leben ausgemacht hat. Um diesen Prozess emotional erfahrbar zu machen, folgt eine Übung, die ich von Monika Müller[8] übernommen habe, in der jede und jeder Teilnehmende sich von fünf für sie bedeutsamen Menschen oder Dingen trennen muss (Einübung in das Sterben). Diese Übung wird sehr viel emotionale Betroffenheit auslösen, sodass für die Nachbesprechung ausreichend Zeit vorgesehen werden muss. Sie lässt das eigene Sterben plötzlich sehr nahekommen und fragen, was im Leben wirklich wichtig ist. Nach und nach alles abgeben zu müssen und am Ende nichts mehr entscheiden können, weckt starke Ohnmachtsgefühle, Angst und Aggressionen, führt aber auch sehr deutlich vor Augen, wie schnell mir alles genommen werden kann, was scheinbar selbstverständlich und unabänderbar zu mir gehörte. Zugleich bewirkt diese Übung mehr Verständnis für die Situation der Sterbenden, die sich ja von allem trennen müssen, was ihnen lieb ist, und darauf mit Verstimmung, schlechter Laune, Trauer oder Wut reagieren.

Anlage 1.10: Sterben-Lassen-Übung

8 Monika Müller, Wolfgang Heinemann: Ehrenamtliche Sterbebegleitung: Handbuch mit Übungsmodulen für Ausbildende. Göttingen 2.Aufl., 2015 S. 205

GEDANKEN UND GEFÜHLE ZUM LOSLASSEN-MÜSSEN AUSWERTUNG DER ÜBUNG 1.11

Es folgt eine Auswertung, bei der die Teilnehmenden sich erst in einem Zweiergespräch über das soeben Erlebte austauschen sollen. Mit einer Runde im Plenum wird diese Übung abgeschlossen.

WANN IST EIN MENSCH STERBEND? DER STERBEPROZESS ANHAND DER BILDER VON FERDINAND HODLER 1.12

Da die Sterblichkeitsrate sich in Deutschland sehr stark verringert hat und statistisch gesehen jeder Mensch in Deutschland in den ersten 30 Jahren seines Lebens nur den Tod eines engen Verwandten erfahren hat, und die meisten Menschen in einem Krankenhaus sterben, dürften auch die Teilnehmenden, sofern sie nicht in der Pflege tätig sind, kaum jemals den Sterbeprozess eines Menschen erlebt und Berührung mit einem Toten gehabt haben. Deshalb sollen – ähnlich wie es auch das Celler Modell vorsieht[9] – anhand der Bilder von Ferdinand Hodler die verschiedenen Stationen des Sterbewegs von der infausten Diagnose an bis zum Tod betrachtet werden. Der Schweizer Maler Ferdinand Hodler (geboren 1853 in Bern, gestorben 1918 in Genf) begleitete von 1912 bis 1915 seine Geliebte Valentine Godé-Darel auf ihrem Weg durch ihre Krebserkrankung bis zu ihrem Tod. In eindrucksvollen Zeichnungen und Gemälden hält er die verschiedenen Stationen dieses Weges fest und zeigt so den stetigen und unaufhaltsamen Verfall von Valentine Godé-Darel.

Valentine Godé-Darel erkrankte im November 1912 an Krebs – damals ein sicheres Todesurteil. Es gab weder Chemotherapie noch Bestrahlung und nur eingeschränkte Operationsmöglichkeiten. Vor ihr lag ein Weg voller Schmerzen und Qualen, da es für die Tumorschmerzen keine ausreichend wirksamen Schmerzmittel gab. Ihre eigentliche Leidenszeit begann 1914 und wurde von Hodler mit einer Reihe von anrührenden Bildern dokumentiert.

Durch die Betrachtung dieser Bilder sollen die Teilnehmenden erleben, dass Sterben nicht immer still und freundlich geschieht, und der Tod nach einem langen Leben sanft im Schlaf kommt oder – wie es viele sich wünschen – mitten aus dem Leben heraus von einer Sekunde zur anderen durch einen Hirnschlag oder einen plötzlichen Herzstillstand. Die Teilnehmenden sehen, wie ein Mensch sich unter der Krankheit verändert, das Kranksein ihn immer mehr bestimmt und der Verfall nicht aufzuhalten ist.

Heute hat die Medizin zwar weit mehr Möglichkeiten, um Schmerzen wirkungsvoll zu bekämpfen und Leiden zu verringern, aber durch die vielen neuen Möglichkeiten der Medizin leben die Menschen in der Regel auch viel länger und erleben eine viel längere Zeit der Gebrechlichkeit und Pflegebedürftigkeit.

Das Betrachten der Bilder löst die unterschiedlichsten Gefühle aus. Viele Fragen brechen auf, manchmal werden Erinnerungen an die Krankheit und das Sterben von Familienangehörigen der Teilnehmenden wach. Deshalb ist es wichtig, sich viel Zeit zu lassen und allen Fragen und Anmerkungen Raum zu geben und Aufmerksamkeit zu schenken.

Die Bilder können unter folgendem Link heruntergeladen werden:

9 Bayer, Bernhard; Blümke, Dirk; Hug, Georg; Kurzke, Kerstin; Wahl, Ulrich (Hg.): Sterbende begleiten lernen. Das Celler Modell zur Qualifizierung Ehrenamtlicher für die Hospizarbeit, Gütersloh 2018

blog.tothebrightside.com/blog/2015/march/21/das-sterben-der-geliebten-valentine-gode-darel/[10]

Wenn die Zeit dafür reicht, ist es eine schöne Möglichkeit, bei leiser Musik alle Bilder schweigend noch einmal anschauen zu lassen.

1.13 FEEDBACK-RUNDE

Jeder Studientag endet mit einer Feedback-Runde, bei der alle Teilnehmenden aufgefordert sind, in ein bis zwei Sätzen einen Rückblick auf den Tag zu geben und zu sagen, wie es ihm bzw. ihr jetzt mit dem Erlebten geht. Entweder wird ein Gegenstand herumgegeben, und alle Teilnehmenden dürfen ein Statement abgeben, solange der Gegenstand (Stein, Ball, Holzkugel o. ä.) in Händen gehalten wird, oder es werden Glassteine und Scherben verteilt. Für jeden positiven Satz wird ein Glasstein abgelegt, für alles, was schwer war oder verletzend, eine Tonscherbe. Manchmal bittet die Leitung auch um vier Sätze, weil der Blick sowohl auf die Teilnehmenden selbst als auch auf die Gruppe, das Thema und die Methoden gerichtet werden soll. Solange jemand seine Scherbe beziehungsweise seine Perle noch in der Hand hält, darf diese Person nicht von den anderen unterbrochen werden. Erst danach ist der oder die nächste Teilnehmende an der Reihe, über die eigene Befindlichkeit zu reden. Dies wird von niemandem kommentiert, sondern als persönliche Äußerung stehengelassen.

1.14 ABSCHLUSS

Abgeschlossen wird in Absprache mit den Teilnehmenden jeder Kurstag mit einem Lied, einem Schreittanz, einem Wunsch oder einem Segenswort. Segnen bedeutet, jemandem etwas Gutes zu sagen (benedicere), ihm Anteil geben an der liebevollen Zuwendung unseres Gottes, ihn Gott anbefehlen und unter seinen Schutz und Zuspruch stellen. Auch nicht christlich sozialisierte Menschen nehmen das Angebot eines Segens gern an. Wenn sich die Teilnehmenden dabei an den Händen halten, wird der Zusammenhalt untereinander und das von anderen Getragensein in besonderer Weise erlebt. Dafür ist eine gute Absprache mit den Teilnehmenden nötig, denn niemandem soll ein Segen „übergestülpt" werden. So bunt wie unsere Gesellschaft ist, so unterschiedlich sind auch die religiösen und weltanschaulichen Voraussetzungen der Teilnehmenden und alle sollen sich im Kurs mit ihren Einstellungen und Haltungen angenommen wissen. Natürlich ist es auch möglich, dass der Abschluss des Tages jeweils von den Teilnehmenden gestaltet wird, die für die Mitte verantwortlich waren.

Um die Auswahl zu erleichtern, finden Sie am Ende jedes Tages Vorschläge für einen Segen, gute Wünsche, ein Lied oder einen Tanz in den Materialien.

Anlage 1.14: Segen und Wünsche

10 http://blog.tothebrightside.com/blog/2015/march/21/das-sterben-der-geliebten-valentine-gode-darel/ aufgerufen am 5.2.2021

STUDIENTAG 2

KOMMUNIKATION UND DER WEG VON DER INFAUSTEN DIAGNOSE BIS ZUM TOD

NR	ZEIT	THEMA	METHODE	MATERIAL
2.1	9:00	Ankommensübungen	1. Meditative Atemübung, 2. Durch Zuwerfen des Wollknäuels ein Netz bilden	Mitte, Wolle, Namenschilder
2.2	9:30	Befindlichkeitsrunde, Fragen aus dem letzten Kurstag	Plenum: Alle Teilnehmenden sagen kurz, wie es ihnen geht und stellen ggf. Fragen zum letzten Kurstag	Stein, Kugel
2.3	9:50	Kommunikation – Einführung durch die Leitung	Plenum: Einführung durch die Leitung	
2.4	10:10	Sehen und Wahrnehmen – Bildbeschreibungen	Übung: Bilder wahrnehmen, Fragen zum Bild	Vexierbilder (Internet) Bild (von der Kursleitung ausgewählt)
2.5	10:30	Hören und Wahrnehmen	Impuls durch die Leitung – Was habe ich gehört/erwartet/wahrgenommen?	2.5 Der Indianer und der weiße Mann
	10:45	Pause		
2.6	11:00	Gesprächstechnik: Kontrollierter Dialog	3 Gruppen – Je zwei Teilnehmende führen einen „kontrollierten Dialog“	
2.7	11:30	Die Mehrdimensionalität unseres Hörens	Vortrag der Leitung (Schulz von Thun)	2.7 Das Vier-Ohren-Prinzip-Poster
2.8	11:40	Das Vier-Ohren-Modell	Übung an verschiedenen Beispielen (Das Bier ist alle, der Mülleimer ist voll, es ist kein Verbandszeug da) Auswertung im Plenum	2.8.a: Vier-Ohren-Prinzip Übungen, 2.8.b: Damit Gespräche gelingen
2.9	12:15	Gesprächstechnik des Spiegelns	Einführung durch die Leitung, 3 Gruppen, Übungen	2 weitere Räume
2.10	12:30	Einfühlsame Antworten	Plenum	2.10 Einfühlsame Antworten
	13:00	Mittagessen		
2.11	13:30	Die Gruppe und ich	Spaziergang in Zweiergruppen, Aufstellung gemäß dem Bild „Der Gang über den Abgrund“	2.11 Weg über den Abgrund Decken oder Brett
2.12	14:10	Sterben ist ein lebenslanger Prozess	Plenum: Einführung durch die Leitung	2.12 Sterben ein lebenslanger Prozess
2.13	14:30	Der Weg eines sterbenden Menschen – von der infausten Diagnose bis zum Tod	Plenum: Den Sterbeweg nachvollziehen anhand eines Fallbeispiels	2.13.a E. Munch: Der Schrei 2.13.b Abschied – ein schwieriger Weg, 2.13.c Von der infausten Diagnose bis zum Tod
2.14	15:00	Biologie des Sterbens	Film „Biologie des Sterbens“	Film 5 Min, 2.14 Biologie des Sterbens (Text)
	15:20	Pause		
2.15	15:40	Aufgaben für Begleitende	Plenum: Text lesen. Jede und jeder Teilnehmende liest den Satz laut, der für sie bzw. ihn am wichtigsten ist	2.15.a Aufgaben für Begleitende 2.15.b Hospizbegleitende sind für kranke und sterbende Menschen da 2.15.c Rollenspiele zur Begleitung
2.16	16:00	Begleitung in unterschiedlichen Situationen	Rollenspiele in Zweiergruppen (sterbend/begleitend)	2.16 Rollenspiele zur Begleitung, 4 Räume
2.17	16:15	Besprechung der Rollenspiele	Plenum: Vorspiel	
2.18	16:45	Feedback-Runde		Steine/Nuggets
2.19	16:55	Abschluss	Plenum: Abschlussritual	2.19 Wünsche und Segen

EMPFOHLENE LEKTÜRE *(siehe auch Literaturverzeichnis)*

Schulz von Thun, Friedemann: Miteinander reden.

Rogers, Carl R.: Die klientenzentrierte Gesprächspsychotherapie.

Gronemeyer, Reimer: Sterben in Deutschland: Wie wir dem Tod wieder einen Platz in unserem Leben einräumen können.

Heller, Andreas/Heimerl, Katharina/Husebø, Stein (Hrsg.): Wenn nichts mehr zu machen ist, ist noch viel zu tun. Wie alte Menschen würdig sterben können.

Heimerl, Katharina/Heller, Andreas/Kittelberger, Frank: Daheim sterben. Palliative Kultur im Pflegeheim.

Kränzle, Susanne/Seeger, Christa/Schmid, Ulrike: Palliative Care: Handbuch für Pflege und Begleitung.

Schulz, Roland: So sterben wir: Unser Ende und was wir darüber wissen sollten.

ZIELE

- Die Teilnehmenden wissen um die Bedeutung gelingender Kommunikation.
- Sie unterscheiden zwischen analoger und digitaler Sprachebene.
- Sie können das Vier-Ohren-Prinzip anwenden (Schulz von Thun).
- Sie kennen Kommunikationstechniken (Kontrollierter Dialog, Spiegeln).
- Sie können den Weg von der infausten Diagnose bis zum Tod nachvollziehen.
- Sie wissen, wie sie in welcher Situation Sterbende und Angehörige unterstützen können.
- Sie wissen, was in der Finalphase im Sterbeprozess geschieht.
- Sie können erklären, warum Sterbende nicht mehr essen und trinken wollen, und warum das gut für sie ist.

2.1 ANKOMMENSÜBUNGEN – KÖRPERWAHRNEHMUNG UND GRUPPENBILDUNG

Der zweite Studientag beginnt mit einer meditativen Übung zur Körperwahrnehmung. Denn um andere gut wahrnehmen zu können, ist es wichtig, mich selbst, meinen Körper, meine Reaktionen und Befindlichkeiten deutlich zu spüren.

Die Teilnehmenden werden aufgefordert, alles was sie in diesen Tag mitgebracht haben, hinter sich zu lassen, sich bequem hinzustellen und die Augen zu schließen (oder auf einen Punkt zu richten). Das Schließen unserer Augen erlaubt einen visuellen Rückzug und ein Erspüren von uns selbst. Übungen mit geschlossenen Augen schulen unsere Wahrnehmungsfähigkeit in der Tiefe. Die Kursleitung sagt mit vielen Pausen zwischen den einzelnen Sätzen:

„Meine Füße berühren den Boden. Ich stehe fest und spüre Halt. Der Boden trägt mich. Ich hebe langsam einen Fuß und spüre, wie mein Gewicht sich verlagert, ich verliere an Halt. Ich setze den Fuß vorwärts wieder auf, ich spüre erneut den Halt. Ich ziehe den zweiten Fuß nach. Ich verliere an Halt, aber nur so komme ich vorwärts. Ich stehe sicher. Ich hebe den anderen Fuß. Ich verlasse meinen festen Standpunkt. Ich komme vorwärts. Ich finde erneut Halt. Der Boden trägt mich.

Ich lege meine Hände in die Seiten. Ich atme ein. Der Brustkorb hebt sich, Luft strömt in meine Lungen. Ich atme langsam aus. Mein Atem fließt. Ich atme tief ein, ich atme mit einem lauten Seufzer aus (mehrfach wiederholen!). Ich kann den Atem nicht festhalten. Aber immer wieder ist neue Luft da. Ich gebe und nehme … Ich öffne die Augen und schaue, wer neben mir sitzt."

Mit der Frage „Was habe ich bei diesen Übungen gespürt?" werden die Teilnehmenden zu einer kurzen Rückmeldung aufgefordert.

Die nächste Übung dient dem weiteren Kennenlernen in der Gruppe. Eine oder einer nimmt das Ende eines Wollknäuels in die Hand, nennt seinen bzw. ihren Namen und wirft den Knäuel einer oder einem anderen Teilnehmenden zu. Diese Person nimmt den Faden auf, nennt den eigenen Namen und wirft den Knäuel weiter. Das geht so lange, bis alle Teilnehmenden den Knäuel mindestens einmal in der Hand hatte und alle ihren eigenen Namen sagen konnten. Anschließend betrachten wir das so entstandene Netz und verbinden damit die Hoffnung, dass unsere Gemeinschaft zu einem tragenden Netz wird, das uns gegenseitig hält und trägt. Vielleicht weist auch jemand darauf hin, dass Hospizarbeit Netzwerkarbeit ist und wir viele gute Netzwerkpartnerschaften brauchen, um für sterbende Menschen und ihre Zugehörigen gut da sein zu können.

2.2 BEFINDLICHKEITSRUNDE MIT FRAGEN AUS DEM ERSTEN KURSTAG

Die erste teilnehmende Person nimmt einen Gegenstand (Stein, Holzkugel, große Muschel o. ä.) in die Hand und sagt in ein bis zwei Sätzen, in welcher Stimmung und mit welchen Erwartungen sie heute hier ist, was sie seit dem letzten Kurstag bewegt und was sie heute erwartet. Anschließend oder auch am Beginn richtet die Person ihren Blick auf die von einer anderen Person gestaltete Mitte und äußert ihre Gedanken dazu. Danach gibt sie den Gegenstand im Uhrzeigersinn an die nächste Person weiter. Dabei wird das Gesagte von niemandem kommentiert. Rederecht hat immer nur, wer den Gegenstand in der Hand hält.

KOMMUNIKATION – EINFÜHRUNG DURCH DIE LEITUNG 2.3

„Kommunikation brauchen wir Menschen wie die Luft zum Atmen. Sie ist ein existentielles Lebensthema und der Schlüssel für menschliche Begegnungen. Kommunikation ist die Verbindung vom Ich zum Du und zum Wir."[11] In jeder Begegnung zwischen Menschen geschieht Kommunikation[12], sei es verbal durch Reden und Hören oder nonverbal durch Mimik und Gesten, durch Berührung und Schweigen. Sie ist ein zyklischer Prozess des Wahrnehmens, Verstehens und Antwortens. Menschen können nicht nicht kommunizieren, ja selbst mit Menschen, die stark bewusstseinsgetrübt sind oder im Koma liegen, findet Kommunikation statt. In der Kommunikation werden Inhalte vermittelt, Gefühle angesprochen und Beziehungen gestiftet. Die Kommunikationswissenschaft spricht von der ‚digitalen' und der ‚analogen' Kommunikationsweise. Erstere ist der Sachebene zugeordnet. Der ‚analoge' Kommunikationsmodus ist die Sprache der Gefühle und Bilder und äußert sich oft in Verhaltensweisen wie Lachen, Weinen, Stöhnen oder nonverbalen Gesten.

Die digitale Kommunikation ist die der Logik und der Fakten. Hier geht es um objektive Tatsachen. Allerdings muss dabei allen klar sein: Wie eine Sachaussage aufgenommen wird, ist durch den Kontext bestimmt, in dem sie gemacht wird. Beispielsweise wird der Satz „Es regnet" jeweils eine ganz andere Bedeutung haben, ob er in einem verregneten Sommer in Deutschland gesprochen wird oder in dem sehnsüchtig auf Regen wartenden Australien oder der Sahelzone.

Dass alles, was wir sagen, außer der Sachebene immer auch eine Beziehungsebene hat, wird an folgendem Beispiel deutlich: Ich begegne meinem Nachbarn am Gartenzaun und sage zu ihm: „Schönes Wetter heute". Natürlich weiß er das selbst, und die Sachaussage ist unbedeutend, aber der Satz signalisiert auch: „Ich habe dich wahrgenommen, habe Interesse an guter Nachbarschaft und möchte Kontakt mit Dir." Das, was dieser belanglose Satz als Gesprächsöffner und für die Stimmung in der Nachbarschaft (also auf der Beziehungsebene) bewirken kann, ist weit mehr, als der an Information arme Satz auf der Sachebene ahnen lässt.

Auch die Befindlichkeit des Menschen bestimmt das Verständnis des Satzes. Deshalb können wir beispielsweise Angst (=Befindlichkeit) nicht mit rationalen Argumenten (=Sachebene) wegdiskutieren – und seien die Argumente noch so stichhaltig. Ja, die Angst wächst eher, weil die Betroffenen sich von ihrem Gegenüber nicht verstanden fühlen. Auch die Beziehung zu den Beteiligten im Gespräch bestimmt darüber, wie die Sachinformation aufgenommen wird. Das eigene Verhalten wird als Reaktion auf das Verhalten des Gegenübers interpretiert. Ganz ähnlich wie Kinder in einem Streit fast immer behaupten „Der andere hat angefangen!", so sehen auch Erwachsene den Grund für eine Störung in der Kommunikation immer eher bei anderen als bei sich selbst.

Der Inhalt einer Kommunikation wird in der Regel durch Sprache vermittelt, die Beziehung durch nonverbale Signale wie Tonfall, Lautstärke, Stimmlage usw. ausgedrückt und durch Mimik und Gestik, Blick- oder Körperkontakt sowie durch paraverbale Äußerungen wie Lachen, Seufzen, Hüsteln, Schluchzen oder Stöhnen unterstrichen. Ungleiche Verteilung der Redebeiträge, unterschiedliche Lautstärke und Intensität beim Sprechen mit entsprechender Mimik und ausholenden Gesten sind Zeichen dafür, dass die Kommunikation nicht auf gleicher Ebene erfolgt, sondern eine Person die andere dominiert.

Zur Kommunikation gehört auch das Schweigen. In der Begleitung ist dieses oft viel wichtiger. Wir sollten uns immer wieder sagen, dass es einen Sinn hat, dass wir zwei Ohren, aber nur einen

11 Magerl, Heidi: Sterbende und Trauernde begleiten. Esslingen, der hospiz verlag 2016 S. 166

12 Vgl. dazu: Watzlawick, Paul: Menschliche Kommunikation – Formen, Störungen, Paradoxien, Bern 1969

Mund besitzen, also doppelt so viel zuhören wie reden sollten. Worte, die zu früh gesprochen werden, weil die sprechende Person das Schweigen und das bloße Dasein nicht aushält, können verpasste Chancen sein. Besonders in der Begleitung Sterbender müssen wir uns immer wieder bewusst machen, dass sie oft ein anderes Tempo haben als wir, dass Gedanken länger brauchen, bis sie sich geformt haben und dann ausgesprochen werden können, dass es Kraft und Mühe kostet, einen Satz zu formulieren und dass das oft nur langsam und mit Pausen geschehen kann.

2.4 SEHEN UND WAHRNEHMEN – BILDBESCHREIBUNGEN

Gleich nach der Einführung in das Thema Kommunikation soll deutlich werden, dass wir selektiv sehen und hören, und auf Grund der inneren Bilder, die wir alle entsprechend unserer Herkunft, Sozialisation und Persönlichkeit in uns tragen, dieselben Dinge sehr unterschiedlich wahrnehmen.

Anhand verschiedener Vexierbilder[13] wird das für alle Teilnehmenden deutlich. Manchmal sehen wir nur die eine Wirklichkeit, manchmal entdecken wir auch die zweite und können zwischen den Bildern hin- und herspringen. Auch nehmen wir oft nur wahr, was ungewöhnlich ist und die Aufmerksamkeit auf sich zieht. Wenn ich mir beispielsweise ein lachendes Gesicht auf die Hand male und diese hochhalte, werden ca. 99 % auf die Frage, was sie sehen, antworten, dass sie ein lachendes Gesicht sehen und von der erhobenen Hand (die sie natürlich auch sehen!) nicht reden.

Bei der Betrachtung eines vorgegebenen Bildes (beispielsweise ein Markt mit Menschen und Ständen oder eine belebte Kreuzung, ein Bild von vielen Kindern auf einem Spielplatz oder aus einem Fußballstadion) werden alle Teilnehmenden andere Einzelheiten im Gedächtnis behalten und kaum jemand die anschließenden Fragen alle richtig beantworten können. Entsprechende Bilder finden Sie im Internet.

2.5 HÖREN UND WAHRNEHMEN

Wir hören oder lesen oft das, was unserer Vorerwartung entspricht, und überhören oder überlesen kleine Fehler oder Veränderungen, wie beispielsweise die Geschichte von der Grille dies sehr klar demonstriert.

Anlage 2.5: Der Indianer und der weiße Mann

Dies soll den Teilnehmenden durch die Übungen bewusst werden, damit sie genau hinsehen, aufmerksam zuhören, nachfragen, um Missverständnisse zu vermeiden und ein Gespür dafür entwickeln, wie schnell Dinge anders verstanden werden können als sie gemeint waren. Kommunikation erfordert immer hohe Achtsamkeit. Worte können verletzen, Vertrauen zerstören und trennende Mauern errichten, sie können aber ebenso Türen öffnen, Wege zeigen, Brücken bauen und Vertrauen und Zuneigung wachsen lassen. Oft wirkt eine Geste mehr als alle Worte. Eine hochgezogene Augenbraue oder ein spöttisches Lächeln lassen noch so freundlich gesagte Worte hohl erscheinen. Aufmunternden und beruhigenden Worten wird beispielsweise nicht geglaubt, wenn sie von einem unsicheren Lächeln begleitet oder mit tränenerstickter Stimme gesagt werden. Kinder und Sterbende haben dafür oft ein sehr feines Gespür.

13 Unter dem Stichwort „Vexierbilder" sind eine Fülle von Beispielen im Internet zu finden, sodass hier auf eine Darstellung verzichtet wurde.

Wir nehmen in einem Gespräch leichter Dinge auf, denen wir zustimmen, und blenden Sachverhalte aus, die uns nicht interessieren oder die uns nicht sofort einleuchten. Was uns ärgert, heftigen Widerspruch hervorruft oder eine andere emotionale Reaktion bewirkt, ist dann wieder eher im Gedächtnis.

GESPRÄCHSTECHNIK: KONTROLLIERTER DIALOG 2.6

Zum Einstieg in dieses Thema könnte der Text „Zuhören"[14]von Thomas Gordon vorgelesen oder, wenn dazu keine Zeit ist, den Teilnehmenden später zur eigenen Lektüre mitgegeben werden.

Um ein Gespür dafür zu bekommen, wie viel von dem Gesagten nicht gehört wird oder anders verstanden wird, fordert die Kursleitung die Teilnehmenden zu einem „kontrollierten Dialog" auf. Für die Studierenden bedeutet das oft ein großes „Aha-Erlebnis", da sie sich vorher nicht vorstellen konnten, wie viel beim Zuhören nicht aufgenommen oder falsch wiedergegeben wird und wie oft gar nicht auf das Gesagte gehört wurde, weil man selbst schon dabei war, eine Antwort zu formulieren.

Um das genaue Zuhören zu schulen, werden einige Übungen für einen kontrollierten Dialog durchgeführt. In einer Dreiergruppe sind jeweils zwei das Gegenüber, während die dritte Person darüber wacht, dass das Gesagte (jeweils immer ein Satz) wörtlich wiederholt worden ist, bevor eine Antwort gegeben werden darf. Das heißt, zwei Personen führen ein Streitgespräch, in dem Person 1 eine bestimmte These vertritt. Person 2 muss diese These wörtlich wiederholen. Erst wenn Person 1 bestätigt hat, dass Person 2 alles richtig wiedergegeben hat, darf Person 2 seine Gegenthese formulieren und so weiter. Selbstverständlich ist das keine „normale Unterhaltung", sondern eine Übung, die aber sehr deutlich macht, wie schwer uns genaues Zuhören und Wiedergeben eines Satzes fällt, und wie schnell wir schon bei einer Erwiderung oder einem neuen Gedanken sind, ohne das Gesagte richtig aufgenommen zu haben.

DIE MEHRDIMENSIONALITÄT UNSERES HÖRENS 2.7

Deshalb ist es wichtig, uns über die Mehrdimensionalität des Hörens, über die Unterscheidung von analoger und digitaler Kommunikationsweise, hinaus zu verständigen. Anhand des Kommunikationsmodells von Schulz von Thun[15] sollen die vier unterschiedlichen Aspekte deutlich werden, die beim Senden und Empfangen einer Botschaft eine Rolle spielen.

Jede Aussage hat eine Sach- und eine Beziehungsebene, sie sagt gleichzeitig etwas über die sendende (Selbstoffenbarung) und die empfangende Person (Appell) aus. Schulz von Thun differenziert noch deutlicher und nennt das das Vier-Ohren-Prinzip.

... **1.** Die Sachverhalts-Information beinhaltet die reinen Sachaussagen, Daten und Fakten, die in einer Botschaft enthalten sind. Diese sind offensichtlich.

... **2.** Der Appell beinhaltet einen Wunsch oder eine Handlungsaufforderung. Dieser ist in der Regel deutlich wahrnehmbar, wenn auch häufig nur im Kontext zu dechiffrieren.

14 Gordon, Thomas: Die neue Beziehungskonferenz. München 2002 Heyne

15 Schulz von Thun, Friedemann: Miteinander Reden. Band 1, Störungen und Klärungen, Allgemeine Psychologie der Kommunikation. Copyright ©1981 Rowohlt Taschenbuch Verlag GmbH, Reinbek bei Hamburg, S.45.

... **3.** Im Beziehungshinweis wird ausgedrückt bzw. aufgenommen, wie das Verhältnis der beiden Personen empfunden wird. Diese Ebene der Botschaft wird zum Teil bereits unbewusst ausgehandelt und ist selten gleichzeitig Bestandteil der Aussage.

... **4.** In der Selbstoffenbarung vermittelt die sprechende Person etwas über ihr grundlegendes Selbstverständnis, Motive, Werte, Emotionen etc. Hierbei handelt es sich oft um Informationsbestandteile, die nur durch eine sorgfältige Analyse des Kontextes und der nonverbalen Elemente sowie der Historie eines agierenden Menschen deutlich werden.

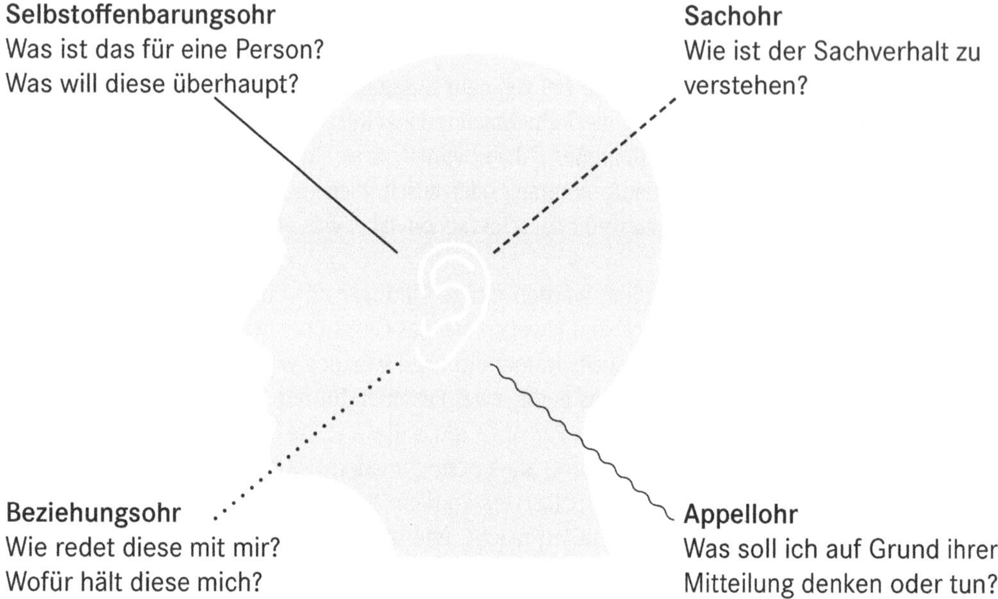

Um eine Aussage wirklich zu verstehen, geht es darum herauszuhören, auf welcher Ebene die sendende der empfangenden Person etwas sagen will. Möchte diese lediglich eine Sachaussage treffen, oder an die sendende Person appellieren, dass diese etwas tun soll? Möchte diese ihrer Befindlichkeit Ausdruck geben oder eine Aussage über die Beziehung zwischen sendender und empfangender Person treffen?

Bei den Übungen wird schnell klar, dass jede und jeder der Teilnehmenden geneigt ist, stärker mit dem einen oder anderen Ohr zu hören, wobei meistens bei den Männern die Sachebene Vorrang hat, während Frauen sehr viel eher den Appell in einer Botschaft hören.

Anlage 2.7: Das Vier-Ohren-Prinzip-Poster

2.8 DAS VIER-OHREN-MODELL

Anhand mehrerer Beispielsätze sollen die Teilnehmenden jeweils die vier Aspekte einer Botschaft herausarbeiten: „Die Ampel ist grün“, „Sie haben keinen Wein mehr“, „Das Fenster steht schon wieder offen“, „Die Patientin isst und trinkt nichts mehr.“ Drei weitere Szenen, in denen die Teilnehmenden überlegen sollen, mit welchem Ohr sie das Gesagte hören, finden Sie im Anhang.

Anlage 2.8.a: Vier-Ohren-Prinzip Übungen

Schließlich soll – wenn dafür noch Zeit ist – der Kurzfilm über den Sketch von Loriot „Das Ei ist hart“[16] noch einmal zeigen, zu welchen Verwicklungen und Missverständnissen es führt, wenn mit dem „falschen Ohr“ gehört wird.

Für jedes Gespräch in der hospizlichen Arbeit ist es entscheidend, in welcher Haltung die Mitarbeitenden den Sterbenden und ihren Angehörigen begegnen. Grundsätzlich sollte eine positive Wertschätzung der eigenen Person und des Gegenübers vorhanden sein. Denn das ist die wichtigste Voraussetzung, um in einem Hospizdienst mitzuarbeiten. Diese Haltung resultiert für mich letztlich aus dem christlichen Gottes- und Menschenbild, weil sie in jedem Menschen den von Gott geliebten Bruder beziehungsweise die Schwester sieht. Der Mensch, der sich von Gott geliebt und getragen weiß, und/oder dieses von anderen Menschen erfährt, kann auch andere lieben. Er muss sich nicht stets um Anerkennung bemühen oder sich in ein möglichst günstiges Licht rücken. Oder anders gesagt: Diese Haltung besteht darin, dass der Mensch um seine Würde weiß und jedem anderen Menschen Würde zuerkennt. Eric Berne meint dasselbe, ohne dass er das christlich begründet, wenn er in seiner Transaktionsanalyse die Grundhaltung „Ich bin ok, Du bist ok“[17] für ein gelingendes Miteinander postuliert.

Diese Haltung muss sich auch in der Art widerspiegeln, in der die Hospizbegleiterinnen und -begleiter Gespräche führen.

Ausführlichere Informationen und Anleitungen dazu finden Sie in der Anlage.

Anlage 2.8.b: Damit Gespräche gelingen

GESPRÄCHSTECHNIK DES SPIEGELNS 2.9

Carl Rogers[18] verwendet in seiner personenzentrierten Gesprächspsychotherapie den Begriff „Akzeptanz“. Ihm geht es sowohl um wertschätzende Wahrnehmung meiner selbst als auch des anderen und das Einfühlen in die eigene und die fremde Gefühlswelt, also um Empathie und die Echtheit, mit der man sich selbst und der anderen Person gegenüber auftritt, also um Kongruenz.

Rogers vertritt die sogenannte personenzentrierte, nichtdirektive Gesprächsführung, bei der nicht der Austausch oder das Erhalten von Sachinformationen im Vordergrund stehen, sondern vielmehr die Wahrnehmung der Persönlichkeit des Gegenübers im Gespräch sowie dessen Befindlichkeit. Nichtdirektiv heißt dabei: Nicht ich lenke im Gespräch mein Gegenüber in eine von mir gewünschte Richtung, sondern ich lasse ihn seinen Weg finden. Ich mache weder Vorschläge, noch bewerte ich seine Aussagen oder belehre ihn, sondern helfe ihm, seinen eigenen Weg zu entdecken. Nicht ich, sondern er soll herausfinden, was für ihn richtig ist, denn ihm stehen andere Ressourcen zur Verfügung als mir, deshalb kann mein mir vernünftig erscheinender Vorschlag für ihn völlig unannehmbar sein und ihm nicht weiterhelfen. Die Kommunikation soll nach Rogers mit Zurückhaltung und Respekt vor der Eigenständigkeit des fremden Lebensentwurfs und der Persönlichkeit des Gegenübers im Gespräch erfolgen und dabei auf die selbstheilenden Kräfte im anderen vertrauen.

16 https://www.youtube.com/watch?v=YcwAuS3MVmM

17 Thomas A. Harris: Ich bin o.k. Du bist o.k. Hamburg 1973 Rowohlt

18 Rogers, Carl R.: Die klientenzentrierte Gesprächstherapie, Frankfurt 2012 Fischerverlag. Weinberger, Sabine: Klientenzentrierte Gesprächsführung: Lern- und Praxisanleitung für psychosoziale Berufe 2013

Methodisch wird das durch sogenanntes „Spiegeln“ erreicht. Das Gesagte wird wiederholt, indem die in der Botschaft versteckten Bedürfnisse, Gefühlsregungen, Werthaltungen und Appelle erfasst und dem Gegenüber zurückgemeldet werden, auch wenn diese nur in seinen Äußerungen enthalten, aber nicht eigens in Worte gefasst waren. Es geht also dabei nicht um wörtliches Wiederholen, sondern um sensibles Aufnehmen der dahinterliegenden Gefühle, Gedanken und Wünsche. Wenn diese benannt werden, verhilft das der anderen Person oft zur Klärung ihrer Situation und zur Lösungsfindung. Auch fühlt sich das Gegenüber im Gespräch wertschätzend wahrgenommen, Missverständnisse werden schnell ausgeräumt, und die Beziehung gewinnt an Vertrauen und Tiefe. Rogers beschreibt dieses einfühlsame Verstehen als einen Vorgang im Gespräch, bei dem die begleitende Person „genau die Gefühle und persönlichen Bedeutungen spürt, die der Klient erlebt, und dass er dieses Verstehen dem Klienten mitteilt. Unter optimalen Umständen ist der Therapeut so sehr in der privaten Welt des anderen drinnen, dass er oder sie nicht nur die Bedeutung klären kann, deren sich der Patient bewusst ist, sondern auch jene knapp unterhalb der Bewusstseinsschwelle“[19].

In Dreiergruppen soll das Spiegeln geübt werden, indem zwei Teilnehmende sich über ein Thema unterhalten und dabei das Spiegeln üben, während die dritte teilnehmende Person beobachtet und darauf achtet, dass die Regeln auch befolgt werden. Die Teilnehmenden sollen sich ein Thema wählen, bei dem sie emotional betroffen sind und gegensätzliche Positionen vertreten. Allerdings kommt es bei der Übung weniger auf den Inhalt an, als darauf, dass die Regeln zur Methode eingehalten werden.

2.10 EINFÜHLSAME ANTWORTEN

In einer weiteren Übung sollen die Teilnehmenden auf verschiedene Sätze einfühlsame Antworten finden. Zwar ist es einerseits schwieriger, einzelne Sätze, ohne dass sie in irgendeinem Kontext stehen, zu verstehen und passende Antworten zu geben, aber andererseits sind so viele Antworten möglich. Schon die Überlegung, was höre ich alles aus so einem einfachen Satz, wie beispielsweise „Heute wird es gar nicht richtig hell“, lässt darauf aufmerksam werden, dass hier vielleicht nicht nur über das Wetter geredet werden soll, sondern auch die Stimmung des Gesprächspartners oder der -partnerin trüb und wenig hoffnungsvoll sein kann. Mit all solchen Interpretationen ist allerdings sehr behutsam umzugehen und entsprechend nachzufragen, denn vielleicht ist ja wirklich nur das Wetter gemeint und nicht die Stimmung. Dann ruft eine solche Interpretation eher Befremden hervor, und unser Gegenüber fühlt sich völlig missverstanden und verunsichert.

Da in meinen Kursen immer wieder danach gefragt wurde, wie ich denn geantwortet hätte, habe ich spontan mir möglich erscheinende Antworten gegeben und sie anschließend kommentiert. Das sind nur Beispiele, die auch zeigen, wie schwierig es ist, einen zusammenhanglosen Satz richtig zu verstehen, zumal er nur schriftlich vorliegt und Stimmlage und Tonfall, in denen der Satz geäußert wurde, nur vermutet werden können.

Anlage 2.10: Einfühlsame Antworten

Mit dieser Übung schließt der heutige Teil über Kommunikation.

19 Rogers, Carl: Der neue Mensch. Stuttgart 1981 Klett-Kotta S. 6

DIE GRUPPE UND ICH

2.11

Der mittägliche Spaziergang steht unter dem Thema: „Wie sehe ich die Gruppe?“ Hierfür sollen sich je zwei Teilnehmende zusammenfinden, die sich noch nicht oder nur wenig kennen und noch nicht miteinander spazieren gegangen sind.

Während beim Spaziergang die anderen Teilnehmenden Gesprächsgegenstand gewesen sein dürften, soll am Beginn der Nachmittagseinheit noch einmal auf sich selbst geschaut werden. Dazu zeigt die Kursleitung das stark vergrößerte Bild von einem Weg über einen Abgrund, über den vier Menschen hinübergehen.

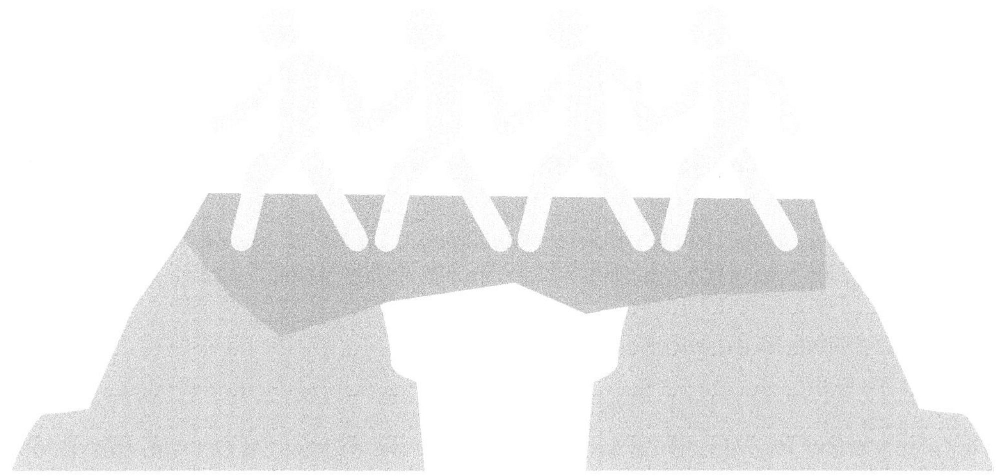

Anknüpfend an die Erfahrungen beim Spaziergang fragt die Leitung die Teilnehmenden, an welchem Platz in der Gruppe sie sich sehen und bittet sie, in Kleingruppen zu vier Personen, ohne miteinander zu reden, das Bild vom „Weg über den Abgrund“[20]nachzustellen. Jede Person soll für sich überlegen, an welchem Platz sie sich am wohlsten fühlt, sich entsprechend positionieren und sich dabei schweigend mit den anderen Teilnehmenden einigen. Die folgenden Fragen können helfen, dass die Teilnehmenden sich über ihre Motivation klarwerden:

... Bin ich diejenige Person, die gern vorangeht und den anderen ihre Plätze zuweist?

... Warte ich erst einmal ab und gehe am liebsten hinter jemandem, aber bitte nicht als letzte?

... Schaue ich mehr auf die anderen, als auf mich und sorge dafür, dass alle mitkommen, indem ich den Zögernden helfend die Hand hinstrecke?

... Wage ich den Weg über den Abgrund überhaupt?

... Warum entscheide ich mich für einen bestimmten Platz?

20 Diese Übung habe ich übernommen aus: Bayer, Bernhard/Blümke, Dirk/Hug, Georg/Kurzke, Kerstin/Wahl, Ulrich (Hg.): Sterbende begleiten lernen. Das Celler Modell zur Qualifizierung Ehrenamtlicher für die Hospizarbeit. Gütersloh 2018 GK 3.3, S. 76

... Warum lasse ich andere meinen Platz bestimmen?

... Welche Gefühle habe ich an mir selbst wahrgenommen?

... Wie haben andere ihre Gefühle ausgedrückt?

Anlage 2.11: Der Weg über den Abgrund
Bitte auf DIN A3 kopieren!

Die Übung zeigt deutlich, dass es in der Gruppe ganz unterschiedliche Charaktere gibt. Sie sollte auch ermutigen, die eigene Position bewusst wahrzunehmen und zu reflektieren. Was in meinem Leben hat mich so geprägt, dass ich diese Position gewählt habe oder mich in diese habe schieben lassen? War/bin ich glücklich mit dieser Position oder wünsch(t)e ich mir eine Veränderung?

2.12 STERBEN IST EIN LEBENSLANGER PROZESS

Am Nachmittag steht das Thema Sterben im Mittelpunkt. „Wann ist ein Mensch sterbend?" ist eine der häufigsten Fragen dazu und soll deshalb an den Anfang gestellt werden.

Anlage 2.12: Sterben ist ein lebenslanger Prozess

Die Leitung erfragt die Vorstellung der Teilnehmenden und ergänzt das Gesagte, ohne jedoch zu ausführlich zu werden. Wichtig ist, dass das Sterben als Prozess verstanden wird, der schon vor der Geburt beginnt und für jeden Menschen individuell verläuft. Alter und unheilbare, lebensbedrohliche Krankheiten sind wichtige Faktoren, die den Zeitpunkt markieren, von dem an es nicht mehr um das Absterben und sich Erneuern von Zellen geht, sondern das Leben insgesamt seinem Ende zugeht. Diese Zeit wird eingeteilt in Präterminalphase, Terminalphase und Finalphase.

In der sogenannten Präterminalphase (Wochen oder Monate vor dem Tod) ist der Mensch zunehmend müde und hat ein erhöhtes Ruhebedürfnis. Er wird schwächer und leidet an Gewichtsverlust. In der Terminalphase nimmt die Bewegungsaktivität des Menschen ab. Er verbringt viel Zeit im Bett und benötigt Pflege und Unterstützung. Er verliert das Interesse an seiner Umwelt und das Verlangen nach Essen und Trinken. Schmerzen, Angst, Atemnot und Übelkeit treten verstärkt auf. In der Finalphase versagen einzelne Organe. Manche Sterbende verlieren das Bewusstsein, Arme und Beine werden weniger durchblutet, sie sind kalt, und die Nägel verfärben sich bläulich. Der Atem verändert sich, wird stockend oder rasselnd, bis Schnappatmung einsetzt. Der Mensch hört auf zu atmen, sein Herz schlägt nicht mehr, er ist gestorben.

Die Frage, von welchem Zeitpunkt an die Teilnehmenden eine hospizliche Begleitung für sinnvoll halten, ist wichtig, weil das Vorurteil besteht, dass die Begleitung auf die Terminal- und Finalphasen beschränkt sei. Ziel der Hospizbewegung ist jedoch, Menschen so früh wie möglich zu begleiten, weil Hospizbegleitung Lebensbegleitung ist, also gegebenenfalls schon von der Diagnosestellung einer unheilbaren Krankheit an.

DER WEG EINES STERBENDEN MENSCHEN – VON DER INFAUSTEN DIAGNOSE BIS ZUM TOD 2.13

Die Teilnehmenden sollen den Weg von einer infausten Diagnose bis zum Tod nachvollziehen und bereits dabei überlegen, wie in der jeweiligen Situation eine hilfreiche Begleitung aussehen könnte und wer dabei alles in den Blick zu nehmen ist, denn neben dem sterbenden Menschen müssen auch das Umfeld und die Angehörigen immer einbezogen werden. Hospizarbeit ist Netzwerkarbeit, und Aufgabe von Hospizbegleiterinnen und -begleitern ist es auch, an den Netzen mitzuknüpfen und sich als Teil dieses Netzes zu verstehen.

Um die emotionalen Reaktionen, die eine infauste Diagnose bei den Betroffenen auslöst, deutlich zu machen, stelle ich das Bild von Munch „Der Schrei“ an den Anfang.

Anlage 2.13.a: Der Schrei von Edvard Munch (Ausschnitt)

Es ist sinnvoll, den Weg von der Diagnose bis zum Tod anhand einer konkreten Person zu beschreiben, weil dadurch die Betroffenheit der Teilnehmenden größer ist und die einzelnen Stationen durch die Identifikation mit der oder dem Kranken konkreter wird und deshalb besser im Gedächtnis bleibt. Alternativ kann der Sterbeweg auch anhand der Geschichte „Abschied – ein schwieriger Weg“[21] nachvollzogen werden.

Anlage 2.13.b: Abschied – ein schwieriger Weg

Wenn die von Elisabeth Kübler-Ross beschriebenen Sterbephasen genannt werden, was zumindest schlagwortartig immer wieder geschieht (und für die Besprechung ist ja auch eine irgendwie geartete Reihenfolge erforderlich), muss klargestellt werden, dass es sich nicht um hintereinander zu durchlaufende Phasen handelt, sondern dass es Reaktionen, sogenannte Anpassungs- oder Abwehrmechanismen gibt, die zu unterschiedlichen Zeiten immer wieder unbewusst eingesetzt werden, um mit den Belastungen umgehen zu können und die zur Auseinandersetzung mit den Gedanken an das eigenen Lebensende gehören: Schock, Nicht-Wahrhaben-Wollen, Verhandeln, Wut und Zorn gehören ebenso dazu wie depressive Verstimmungen oder Hoffnung und Zuversicht sowie manchmal auch die Einwilligung in das Sterben, doch kann die Reihenfolge auch eine ganz andere sein, auf Einwilligung können Wut und Zorn folgen, und es kann immer wieder zu einem Nicht-wahrhaben-Wollen kommen, wenn es zwischenzeitlich besser geht. Leugnen und Fluchtgedanken, weil die Lage sonst nicht auszuhalten ist, kennen wir alle auch aus anderen Situationen. Solange Ablenkung durch Arbeit oder Vergnügungen nicht zu einer Dauerflucht wird, sondern neue Kräfte freisetzt, ist sie auf jeden Fall zu begrüßen. Das Leben noch einmal genießen, eine angefangene Arbeit noch vollenden oder auch nur für Tage oder Stunden von der Krankheit und der belastenden Situation abgelenkt zu sein, tut sicher gut. Nicht alle Menschen willigen am Ende in ihr Sterben ein, sondern kämpfen bis zum Ende gegen den Tod, andere vollziehen einen Weg von Schock und Leugnung über Verhandeln, Wut und Zorn, bis zu einer depressiven Phase, auf die dann Zustimmung und friedliches Sterben folgen.

Hospizbegleitende gehen den Weg der Sterbenden mit, schreiben aber die Schritte niemals vor oder bewerten den Weg negativ, wenn er anders verläuft als Lehrbücher es nahelegen. Jeder Mensch stirbt seinen eigenen Tod und auch die Wege dorthin sind ganz individuell.

21 aus Heinke Geiter: Weil der Tod zum Leben gehört. Esslingen 2015 der hospiz verlag S. 24-29

Je nach Vorerfahrungen der Teilnehmenden werden sie die wichtigsten Schritte auf dem Sterbeweg selbst benennen, oder sie werden von der Leitung vorgegeben und dann gemeinsam überlegt, was in der jeweiligen Situation wichtig ist, und wie Angehörige und Hospizbegleitende Unterstützung geben können, beziehungsweise wo Angehörige besondere Unterstützung benötigen. Gerade die Teilnehmenden, die in der Pflege arbeiten, werden aus ihrem Erfahrungsbereich viele Beispiele kennen und genannte Reaktionsmuster wiederfinden, während für andere der Sterbeprozess etwas sehr Fremdes ist und sie verstärkt Informationen brauchen.

Eine ausführliche Darstellung unterschiedlicher „Sterbephasen" finden Sie im Anhang.

Anlage 2.13.c: Von der infausten Diagnose bis zum Tod

Es ist ein weiter Weg von der Diagnose bis zu Tod und deshalb für den einen oder die andere Teilnehmende eine fast zu große Fülle an Informationen, deshalb sollen zur Vertiefung des Erarbeiteten alle Teilnehmenden den Text „Leben bis zuletzt – von der infausten Diagnose bis zum Tod"[22] als Lektüre bis zum nächsten Kurstag durcharbeiten und gegebenenfalls Fragen dazu aufschreiben.

2.14 BIOLOGIE DES STERBENS

Der Film „Biologie des Sterbens"[23] soll das bereits Gesagte ergänzen, veranschaulichen und vertiefen. In diesem Film wird der biologische Prozess des Sterbens sehr detailliert dargestellt und beispielsweise deutlich gemacht, warum Essen und Trinken am Lebensende kontraproduktiv sind und den Sterbenden eher schaden. Besonders für die Teilnehmenden, die noch nie einen Sterbeprozess erlebt haben, ist dieser einfühlsame Film sehr hilfreich, da die Veränderungen durch biologische Vorgänge erklärt und beschrieben werden, sodass Anzeichen des nahen Todes richtig gedeutet werden können.

Eine ausführliche Beschreibung des Inhalts des Films finden Sie in der Anlage.

Anlage 2.14: Biologie des Sterbens

Im Anschluss an den Film ist Gelegenheit, um sich über den Film auszutauschen, nach Unklarem zu fragen, eigene Eindrücke mitzuteilen und zu signalisieren, an welcher Stelle weiterer Informationsbedarf besteht.

2.15 AUFGABEN FÜR BEGLEITENDE

In einem weiteren Schritt wird noch einmal nach den Aufgaben der Begleitenden gefragt. Die Teilnehmenden sollen in Einzelarbeit für jede ihnen wichtig erscheinende Aufgabe eine Karteikarte ausfüllen. Anschließend werden die Ergebnisse im Plenum vorgelesen und diskutiert. Aus dem Text „Aufgaben für Begleitende" kann die Leitung das Gesagte ergänzen.

Anlage 2.15.a: Aufgaben für Begleitende

22 Heinke Geiter: Hospizarbeit in stationären Pflegeinrichtungen. Esslingen 2019 der hospiz verlag S. 130 ff

23 https://www.swr.de/odysso/biologie-des-todes/-/id=1046894/did.../nid.../index.html angesehen am 1.1.2020

Alternativ dazu könnte der Text „Hospizbegleitende sind für kranke und sterbende Menschen da" Satz für Satz gelesen und dabei überlegt werden, worin das „Dasein" bestehen könnte, welchen Schwerpunkt die Begleitung in der jeweiligen Situation haben müsste.

Anlage 2.15.b: Aufgaben für die Begleitenden während eines Gesprächs mit den Sterbenden

In der Anlage finden Sie außerdem einen meditativen Text für Begleitende, der für den Abschluss einer Begleitung hilfreich sein kann.

Anlage 2.15.c: Meditation am Bett Verstorbener

BEGLEITUNG IN UNTERSCHIEDLICHEN SITUATIONEN – ROLLENSPIELE 2.16

In den folgenden Rollenspielen sollen die Teilnehmenden sich in erste Situationen der hospizlichen Begleitung einfühlen und selbst erleben, was es bedeuten kann, als betroffener Mensch auf Unterstützung angewiesen zu sein. Je nach Zeit und Teilnehmendenzahl kann aus den fünf Texten eine Auswahl getroffen werden. Genauso gut ist es möglich, mit den Studierenden gemeinsam Situationen zu überlegen, die sie gern einmal durchspielen möchten. Das könnte der Beginn einer Begleitung sein: Wie begrüße ich, wie stelle ich mich vor? Wie beginne ich ein Gespräch mit dem oder der zu Begleitenden? Oder auch: Wie beende ich einen Besuch und wann verabschiede ich mich? Gerade diese beiden Themenkomplexe (Einstieg und Ende) empfinden manche als problematisch. Deshalb sollte das explizit erfragt werden.

Anlage 2.16: Rollenspiele zur Begleitung

Etwa 10 Minuten lang sollen die Spieler und Spielerinnen die Rollen verteilen und die wichtigsten Eckpunkte der Handlung besprechen, um dann ihre Szene möglichst spontan im Plenum vorzuspielen. Es geht dabei nicht um schauspielerische Leistungen oder um die einzig richtige Lösung eines Problems, sondern darum, sich in die unterschiedlichen Situationen hineinzuversetzen, sie sowohl aus der Sicht der Hospizbegleitenden als auch aus der der Sterbenden oder der Angehörigen zu erleben und dabei Sterbende und Angehörige aufmerksam wahrzunehmen, ihnen emotionalen Halt zu geben und sie gegebenenfalls bei der Suche nach einer Lösung hilfreich zu begleiten, ohne den Betroffenen die eigene Lösungen überzustülpen.

Im ersten Rollenspiel begegnet die Hospizbegleitung einer weinenden Frau, die gerade die Diagnose eines bereits metastasierenden Bauchspeicheldrüsen-Krebses bekommen hat. Wichtig ist, dass die Hospizbegleitung in erster Linie zuhört, nicht schnell gute Ratschläge erteilt oder die Diagnose bagatellisiert, sondern einfach da ist, sich erzählen lässt, die Tränen und die Verzweiflung mit aushält.

Auch im zweiten Rollenspiel ist es wichtig, dass die Hospizbegleitung sich geduldig anhört, was der Ehemann der erkrankten Frau, die die Krebs-Diagnose nicht wahrhaben will, erzählt und ihm Verständnis entgegenbringt, ohne jedoch eine Wertung vorzunehmen. Vielleicht braucht die Frau wirklich noch etwas Zeit, um sich der Wahrheit zu stellen. Die Hospizbegleitung sollte auf keinen Fall vorschnell Ratschläge erteilen, kann aber darauf verweisen, dass es sinnvoll sein kann, die behandelnde Ärzteschaft, die die Situation beurteilen können, um ihre Einschätzung zu bitten.

Im dritten Rollenspiel scheint Frau Bauer, die von der Hospizbegleitung schon länger begleitet wurde, dem Tod sehr nahe zu sein. Doch ihr Mann möchte es nicht wahrhaben und bittet die Hospizbegleitung um Hilfe. Durch behutsames Fragen sollten sie herausfinden, wie weit ihm klar ist, dass das Leben seiner Frau zu Ende geht und was er von den Hospizbegleitenden wirklich an Hilfe braucht. Vielleicht können die Hospizbegleitenden auch erklären, warum seine Frau nicht mehr essen und trinken mag. Zugleich könnten sie ihn ermutigen, auf andere Weise für sie da zu sein (still am Bett sitzen, die Hand halten, leise Musik miteinander hören, ihr noch liebe Worte sagen usw.).

Im vierten Rollenspiel bittet Herr Wagner die Hospizbegleitenden, ihm zu helfen, dass sie seine Frau zu einem Urlaub am Meer überreden. Sie soll dort Kräfte sammeln, um mit einer weiteren Chemotherapie zu beginnen. Trotz Chemotherapie und Bestrahlung haben sich neue Metastasen gebildet, und Frau Wagner fühlt sich zu schwach für die Reise.

Auch hier gilt wieder, dass die Hospizbegleitenden nicht Partei ergreifen und sich auf eine Seite schlagen sollen. Wird es ihnen gelingen, im gemeinsamen Gespräch beide Positionen zu würdigen und gegenseitiges Verständnis für die jeweils andere Ansicht zu erreichen und eventuell zu einem Kompromiss zu kommen, bei dem niemand sich als verlierende Person fühlt?

Im fünften Rollenspiel lässt die Kranke die Hospizbegleitenden ihre Wut deutlich spüren und antwortet auf das freundliche „Guten Morgen!“ der Hospizbegleitenden „Verschwinde! ich weiß wirklich nicht, was an diesem Morgen gut sein soll!“ Wie reagiert die Hospizbegleitung? Fühlt sie sich persönlich angegriffen? Reagiert sie ruhig und gelassen oder verletzt und aggressiv? Zeigt sie der Kranken, dass sie Verständnis für sie hat und die Wut berechtigt findet? Oder tritt sie sofort den Rückzug an und folgt wortlos der Aufforderung?

2.17 BESPRECHUNG DER ROLLENSPIELE IM PLENUM

In der Nachbesprechung der Szenen sollen erst die übrigen Teilnehmenden das Spiel kommentieren, ihren Eindruck wiedergeben und Verständnisfragen stellen. Danach berichten die Spieler und Spielerinnen, wie sie sich gefühlt haben, was sie als problematisch oder hilfreich empfunden haben und wo sie unsicher waren oder ganz neue Möglichkeiten entdeckt haben. Danach überlegen alle Teilnehmenden, welche Lösungsmöglichkeiten sie gewählt hätten, oder was sie anders gemacht hätten beziehungsweise was sie als hilfreich empfanden.

2.18 FEEDBACKRUNDE

In dieser Feedbackrunde sollen alle Teilnehmenden sagen, wie es ihm bzw. ihr jetzt geht und was er oder sie als wichtigste Erkenntnis mit nach Hause nimmt.

2.19 ABSCHLUSS

Der Studientag schließt wieder mit einem Wunsch der Kursleitung oder mit einem Segen.

Anlage 2.19: Wünsche und Segen

STUDIENTAG 3

KOMMUNIKATION UND DER WEG VON DER INFAUSTEN DIAGNOSE BIS ZUM TOD

NR	ZEIT	THEMA	METHODE	MATERIAL
3.1	9:00	Begrüßung, Ankommensübung	Plenum: einfache Atem- und Bewegungsübung	Mitte, Wollknäuel
3.2	9:15	Befindlichkeitsrunde	Alle Teilnehmenden wählen ein Bild und sagen damit etwas über das eigene Befinden	Bilder
3.3	9:30	Hinführung zum Thema Nonverbale Kommunikation	Bild vom Eisberg „Wir können nie nicht kommunizieren“	3.3 Bild vom Eisberg
3.4	9:40	Nonverbale Wünsche wahrnehmen	2 Gruppen Übung: gelähmt und stumm, Plenum: Auswertung	3.4 Nonverbale Wünsche, zweiter Raum, Decken
3.5	10:00	Gefühlsäußerungen erkennen und deuten	Bild mit unterschiedlichen Gesichtsausdrücken interpretieren	Bilder mit unterschiedlichen Gesichtern (aus dem Internet)
3.6	10:15	Nähe- und Distanzerfahrungen	Übung in Zweiergruppen	3.6.a Übungen zu Nähe und Distanzerfahrungen 3.6.b Schemazeichnungen
	10:30	Pause		
3.7	10:45	Übung zum Erlernen der Namen der Teilnehmenden	Ballübung	Ball
3.8	10:50	Die Sprache der Sterbenden in Geschichten, Träumen, Symbolen und Metaphern	Plenum: Kurzvortrag durch die Leitung	3.8.a Vorahnungen 3.8.b Nahtoderfahrungen
3.9	11:15	Sterbende leben oft in einer anderen Realität	Arbeit an je einem Beispiel in 5 Kleingruppen, Plenum: Vorstellung der Gruppenarbeit	3.9 Sterbende leben oft in einer anderen Realität (5 Texte)
3.10	11:45	Gefühle wahrnehmen	Kleingruppen arbeiten an je einem Text	3.10 Gefühle wahrnehmen
3.11	12:00	Was ist Würde?	Alle Teilnehmenden schreiben ihre Definition auf eine Karte, Diskussion im Plenum, Lektüre des Textes „Nicht ansprechbar“	3.11 Nicht ansprechbar
3.12	12:30	Was können wir tun, wenn Sterbende nicht mehr auf Ansprache reagieren	Einzelarbeit auf Karten, Plenum	
	13:00	Mittagessen		
3.13	13:30	Meine eigenen Erfahrungen mit Sterbenden	Spaziergang in Zweiergruppen, Rückmeldungen an die Gruppe	
3.14	14:15	Bedeutung von Familiensystemen	Übung: Aufstellung einer Familie	Fadenknäuel
3.15	14:30	Aufbau eines Genogramms	Vortrag der Leitung	Whiteboard, Marker
3.16	15:00	Mein eigenes Genogramm	Einzelarbeit: eigenen Genogrammbogen ausfüllen	3.16 Mein eigenes Genogramm
3.17	15:15	Rollenspiele zu Konflikten in den Familien	3 Gruppen: Rollenspiele entwickeln, im Plenum vorspielen	3.17 Rollenspiele
3.18	16:10	Meine eigenen Grenzen und Ressourcen der Teilnehmenden	Einzelarbeit auf Karten	3.18.a Eigene Grenzen und Ressourcen 3.18.b Fragen zur eigenen Art des Helfens 3.18.c Schalen der Liebe
3.19	16:40	Feedback-Rundes	Plenum	Glassteine, Scherben
3.20	16:55	Abschluss	Plenum	

EMPFOHLENE LEKTÜRE *(siehe auch Literaturverzeichnis)*

Heller, Andreas/Heimerl, Katharina/Husebø, Stein (Hrsg.): Wenn nichts mehr zu machen ist, ist noch viel zu tun. Wie alte Menschen würdig sterben können.

Kast, Verena: Träume – die geheimnisvolle Sprache des Unbewussten.

Piper, Hans-Christoph: Gespräche mit Sterbenden.

Pipgras, Inka: Von einer, die auszog, das Sterben zu lernen.

ZIELE

- Die Teilnehmenden kenne die Bedeutung von nonverbaler Kommunikation.
- Die Teilnehmenden wissen, dass Sterbende sich oft in Träumen, Bildern, Metaphern und Geschichten äußern.
- Die Teilnehmenden wissen, dass Krankheiten ein Familiensystem verändern.
- Die Teilnehmenden kennen das Instrument des Genogramms, um Familiensysteme zu erfassen.
- Die Teilnehmenden wissen um ihre eigenen Ressourcen und Grenzen.

3.1 ANKOMMENSÜBUNG

Auch heute soll wieder eine Körperübung am Anfang stehen. Alle sitzen entspannt auf den Stühlen, die Füße fest auf dem Boden. Die Augen geschlossen. Die Kursleitung sagt: „Wir sind ganz entspannt. Wir atmen tief ein. Wir atmen aus. Gedanken kommen, Gedanken gehen. Wir lauschen unserem Atem ein ... aus, ein ... aus. Wir spüren unsere Füße auf dem Boden. wir lassen die Schultern kreisen und recken die Arme. Mit laut hörbarem Ausatmen lassen wir sie sinken, das wiederholen wir mehrmals. Dann öffnen wir die Augen und kehren in die Gegenwart zurück".

3.2 BEFINDLICHKEITSRUNDE

Nach der meditativen Körperübung folgt wieder eine Befindlichkeits-Runde:
Die erste Person nimmt einen Gegenstand (Stein, Holzkugel, große Muschel o.ä.) in die Hand und sagt in ein bis zwei Sätzen, in welcher Stimmung und mit welchen Erwartungen sie heute hier ist, was sie seit dem letzten Kurstag bewegt, und was ihr zur Mitte in Bezug auf das heutige Thema einfällt. Danach gibt sie den Gegenstand im Uhrzeigersinn an die nächste Person weiter. Das Gesagte wird von niemandem kommentiert. Rederecht hat immer nur, wer den Gegenstand in der Hand hält.

3.3 HINFÜHRUNG ZUM THEMA NONVERBALE KOMMUNIKATION

Die Kursleitung nennt die Themen des heutigen Tages. Zum einen geht es darum, verbale und nonverbale Äußerungen der Sterbenden zu verstehen und adäquat mit ihnen umzugehen, auch wenn Sterbende in Bildern und Metaphern reden und in ihrer eigenen Realität leben.

Zum anderen sollen die Sterbenden in ihrem Umfeld wahrgenommen werden. Mit Hilfe einer Familien-Aufstellung und anhand eines Genogramms werden Familienzusammenhänge in ihrer Bedeutung für die hospizliche Begleitung erfasst und in Rollenspielen familiäre Konflikte angesprochen. Außerdem wird Rolle und Auftrag der Hospizbegleitenden wieder Thema sein, indem Übungen zu Nähe und Distanz erlebt werden und über die eigenen Ressourcen und Grenzen diskutiert wird.

Wie schon am zweiten Studientag gesagt, soll noch einmal anhand des Bildes von einem Eisberg verdeutlicht werden, dass die Kommunikation auf der verbalen Ebene eine viel geringere Bedeutung hat als das, was auf der emotionalen Ebene geschieht. Das Unbewusste beeinflusst uns weit mehr als bewusste Vorgänge. Deshalb ist es so wichtig, neben den Worten auf Mimik, Gestik, Körperhaltung, Tonfall, Lautstärke, Sprechtempo und Ähnliches zu achten. Sie entscheiden weitgehend, wie das Gesagte ankommt und verstanden wird.

Anlage 3.3: Bild vom Eisberg

3.4 NONVERBALE WÜNSCHE WAHRNEHMEN

Die meisten Menschen sind in der Kommunikation weitgehend auf Worte fixiert, und es fällt ihnen schwer, mit Menschen zu kommunizieren, die sich verbal nicht mehr äußern können und sich nur noch minimal zu bewegen vermögen, also weder sprechen und schreiben, noch nicken oder den Kopf schütteln können. Um sensibler im Umgang mit solchen Situationen zu werden und sich in die Lage von Menschen hineinzuversetzen, die gelähmt und stumm sind, sollen in den folgenden Übungen kleine Wünsche Betroffener erfüllt werden („Öffne das Fenster"/„Ich möchte allein sein"/„Ich habe Durst"/„Mir ist kalt").

In Dreiergruppen, von denen eine die kranke Person und die zweite die Hospizbegleiterin oder den -begleiter spielt und die dritte auf das Einhalten der Regeln achtet (keine Worte, kein Zeigen usw.), werden die drei Szenen in unterschiedlichen Räumen gleichzeitig gespielt, indem alle alle drei Rollen einmal übernehmen.

Im Plenum erfolgt dann ein Austausch über das Erlebte.
Die Erfahrung hat gezeigt, dass gerade die akademisch geprägten und auf Sprache fixierten Teilnehmenden sich sehr viel schwerer taten als andere, und dass Pflegekräfte viel schneller auf die Idee kamen, noch mögliche Zeichen zu verabreden (zum Beispiel für „ja" mit den Augen zu zwinkern oder einen Finger anzuheben, mit dem Fuß zu wackeln oder kurz den Atem anzuhalten). Die meisten Teilnehmenden haben starke Hilflosigkeit gespürt oder wachsende Ungeduld, als sie einfach nicht herausfanden, was die Betroffenen wollten. Auch für die Teilnehmenden in der Rolle der körperlich so eingeschränkten Menschen ist es eine wichtige Erfahrung, einen Wunsch zu haben, sich damit aber nicht verständlich machen zu können. Sie haben erlebt, was es bedeutet, in oft viel zu schneller Sequenz mit Fragen „bombardiert" zu werden, ohne dass Zeit blieb, eine mögliche Reaktion zu überlegen. Diese Hilflosigkeit löst Aggressionen, Wut, Verzweiflung und Ängste aus. Es braucht auf beiden Seiten viel Zeit, Geduld und Einfühlungsvermögen in die Situation des Anderen, damit eine Verständigung gelingt.

Anlage 3.4: Nonverbale Wünsche

GEFÜHLSÄUSSERUNGEN ERKENNEN UND DEUTEN 3.5

Anhand verschiedener Bilder von Menschen[24] mit ganz unterschiedlichen Gesichtsausdrücken, sollen in Zweier- oder Dreiergruppen diese gedeutet und die jeweilige Stimmung erkannt werden. Diese Übung soll die Wahrnehmung der Teilnehmenden schulen und ihnen zugleich vor Augen führen, dass es häufig unterschiedliche Interpretationsmöglichkeiten gibt und Eindrücke täuschen können. Das soll später zum genauen Beobachten der zu begleitenden Personen sensibilisieren und helfen, Freude, Trauer, Wut, Schmerzen, Unruhe oder Ähnliches zu erkennen und darauf zu reagieren.

NÄHE- UND DISTANZERFAHRUNGEN 3.6

In den Begleitungen wird es immer wieder darauf ankommen, ein gutes Gespür für das richtige Verhältnis von Nähe und Distanz zu haben. Dazu sollen die Teilnehmenden erst einmal selbst spüren, wie nah sie einem anderen Menschen kommen möchten, welche Berührung ihnen angenehm ist und wo sie ihre Grenzen haben. Das wird von Person zu Person der jeweiligen Sozialisation entsprechend sehr unterschiedlich sein. Die einen begrüßen jede und jeden mit einer Umarmung und finden es ganz selbstverständlich, in den Arm genommen zu werden, während andere das nur engsten Verwandten und vielleicht ein paar Freunden und Freundinnen zubilligen und sich schon durch einen längeren Händedruck irritiert fühlen. Manche möchten gern durch eine

24 Im Internet ist eine Fülle von Bildern mit den unterschiedlichsten Gesichtsausdrücken zu finden. Wählen Sie die, die Ihnen selbst am ausdrucksstärksten erscheinen.

Umarmung getröstet werden, andere fühlen sich eingeengt und empfinden jede Berührung durch einen Fremden als übergriffig.

In mehreren Übungen[25] sollen die Teilnehmenden ihre eigenen Empfindungen wahrnehmen und erkennen, dass diese sich bei einem Partnerwechsel verändern können, dass es intrapersonale, also von ihnen selbst abhängige und interpersonale Reaktionen gibt, die Reaktionen also auch dadurch bestimmt sind, wer gerade mein Gegenüber ist. Zwischen den einzelnen schweigend vollzogenen Übungen fordert die Kursleitung die Teilnehmenden auf, den eigenen Gefühlen nachzuspüren und Widerstände und Grenzen deutlich wahrzunehmen. Wenn die einzelnen Teilnehmenden ein Gefühl für ihre eigenen Grenzen haben und in dieser Beziehung achtsam mit sich selbst umgehen, werden sie auch sterbende Menschen achtsam begleiten.

Anlage 3.6.a: Übungen zu Nähe und Distanzerfahrungen

Solange die Ausbildung unter Corona-Bedingungen stattfindet und Abstandsregelungen eingehalten werden müssen oder es andere Bedingungen gibt, die einen größeren Abstand notwendig machen, könnte auch in der Zeichnung eines menschlichen Umrisses eingetragen werden, in welchen Bereichen die Teilnehmenden sich berühren lassen (das als angemessen und angenehm empfinden) und was die einzelnen Teilnehmenden als Tabuzonen sehen (in denen ihnen eine Berührung durch Fremde unangenehm ist). Im anschließenden Austausch darüber wird deutlich, wie unterschiedlich die Menschen empfinden und wie achtsam man bei einem Fremden sein muss, der für sich vielleicht ganz andere Grenzen sieht als die Teilnehmenden selbst. Allerdings ist es eindrücklicher, Nähe und Distanz mit einem direkten Gegenüber zu erleben und auszuprobieren, was den Teilnehmenden angenehm oder zu dicht ist, als dieses sich nur anhand einer Zeichnung vorzustellen.

Anlage 3.6.b: Schemazeichnungen

3.7 ÜBUNG ZUM ERLERNEN DER NAMEN DER TEILNEHMENDEN

Sollten einzelne Teilnehmenden die Namen der anderen noch nicht alle wissen, kann zu Beginn der nächsten Einheit ein Ball in die Runde geworfen werden. Wer den Ball hat, nennt den eigenen Namen und sagt: „Ich werfe den Ball zu NN“. Das Spiel dauert, bis alle ihren Namen einmal gesagt haben.

3.8 DIE SPRACHE DER STERBENDEN IN GESCHICHTEN, TRÄUMEN, SYMBOLEN UND METAPHERN

In einem weiteren Schritt soll die Situation der Sterbenden im Mittelpunkt stehen. Oft leben Sterbende am Ende ihres Lebens mehr und mehr in ihrer eigenen Welt. Realität und Traumbilder vermischen sich. Manche berichten von Träumen von einer langen Reise, die bald beginnt. Sie werden dann unter Umständen sehr unruhig, denn der Zug warte schon und ihr Koffer sei noch nicht gepackt. Außerdem bräuchten sie dringend ihre Wanderschuhe. Manche klagen, ihr Geld reiche nicht, obwohl sie genug haben und selbst auch nichts mehr ausgeben könnten. Diese Angst finden wir in vielfach abgewandelter Gestalt: Angst vor der Inflation, davor, dass der Aufenthalt

25 Die Übungen habe ich entnommen aus: Müller, Monika/Heinemann, Wolfgang: Ehrenamtliche Sterbebegleitung: Handbuch mit Übungsmodulen für Ausbildende, Göttingen 2015 S. 171

im Krankenhaus zu teuer werden würde, dass die Rente nicht weiter ausbezahlt werden wird, dass Verwandte und Bekannte inzwischen Geld vom Sparbuch abheben, dass der Besitz zwischenzeitlich verkauft wird, dass Geld aus der Geldbörse in der Nachttischschublade verschwunden ist, dass man bestohlen und um seinen ganzen Besitz gebracht wurde und vieles mehr.

Hans-Christoph Piper erklärt das folgendermaßen: „Wir können uns dem Verstehen dieser merkwürdigen Redeweise nähern, wenn wir uns daran erinnern, dass es ein Märchen gibt, in dem ein Esel Goldstücke fallen lässt, wenn man an seinem Schwanz zieht. Geld und Gold (braungelbe Farbe!) sind anale Symbole. Und wir wissen, dass es für kleine Kinder ein ungeheuer schwieriger Lernprozess ist, ihr ‚Gold', ihren Besitz (das, worauf sie sitzen) herzugeben. In dieser Phase wird zugleich Hingabe und Loslassen-können eingeübt. Jetzt wird verständlich, warum Menschen, die vor der ‚Aufgabe' stehen, nicht nur ‚etwas', sondern sich selbst loslassen zu müssen, unbewusst auf dieses Symbol zurückgreifen, um ihre Befindlichkeit auszudrücken"[26].

Andere mahnen, dass die Kohlen für den Winter zu knapp seien (obwohl sie seit Jahren eine Gasheizung haben). All dies sind Bilder für den nahen Tod und die knapper werdende Lebenszeit. Andere sehen beispielsweise tote Angehörige, die kommen, um sie zu holen, sie hören die Stimme ihrer vor Jahren verstorbenen Mutter oder sehen ihre Kinder in einem Zug wegfahren, den sie vergeblich aufhalten wollen. Sie erzählen von Träumen von Raben, die um sie herumflogen oder einem schweren, schwarzen Tuch, das über sie gebreitet wurde, von einem Zug, der schon auf sie wartet und von vielem mehr. Oder sie fragen immer wieder nach der Uhrzeit beziehungsweise bitten, dass man ihnen eine Uhr bringe. Sie sprechen davon, dass es für sie Zeit sei, nach Hause zu gehen, wobei manchmal das Zuhause der Kindheit gemeint ist, in dem die Sterbenden Geborgenheit und Liebe erfahren hatten. Meistens geht es jedoch um die ewige Heimat, das Zuhause im Himmel, denn viele ältere, christlich geprägte Menschen verstehen das Sterben als Heimkehr zu Gott. Sie möchten „heimgehen" und sehen dabei den Tod als Tor ins ewige Leben. Andere träumen von einer Brücke, über die sie gehen, oder von einem Fluss, den sie überqueren müssen. Auch das Bild vom Tunnel, an dessen Ende ein helles Licht zu sehen ist, kommt ähnlich wie in den Nahtoderfahrungen immer wieder vor. Wohlgemerkt, dies können alles Bilder für den nahe bevorstehenden Tod sein, aber trotzdem sollen die Hospizbegleitenden sich mit vorschnellen Interpretationen zurückhalten und erst einmal die Betroffenen nach ihrer Deutung fragen.

Dieses Reden in Bildern und Metaphern erlebte ich übrigens besonders häufig, wenn Angehörige vorher Gespräche über das bevorstehende Sterben nicht zugelassen haben. Wenn die Sterbenden nämlich über ihren nahebevorstehenden Tod sprechen wollten, wiegelten Angehörige oft erschrocken ab. Soweit sei es doch noch nicht! So etwas solle man nicht sagen. Sie vertrösteten die Sterbenden, indem sie sagten: „Warte mal ab, bis es wieder Frühling wird, dann geht es dir bestimmt wieder besser" oder: „Du willst doch das Weihnachtsfest noch erleben..." usw. Damit nahmen sie den Sterbenden die Möglichkeit, über ihr Sterben zu sprechen, von ihren Ängsten zu erzählen oder noch letzte Dinge miteinander zu regeln. Statt zu verstummen, sprechen manche Sterbende dann in Bildern oder Metaphern. Ihre Grenzen zwischen Traum, Phantasie und Wirklichkeit verschwimmen, und sie erleben Menschen, die sie in die andere Welt holen wollen. Meistens sind es friedliche, lockende Bilder. Manche Menschen haben allerdings auch Albträume, in denen jemand ihnen Gewalt antun will. Sie stürzen in ein unheimlich tiefes Loch und niemand fängt sie auf. Jemand begräbt sie unter einem unendlich schweren Tuch. Andere erleben, dass sie mit einem Zug wegfahren, während ihre (kleinen) Kinder weinend davorstehen. Sehr schnell lassen sich dahinter Todesängste und die Trauer über die Trennung von den Liebsten vermuten. Doch entscheidend ist, was die Betroffenen selbst zu solchen Träumen sagen.

26 Piper, Hans-Christoph: Die Sprache der Sterbenden in: Christopherus-Hospizverein München (Hg.) Pflegen bis zuletzt. München 2014 S. 7-10

Zur Illustration solcher Phänomene sollen die Teilnehmenden die Geschichte „Vorahnung“[27] in ihrer Nacharbeit lesen und gegebenenfalls am nächsten Studientag Fragen dazu stellen.

Anlage 3.8.a: Vorahnungen

In diesem Zusammenhang wird regelmäßig nach der Bedeutung von Nahtoderfahrungen gefragt, deshalb kann hier kurz darauf eingegangen werden. Allerdings ist es aus Zeitgründen allenfalls möglich, das Thema anzureißen. Eine intensivere Behandlung müsste an einem besonderen Studientag erfolgen.

Informationen zur Nahtoderfahrung finden Sie in der Anlage

Anlage 3.8.b: Nahtoderfahrungen

3.9 STERBENDE LEBEN OFT IN EINER ANDEREN REALITÄT

Hans-Christoph Piper hat in seinem Aufsatz über die Sprache der Sterbenden[28] sehr eindrücklich auf die Mehrdimensionalität der Sprache hingewiesen und deutlich gemacht, dass Sterbende oft durch Geschichten, Träume, Symbole und Metaphern über ihr bevorstehendes Sterben reden und ihre Gefühle von Angst bis zur Sehnsucht darin ausdrücken. „Sehr häufig haben Geschichten aus der Vergangenheit, die wir von Menschen in vitalen Krisen zu hören bekommen, einen Sinn im Zusammenhang mit ihrer augenblicklichen Situation. Es sind oft Geschichten von Krieg, Gefangenschaft und Flucht, vom Tod längst verstorbener Angehöriger oder von unheimlichen Begebenheiten, die nie aufgearbeitet wurden“[29]. Der Zuhörende ist von diesen Erzählungen nicht selten irritiert oder gelangweilt, weil er eben keinen Sinn darin zu entdecken vermag. Es ist aber hilfreich, sich in solchen Situationen zu fragen: Was sagt der Sterbende über sich selbst gerade jetzt und warum ausgerechnet mir?

Den Teilnehmenden soll klar werden, dass sie Aussagen Sterbender nicht damit abtun dürfen, dass sie unserer Realität und Logik nicht entsprechen und deshalb unsinnig seien oder dass die Sterbenden jetzt verwirrt seien und nicht mehr klar denken können, sondern sie sollen das Gesagte ernst nehmen und die darin enthaltenen Botschaften hören, die auf einer anderen tieferen Ebene wahr sind. Auf keinen Fall sollten sie die Sterbenden korrigieren oder der Lüge bezichtigen und sagen, dass dies alles nicht wahr sei. Denn das würde nichts verändern, sondern nur die Sterbenden verstören. Die Sterbenden erleben es so, auch wenn die Begleitenden zu ihrer Realität nur bedingt Zugang haben. Im Gespräch mit den Sterbenden können die Begleitenden die Bilder aufnehmen und eine Deutung im Blick auf das Sterben anbieten. Meistens gehen die Sterbenden darauf ein und haben so noch einmal die Möglichkeit, über ihre Ängste, Hoffnungen und Wünsche zu reden.

Die Teilnehmenden sollen diese Phänomene kennenlernen, die Symbolsprache der Sterbenden verstehen lernen und sich um Zugang in die Welt der Sterbenden bemühen. Dazu gibt es fünf Texte, die in Kleingruppen diskutiert und anschließend im Plenum vorgestellt werden sollen.

Anlage 3.9: Sterbende leben oft in einer anderen Realität

27 Aus Geiter, Heinke: Weil der Tod zum Leben gehört. Esslingen 2015 S. 80-82

28 Piper, Hans-Christoph: Die Sprache der Sterbenden in: Christopherus-Hospizverein München (Hg.), Pflegen bis zuletzt, S. 106-114

29 Ebd. Seite 108

Im **ersten Beispiel** sieht die Sterbende ihre längst verstorbene Mutter und ihren als Kleinkind gestorbenen Bruder. Sie wollten sie nach Hause abholen. Vordergründig könnte das Elternhaus gemeint sein, in dem sie mit Mutter und Bruder zusammengelebt hat. Doch viel wahrscheinlicher ist das himmlische Zuhause, die ewige Heimat bei Gott, gemeint. Auch die Bilder vom Koffer, der gepackt werden muss und der bevorstehenden Reise weisen symbolisch auf das Sterben hin. Der Hinweis auf die knapper werdende Zeit zeigt, dass die Betroffene um ihren nahen Tod „weiß".

Das **zweite Beispiel** zeigt, wie sich Erinnerungen und Realität vermischen. Auch wenn traumatische Erlebnisse jahre- oder sogar jahrzehntelang verdrängt wurden, fehlt in der letzten Lebenszeit oft die Kraft zur Verdrängung. Erinnerungsfetzen werden zu Flashbacks, hier wahrscheinlich hervorgerufen durch die Atemnot, die Matthias damals durch den Gasunfall drohte und die er heute auf Grund seiner Erkrankung spürt. In diesem Fall ist es wichtig, Matthias energisch in die Gegenwart zurückzuholen und ihm deutlich zu sagen, dass der Gasunfall lange vorbei ist. Durch frische Luft bei geöffnetem Fenster, eine höhere Lagerung und gegebenenfalls seitens der Behandelnden eine Gabe von Sauerstoff oder Morphium kann Matthias das Atmen erleichtert werden. Matthias hat Todesangst und sollte deshalb auf keinen Fall alleingelassen werden, egal wie nah sein Tod bereits ist. Als für den Umgang mit Traumata nicht ausgebildete Hospizbegleiterinnen und -begleiter sollten sie nicht nach dem Unfall und Matthias damaligen Gefühlen fragen, um eine erneute Traumatisierung zu vermeiden, aber vorsichtig erfragen, wovor er heute die meiste Angst hat, um dann an diesem Punkt gemeinsam mit ihm nach einer Lösung zu suchen. Das nicht mehr ausreichende Geld steht symbolisch für die nicht mehr reichende Lebenszeit und weist ebenfalls darauf hin, dass Matthias seinen nahen Tod spürt.

Im **dritten Beispiel** bittet die schwerkranke Frau Müller die Hospizbegleiterin, das Licht anzuschalten, obwohl es Tag ist und die Sonne hell ins Zimmer scheint. Es geht also objektiv gesehen nicht um eine fehlende Lichtquelle, sondern die Dunkelheit bedeutet mehr: Sind es trübe Gedanken und eine traurige Stimmung, die alles so dunkel erscheinen lassen, ist es das plötzliche Nachlassen der Sehschärfe oder das Dunkel des Todes? Mit der untergehenden Sonne kann auch der Abend des Lebens, das Sterben, gemeint sein.

Auch die Uhr im **vierten Beispiel** ist ein starkes Symbol für die verrinnende Zeit. Oft wird das Sterben damit umschrieben, dass die Lebensuhr abgelaufen sei. Schon von alters her wurde das Stundenglas, also die eine Stunde anzeigende Sanduhr, als Symbol für die verrinnende Lebenszeit gedeutet, wie viele Abbildungen des Todes mit einem Stundenglas in der Hand zeigen. Im Gespräch wird zu klären sein, ob hinter dem Wunsch nach der Uhr die Frage steht: Wie viel Zeit habe ich noch? Beziehungsweise, wie viel bleibt mir noch, weil ich noch etwas erledigen möchte, oder weil ich nicht mehr kann und die Zeit mir lang wird? Es gibt also unterschiedliche Interpretationsmöglichkeiten, mit denen sehr behutsam umgegangen werden sollte, weil sie möglicherweise dem sterbenden Herrn Becker überhaupt nicht entsprechen.

Im **letzten Beispiel** sieht die sterbende Frau Müller ihren Vater und ihren Bruder Fritz, mit dem sie sich vor über 30 Jahren zerstritten hat. Fritz winkt ihr zu, während der Vater sie daran erinnert, dass sie noch eine Aufgabe zu erledigen habe.

Die Erfahrung hat immer wieder gezeigt, dass Menschen nicht sterben können, solange sie noch mit anderen ein ungelöster Konflikt verbindet. Ähnliches könnte auch hier im Hintergrund stehen, aber Vorsicht! Noch hat Frau Müller nicht geäußert, dass sie sich mit ihrem Bruder versöhnen will. Auch geht aus dem Text nicht hervor, ob der Bruder noch lebt und eventuell ebenfalls bereit ist, sich mit seiner Schwester zu versöhnen und dazu zu ihr zu kommen. Unsere Vorstellung, dass möglichst alle Menschen versöhnt mit sich selbst, mit Gott und ihrem Umfeld sterben möchten, kann bei anderen Menschen ganz anders aussehen. Manche Menschen beharren bis zu ihrem Tod darauf, dass der oder die andere „für ihn gestorben sei“, er also keine Beziehung zu ihm mehr wolle und dass es deshalb keine Versöhnung geben könne. Ob Stolz, Hartherzigkeit oder zu große Verletzungen eine Rolle spielen, kann nur in einem Gespräch geklärt werden. Wenn der Sterbende es wünscht, kann auch durch ein Ritual beziehungsweise eine Symbolhandlung Vergebung gestaltet und gefeiert werden (und zwar auch dann, wenn der andere nicht mehr lebt oder zum Kommen nicht bereit ist).

3.10 GEFÜHLE WAHRNEHMEN

In einem nächsten Schritt geht es darum, Gefühle wahrzunehmen und entsprechend darauf einzugehen. Den Teilnehmenden soll klarwerden, dass es nichts nützt, jemandem seine Gefühle auszureden („Du brauchst nicht traurig/wütend zu sein, du brauchst keine Angst zu haben…“), sondern dass solche Versuche der Bagatellisierung die Gefühle sogar verstärken. Auch wenn noch so gut gemeinte rationale Argumente ins Spiel gebracht werden, so erreichen sie den Menschen nicht, weil sie auf der Sachebene liegen, während die Angst (Wut oder Enttäuschung) Ausdruck der Befindlichkeit sind, also nicht der digitalen, sondern der analogen Ebene zugerechnet und auf ihr beantwortet werden müssen. Anhand von Beispielen sollen die Teilnehmenden sich in Kleingruppen überlegen, welche Gefühle sie wahrnehmen und wie sie auf das Geäußerte reagieren.

Anlage 3.10: Gefühle wahrnehmen

Im **ersten Beispiel** geht es um Schuld und Angst vor dem Richterspruch, der nach dem Tod über das Leben gefällt wird. Die Teilnehmenden sollten nicht versuchen, zu bagatellisieren und die Schuldgedanken damit abtun, dass ja damals Krieg gewesen sei und viele Menschen da etwas getan haben, was sie im Frieden nie tun würden usw. Das nützt dem Sterbenden nichts. Er wird sich weiter unverstanden fühlen und mit seiner Angst allein bleiben. Es tut vielmehr dem Sterbenden gut, wenn er mit seinen Schuldgedanken ernst genommen wird und sie äußern darf, ohne eine Verurteilung zu erfahren. Viele Menschen haben den Wunsch, den Sterbenden zu entlasten und bieten vorschnell Vergebung an. So wird sie der Sterbende jedoch nicht annehmen können. Es ist ein längerer Prozess vom Bekennen der Schuld, von Einsicht und Reue bis zu dem Zuspruch der Vergebung. Hospizbegleitende, die sich in einer solchen Situation überfordert fühlen, können das Gespräch mit einem Seelsorger oder einer Seelsorgerin anbieten. Außerdem wird das Thema Schuld, da es in der Sterbebegleitung ein sehr häufiges und wichtiges Thema ist, an anderer Stelle noch explizit behandelt werden. Dennoch soll dieses Beispiel anregen, über die eigene Haltung zum Gericht am Lebensende und damit verbunden zum eigenen Gottesbild sowie über Schuld und Vergebung nachzudenken.

Im **zweiten Beispiel** geht es um die Trauer über ungelebtes Leben und vertane Gelegenheiten, also Möglichkeiten, die der Mensch auf Grund seiner verkürzten Lebenserwartung nicht mehr wird wahrnehmen können. Auch hier gilt es, nicht vorschnell Trost geben zu wollen, indem bagatellisiert und sofort auf die schönen Dinge im Leben des Sterbenden verwiesen wird. Angesichts des nahen Todes wird das Leben noch einmal überdacht und manches neu bewertet. Den Sterbenden dabei zu begleiten und seine Traurigkeit auszuhalten, kann eine große Hilfe sein.

Im **dritten Beispiel** spürt Herr Bauer angesichts seiner im Koma liegenden Frau, wie wenig er ihr seine Liebe und Dankbarkeit gezeigt hat. Oft sind Menschen dann geneigt, zu beschwichtigen und mit Allgemeinplätzen zu antworten wie „Angesichts des Todes spüren wir doch alle, dass wir nicht genug getan haben. Das geht doch uns allen so." Obwohl solche Sätze ja nicht unbedingt falsch sind, nützen sie dem Betroffenen doch nichts. Seinen Kummer darüber wertschätzend wahrzunehmen und ihn darauf hinzuweisen, dass er das jetzt noch seiner Frau sagen könne, weil Menschen im Koma möglicherweise alles verstehen, aber nicht mehr darauf reagieren können, könnte Aufgabe bei diesem Beispiel sein. Außerdem wird es Herrn Bauer in jedem Fall guttun, wenn er es einmal seiner Frau gegenüber ausgesprochen hat.

Im **vierten Beispiel** begegnet uns ein Mensch, der mit seinem Schicksal hadert. Auch dies ist eine Situation, die ich bei den vielen Begleitungen sterbender Menschen immer wieder erlebt habe und mit der die künftigen Hospizbegleiterinnen und -begleiter früher oder später konfrontiert sein werden. Hier gilt es, die Wut positiv wahrzunehmen (Jeder Mensch darf in einer solchen Situation wütend sein!). Manchmal tut es gut, wenigstens sagen zu dürfen, was einen so wütend macht und dabei Bestätigung zu finden. Dem einen oder anderen hilft es, seine Wut auszuleben durch Bewegung, zum Beispiel in den Wald zu laufen und zu schreien, Holz zu hacken oder wenigstens auf ein Kissen einzuschlagen und Papier zu zerknüllen und an die Wand zu werfen. Wenig hilfreich ist es dagegen, mit frommen Erklärungen der Krankheit einen Sinn als Strafe oder Prüfung geben zu wollen. Lieber sollte ehrlich gesagt werden, dass wir auf die Frage nach dem „Warum gerade ich?" auch keine Antwort haben, aber bereit sind, die Situation mit ihm oder ihr auszuhalten.

WAS IST WÜRDE? 3.11

Die Teilnehmenden sollen auf die Situation vorbereitet sein, dass Sterbende bewusstseinsgetrübt sind und auf Ansprache nicht mehr reagieren.

An dieser Stelle ist zu klären, was in der Hospizarbeit unter Würde verstanden wird, um den Teilnehmenden diese Haltung nahezubringen. Dabei soll eine Abgrenzung gegenüber einem Würdebegriff erfolgen, der Würde mit Autarkie verwechselt oder mit Vernunft-Begabtheit und Selbstbestimmung des Menschen gleichsetzt.

In unserer durch Leistungsdenken und Ökonomisierung geprägten Gesellschaft halten nämlich viele Menschen Leistungsfähigkeit, Unabhängigkeit und Selbstbestimmung als konstitutiv für ihren Würdebegriff. Mit zunehmender Gebrechlichkeit und Pflegebedürftigkeit und abnehmendem Denkvermögen fürchten sie, zugleich ihre Würde zu verlieren. Würde ist jedoch nichts, was ein Mensch auf Grund von besonderen Leistungen, intellektuellen Fähigkeiten oder autarken Lebensmöglichkeiten erwerben oder verlieren kann, sondern was dem Menschen auf Grund seines Menschseins innewohnt. „Die Würde des Menschen ist unantastbar", heißt es in Artikel 1 unseres Grundgesetzes.

Christlich gesprochen hat der Mensch seine Würde darin, dass Gott ihn als sein Gegenüber wertachtet. Im 1. Schöpfungsbericht der Bibel ist das mit dem Satz „Gott schuf den Menschen nach seinem Bilde"[30] ausgedrückt. Nach christlichem Verständnis hat das Wort, das Gott bei Jesu Taufe gesagt hat „Du bist mein geliebtes Kind, an dir habe ich Wohlgefallen"[31] für jede und jeden von uns Menschen Bedeutung und macht unsere Würde und Einmaligkeit aus, egal wie krank und in den Lebensmöglichkeiten eingeschränkt wir sind. Der Wert des Menschen beruht demnach nicht auf einer ihm anhaftenden, empirischen Qualität, sondern in der sich durchhaltenden Treue-Beziehung Gottes zum Menschen. Weil diese Würde „extra hominem" begründet ist, gibt es kein lebensunwertes Leben; weder soziale Nützlichkeit noch Kommunikationsfähigkeit oder Autono-

30 Genesis 1,27
31 Markus 1,11

mie machen die Würde des Menschen aus, sondern – theologisch gesehen – das Ja Gottes zum Menschen.

Zwar kann der Mensch in seiner Würde verletzt werden, wenn andere ihn lieblos behandeln, bevormunden, seine Intimsphäre verletzen oder über ihn reden, als ob er nicht da wäre. Hilfe zu benötigen und angewiesen auf andere zu sein, ist an sich jedoch nicht entwürdigend. Denn die Beziehung zu anderen und die Abhängigkeit von ihnen sind von Anfang an konstitutiv für unser menschliches Leben. Kein Kind wäre ohne seine Eltern oder andere Betreuungspersonen groß geworden, und jede und jeder von uns ist eingebunden in ein ganzes Netz von Beziehungen, ohne das unser Leben nicht möglich wäre. Beispielsweise haben andere dafür gesorgt, dass wir morgens Licht anschalten, Brot und Milch haben, warmen Kaffee genießen und im Auto zur Arbeit gelangen können. Dabei vertrauen wir darauf, dass die Brücke, über die wir fahren, solide gebaut ist und die anderen Verkehrsteilnehmenden sich auch an die Regeln halten, und so weiter.

Niemand von uns ist autonom und lebt wirklich autark. Wir hatten es nicht in der Hand, in welchem Land und unter welchen Bedingungen und in welche sozialen Verhältnisse hinein wir geboren wurden, ob wir gesund oder mit eine Behinderung auf die Welt kamen, ob unsere Eltern uns förderten oder vernachlässigten, ob wir Liebe und Zuwendung erfuhren und damit Vertrauen in das Leben und in andere Menschen gewannen, ja ob wir überhaupt eine Chance zum Leben bekamen und Menschen da waren, die uns versorgten und aufzogen und die uns die Möglichkeit gaben, zu lernen und uns zu entwickeln. Auch wenn wir als Erwachsene ein gewisses Maß an Selbstständigkeit erreicht haben, sind wir immer eingebunden in eine Gesellschaft, die uns Möglichkeiten gibt oder verbaut. Selbst wenn es jemand versuchte, ganz und gar autark zu leben, wäre das ein sehr mangelhaftes Dasein, denn Leben heißt immer auch in Beziehungen zu anderen zu stehen, im Dialog zu existieren, ein Gegenüber zu haben, für andere da zu sein und andere für sich da sein zu lassen, geliebt zu werden und lieben zu dürfen.

Dennoch fällt es in unserem Kulturkreis den meisten Menschen im Alter und bei zunehmender Gebrechlichkeit schwer, Hilfe anzunehmen und immer stärker auf andere angewiesen zu sein. Viele haben Angst ihre soziale Bedeutung oder die Kontrolle über ihr eigenes Leben zu verlieren oder zu vereinsamen, zu verarmen und nur noch als Belastung wahrgenommen zu werden.

Sicher hat das damit zu tun, dass in unserer Gesellschaft vor allem der gesunde, junge und leistungsfähige Mensch zählt. Es ist aber genauso auch in unserer Sozialisation begründet, denn schon im Kleinkindalter werden wir darauf geprägt, dass es gut und lobenswert ist, wenn wir etwas allein schaffen. Diese Haltung zieht sich durch unser ganzes Leben: In Schule, Ausbildung und Studium werden die Einzelleistungen oft höher bewertet als das Ergebnis einer guten Teamarbeit, im Beruf erleben wir mehr Konkurrenzkampf als Teamgeist, und die Familien werden immer kleiner, so dass das Miteinander in einer intakten Großfamilie, in der jede und jeder seinen Platz und seine Aufgaben hatte und darin anerkannt war, nicht mehr erlebt wird (abgesehen davon, dass dieses Idealbild lange nicht auf alle Familien zugetroffen hat). Unser Leben verändert sich immer schneller, sodass der „Rat der Alten" immer weniger gefragt ist und Achtung und Wertschätzung alter Menschen eher abnehmen.

Viele Menschen haben aus dem Blick verloren, dass neben Selbstbestimmtheit, intellektueller Leistung, Produktivität und Nutzen für die Gesellschaft ganz andere Werte zählen. So machen beispielsweise Mitmenschlichkeit, Freundschaft, Respekt und Toleranz gegenüber dem Lebensentwurf eines anderen, Hilfsbereitschaft, Empathie, Liebe und Vertrauen ein Leben erst reich, und es ist gut, dass kein Mensch alles oder gar alles allein kann, sondern dass wir aufeinander angewiesen sind. An der Grenze des Lebens wird uns – manchmal erst schmerzlich – bewusst, wovon wir eigentlich leben: von Liebe, Freundschaft, Vergebung, Gemeinschaft und Fürsorge.

Für Hospizbegleiterinnen und -begleiter sind diese mitmenschlichen Werte maßgebend. Sie begegnen den Sterbenden mit hoher Sensibilität, Wertschätzung und Achtung vor deren Lebensentwurf. Gleichzeitig sind sie bedacht auf eine gute Balance zwischen Selbstbestimmung der Sterbenden und notwendiger Fürsorge. Auf diese Weise kann dem kranken Menschen, der vielleicht kaum noch Zugang zu seiner bisherigen Identität hat, der vielleicht momentan seine Kraftquellen nicht mehr spürt oder der sich sehr schwach fühlt, Ansehen gegeben werden. Er wird gesehen, so wie er ist, wie er sich fühlt, er wird sozusagen auch und gerade in dieser Lebenslage mit liebenden Augen betrachtet. So kann er spüren: Ich bin es wert, gewürdigt zu werden. Gerade in dieser Situation, entgegen allen Erfahrungen im normalen Alltag, wo es immer wieder vorkommt, dass Befreundete und Bekannte einen großen Bogen um Krankheit und Leid machen und Sterbende allein lassen oder über sie bestimmen, wird ihm Ansehen gegeben.

Alle Teilnehmenden schreiben auf Karten, was sie unter Würde verstehen. Die Karten werden aufgehängt oder in die Mitte gelegt, von allen betrachtet und gemeinsam diskutiert.

Anschließend kann das Gedicht[32] „Nicht ansprechbar“ gelesen und diskutiert werden. Sollte die Zeit dazu nicht reichen, kann es auch zur häuslichen Nacharbeit mitgegeben werden.

Anlage 3.11: Nicht ansprechbar

WAS KÖNNEN WIR TUN, WENN STERBENDE NICHT MEHR AUF ANSPRACHE REAGIEREN? 3.12

In einer Kleingruppenarbeit sollen die Teilnehmenden sich überlegen, was ihre Aufgabe sein könnte, wenn sie einen Menschen begleiten, mit dem sie nicht mehr verbal kommunizieren können. Die Teilnehmenden wissen, dass das Gehör als letztes Sinnesorgan aufhört zu funktionieren, dass Sterbende also noch alles hören und verstehen, wenn dieses oft auch sehr verlangsamt geschieht. Jede Gruppe schreibt ihre Einfälle auf und berichtet anschließend im Plenum. Dabei darf alles genannt werden wie vorlesen, singen, beten, Musik hören, miteinander schweigen, basale Stimulation durchführen. Gespräche mit den Angehörigen führen, aber bitte in einem anderen Zimmer, damit die sterbende Person nicht das Gefühl bekommt, es werde über sie geredet, als ob sie schon nicht mehr da wäre.

Anschließend werden die Ideen im Plenum diskutiert.

MEINE EIGENEN ERFAHRUNGEN MIT STERBENDEN – ZWEIERGESPRÄCH 3.13

Thema des Spaziergangs ist: „Meine eigenen Erfahrungen mit Sterbenden“ beziehungsweise, wenn keine vorhanden sind: „Meine Gedanken und Gefühle im Blick auf die Themen des Vormittags“. Wenn dazu Fragen gestellt oder Rückmeldungen gegeben werden sollen, erfolgt das vor dem Einstieg in die Nachmittagseinheiten.

Thema des Nachmittags ist das Umfeld der Sterbenden und ihr Eingebunden-Sein in die Familie.

32 Quelle unbekannt. Der Text hing im Sterbezimmer in der Klinik in Buchholz an der Pinnwand

3.14 DIE BEDEUTUNG VON FAMILIENSYSTEMEN

Wenn ein Mitglied einer Familie lebensbedrohlich erkrankt, ist davon die ganze Familie mitbetroffen. Deshalb müssen Hospizbegleiterinnen und -begleiter sich mit dem jeweiligen Familiensystem vertraut machen und neben den Sterbenden ebenso die Angehörigen im Blick haben und auch für sie da sein.

Die Diagnose einer lebensbedrohlichen Erkrankung von Partnerin oder Partner beziehungsweise eines Elternteils oder eines Kindes stellt für jede Familie eine einschneidende Erfahrung und einen Wendepunkt im Leben der einzelnen Familienmitglieder dar, denn in der gesamten Lebensplanung sind in fast allen Familien Krankheit, Sterben und Tod nicht vorgesehen.

Auf die Zukunft gerichtete Ziele und Vorstellungen sind plötzlich in Frage gestellt und müssen überprüft werden. Dabei verändern sich manche Vorhaben. Pläne müssen als nicht mehr durchführbar aufgegeben werden. Mit der Erkrankung zu leben, bedeutet, eine veränderte Realität zur Kenntnis zu nehmen, Wünsche und Bedürfnisse an die jeweils verbleibenden Möglichkeiten anzupassen und die körperlichen sowie psychosozialen Belastungen in einem innerfamiliären Prozess gemeinsam zu bewältigen. Dazu gehört auch, anzuerkennen, dass die Menschen, zu denen man früher aufgeschaut hat und die für einen selbst Stütze und ratgebend waren, plötzlich hilflos und pflegebedürftig sind. Die erwachsenen Kinder werden zu Betreuenden ihrer Eltern, Ehepartnerinnen zu Krankenpflegerinnen und halbwüchsige Kinder übernehmen die Rolle des erkrankten Elternteils. Ein solcher Rollenwechsel lässt eine Familie schnell in eine Krise geraten.

In einer Familie hat jede und jeder einen besonderen Platz. Das Zusammenwirken der einzelnen Mitglieder ist mit einem Mobile zu vergleichen. Dort ist alles miteinander verbunden und kann doch frei schwingen, weil sich die Teile gegenseitig in der Waage halten. In der Familie sind in der Regel Plätze und Aufgaben teils bewusst, teils einfach durch Gewohnheit so verteilt, dass das Familiensystem funktioniert. Wenn dann eine Person plötzlich schwer erkrankt, zieht das alle in Mitleidenschaft. Aufgaben müssen neu verteilt werden, ein Familienmitglied ist verstärkt auf Hilfe angewiesen, andere übernehmen die Rolle der Pflegenden, und alle sind belastet durch die Angst vor der Zukunft. Oft sind es immer noch die Frauen oder Töchter, die sich für die Pflege zuständig fühlen. Manche von ihnen sind schon durch die Doppelbelastung von Familie und Beruf an ihrer Leistungsgrenze und wissen nicht, wie sie zusätzlich die Pflege eines erkrankten Elternteils, ihres Partners oder ihres Kindes schaffen sollen. Hinzu kommen oft finanzielle Probleme, wenn beispielsweise plötzlich das Einkommen des Mannes wegfällt und die Frau ihre Arbeitszeit reduzieren möchte, um für ihren erkrankten Mann da zu sein und ihn zu pflegen[33]. Teure Medikamente, die die Krankenkasse nicht übernimmt, lange Wartezeiten bei Anträgen an die Pflegeversicherung oder die Rentenstelle belasten zusätzlich, ebenso die langwierige Suche nach einer Reinigungskraft, einem Pflegedienst oder einer 24-Stundenhilfe. Zeit für eigene Hobbies oder für Freundschaften fehlt oft. Manchmal bleiben auch die Befreundeten einfach weg, weil sie nicht wissen, wie sie dem Erkrankten gegenübertreten sollen. Auch empfinden es manche Angehörige als sehr schmerzlich, wenn immer nur nach dem Befinden des Kranken gefragt wird, während sie doch genauso Ängste und Sorgen haben und sehr belastet sind. Für viele Menschen ist das eine völlig neue Situation. Auf sie trifft zu, was eine Betroffene einmal so ausdrückte: „Niemand hat mich gelehrt, mit Leid, Behinderung, Sterben und Tod umzugehen". In unserer Leistungs- und Spaßgesellschaft werden diese Themen meistens ausgeklammert und verdrängt, sodass vielen Vorbilder und Gesprächspartner und -partnerinnen fehlen und die Betroffenen sich sehr alleingelassen vorkommen.

33 Dasselbe gilt natürlich entsprechend, wenn die Frau erkrankt und der Mann die Pflege übernimmt.

Oft rücken intakte Familien in einer solchen Situation noch näher zusammen, während Familien, in denen es vorher schon gekriselt hat, oder die nie über Probleme und Gefühle geredet haben, viel schwerer mit der Lage fertig werden.

Zur Unterstützung einer Familie durch Hospizbegleitende gehören folgende Grundregeln:
1. Sie sind zeitlich begrenzt ein Teil einer bestehenden Familie und ändern durch ihre Gegenwart das System Familie.

2. Sie bemühen sich um Neutralität den einzelnen Familienmitgliedern gegenüber und bilden keine „Parteizugehörigkeiten".

3. Sie gestalten eine förderliche akzeptierende Beziehung zu allen Mitgliedern der Familie.

4. Sie mobilisieren psychosoziale und spirituelle Ressourcen innerhalb und außerhalb der Familie.

5. Sie bringen die eigene Person mit zugewandter und kongruenter Haltung und ihre reflektierten Erfahrungen ein.

6. Sie ziehen sich zurück, wenn sie nicht mehr gebraucht werden.

Um den Teilnehmenden die Situation anschaulich zu machen und sie emotional einzubinden, wird eine Familienaufstellung vorgenommen, in der Teilnehmende jeweils eine Rolle eines Familienmitglieds übernehmen. Ihre Beziehungen zueinander werden durch Wollfäden (ähnlich wie beim Netz der Teilnehmenden am zweiten Studientag) sichtbar gemacht. Auch hier bilden die Fäden wieder ein Netz. Wenn jetzt eine Person plötzlich aus dem System herausgerissen wird, hängen die Fäden beziehungslos herunter und die anderen Fäden verwirren sich. Ziel ist es, dass die Teilnehmenden erleben, wie Krankheit und Tod einer Person ein ganzes Familiensystem durcheinanderbringen. Dadurch wird deutlich, wie wichtig es ist, die ganze Familie im Blick zu haben und die Veränderungen wahrzunehmen, die sich während der Krankheitszeit schon anbahnen, und mit dem Tod für alle Familienmitglieder einen gravierenden Einbruch in das eigene Leben bedeuten.

AUFBAU EINES GENOGRAMMS 3.15

Damit die Teilnehmenden sich möglichst schnell über ein Familiensystem orientieren können, sollen sie das Instrument des Genogramms kennenlernen und – nachdem sie mit den Grundbegriffen und Symbolen vertraut gemacht sind - ein eigenes Genogramm ihrer Familie erstellen. Das Grundschema sieht vor, dass ausgehend von der Hauptperson auf seiner Ebene Geschwister eingetragen werden (männliche mit Quadrat, weibliche mit Kreis), darüber eine waagerechte Linie, auf der sich links der Vater und rechts die Mutter befinden. Eventuell vorhandene Geschwister der Eltern könnten auf derselben Ebene verzeichnet sein. Von Vater und Mutter geht eine Linie nach oben zu den jeweiligen Großeltern. Hat es eine Trennung gegeben wird diese durch einen Strich durch die Waagrechte markiert, ist eine Person verstorben, so wird ihr Symbol durchkreuzt.

Das Schema lässt sich beliebig auf weitere Bezugspersonen erweitern, beispielsweise können eigene Kinder, frühere Ehepartner und -partnerinnen, Halbgeschwister oder Geliebte hinzukommen, eng befreundete Personen mit aufgeführt oder durch farbige Linien die Enge der jeweiligen Beziehungen zueinander dokumentiert oder besondere prägende Ereignisse mit eingetragen werden.

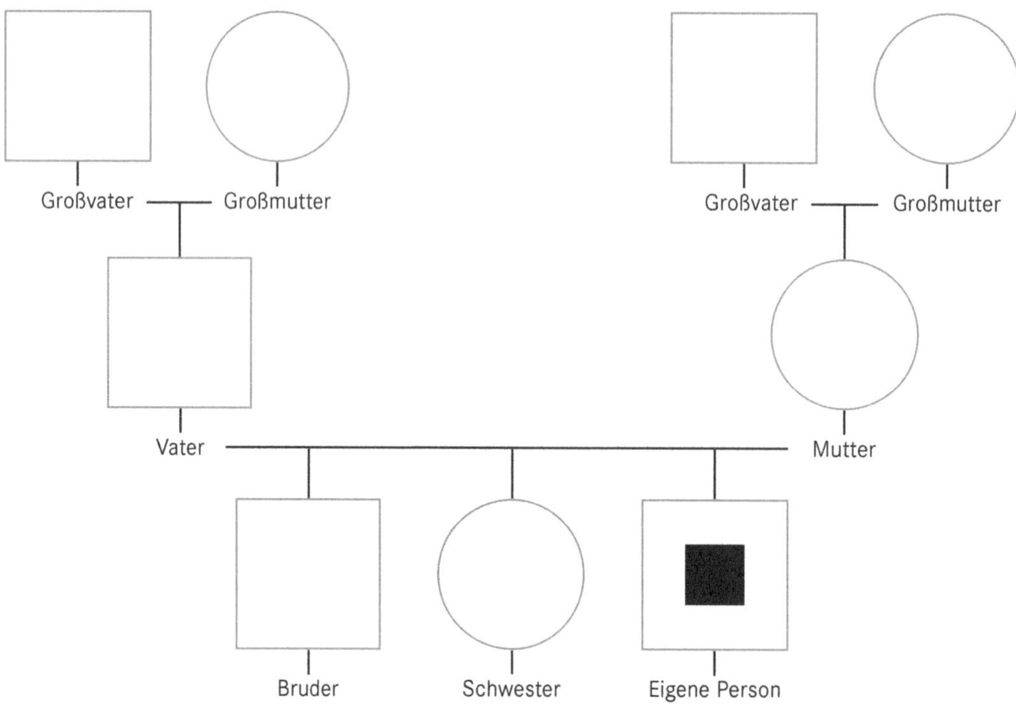

Ziele und Vorteile eines Genogramms sind:

... Effizienter Überblick über die Familienverhältnisse aufgrund graphischer Darstellung,

... Einheitlichkeit der Informationen im Team aller Begleitenden ist gewährleistet,

... Familiendynamik und Familienthemen bleiben dem Team aller Begleitenden präsent,

... das Umfeld des Patienten bzw. der Patientin wird auch nach längerer Begleitungspause wieder „auf einen Blick" in Erinnerung gerufen,

... beim Erstellen des Genogramms mit der erkrankten Person oder den Angehörigen zusammen können bereits wichtige Themen zur Sprache kommen,

... teilweise ergeben sich daraus dann Aufträge (z. B. Kontaktaufnahme mit Personen),

... aus dem Genogramm können Belastungen der Familie deutlich werden (viele an Krebs verstorbene Angehörige, Suizide, Pflege mehrerer Personen durch eine Angehörige u. ä.),

... mögliche wiederkehrende Muster werden deutlich (Trennungen, Krankheiten, Suizide u. ä.),

... wichtige, die Familie prägende Ereignisse bleiben präsent (Vertreibung, Krankheiten u. ä.),

... Ressourcen der Familie können deutlich gemacht werden,

... die Vollständigkeit der familienanamnetischen Angaben ist eher gewährleistet, dadurch wird die destruktive Kraft von „Familiengeheimnissen" möglicherweise entkräftet.

MEIN EIGENES GENOGRAMM 3.16

Anhand der Bögen, auf denen das Grundschema eines Genogramms bereits vorgegeben ist, dürfte es den Teilnehmenden leichtfallen, ihr eigenes Genogramm zu erstellen. Die Erfahrung hat gezeigt, dass dieser Schritt nötig ist, damit einzelne Teilnehmende die Bedeutung und die Handhabbarkeit dieses Instruments erkennen und selbst gut damit umgehen können.

Anlage 3.16: Mein eigenes Genogramm

ROLLENSPIELE ZU KONFLIKTEN IN DEN FAMILIEN 3.17

In einem weiteren Schritt sollen die Teilnehmenden sich verschiedenen Konflikten in den Familien stellen und gegebenenfalls mit den Betroffenen nach Lösungen suchen. Dabei kommt es darauf an, die Bedürfnisse der einzelnen Personen gut wahrzunehmen, auf keinen Fall Partei zu ergreifen oder vorschnell eine eigene Lösung anzubieten. Sie sollen ihr neu erworbenes Wissen zwar einbringen, aber damit die Betroffenen nicht in eine Richtung drängen, sondern sie ihren Weg finden lassen. Dabei sollen die Teilnehmenden sich immer ihrer Rolle als Begleitende bewusst sein. Jederzeit können sie die koordinierende Leitung um Unterstützung bitten und sagen, dass sie sich in dieser oder jener Situation überfordert fühlen oder andere dafür zuständig sind. Auch das Erkennen der eigenen Grenzen soll hier eingeübt werden.

Die Auswertung der Rollenspiele im Plenum soll nach derselben Methode erfolgen wie am vorherigen Studientag.

Anlage 3.17: Rollenspiele

EIGENE GRENZEN UND RESSOURCEN DER TEILNEHMENDEN 3.18

In einem weiteren Schritt soll der Blick noch einmal auf die Teilnehmenden selbst gerichtet sein.

Einem und einer anderen zu helfen, ist ein Grundmuster der zwischenmenschlichen Beziehungsdynamik, ohne das es keine Menschheit gäbe. Der Mensch ist Nesthocker. Er würde die ersten Lebensjahre nicht überstehen, gäbe es nicht andere, die sein Überleben durch umfassende Hilfe sicherstellten. „Ohne die vielen freiwilligen Helferinnen und Helfer und ohne Menschen, die hauptberuflich (und oft schlecht bezahlt) für andere Menschen leben und sich dabei mitunter aufopfern, würde unser soziales Netz zusammenbrechen. Es ist gut, dass es in einer Welt, die von Egoismus regiert wird, immer noch und immer wieder Menschen gibt, die nicht sich selbst an die erste Stelle setzen, sondern die bereit sind, anderen zu dienen“[34].

Menschen, die sich für die Qualifizierung zur Hospizbegleitung interessieren, haben in der Regel eine hohe soziale Kompetenz, es macht ihnen Freude, für andere da zu sein. Als geduldige Zuhörende und Ratgebende sind sie bereit, sich für die Schwachen und Hilfsbedürftigen einzusetzen, sich um sie zu kümmern und ihnen in der Not mit Rat und Tat zur Seite zu stehen. Genauso sollten sie sich freuen, wenn Ihnen geholfen wird und andere sich um sie kümmern. Sie müssen um ihre Grenzen und ihren Wert wissen und ihr Selbstwertgefühl nicht abhängig machen von dem, was sie für andere leisten.

34 Ebert, Andreas: Verlass mich nicht, wenn ich schwach werde. Handbuch zur Begleitung Schwerkranker und Sterbender, Hamburg 1993, S. 213.

Ihnen muss klar sein, dass eine gesunde Hilfe nur in der Balance von Anteilnahme und Abgrenzung gedeiht, indem die Helfenden für die Not des anderen offen sind, ohne sich von ihr auffressen zu lassen. Doch gerade Menschen in helfenden Berufen oder in einem solchen Ehrenamt wie dem Hospizdienst stehen in der Gefahr, eigene Bedürfnisse zu leugnen und sich für andere zu verausgaben. Manchmal gibt es unter ihnen auch Menschen, die ihr mangelndes Selbstwertgefühl und ihre (unerfüllten) Wünsche nach Anerkennung, Geborgenheit und Liebe dadurch kompensieren, dass sie sich für andere aufopfern, überall ihre Hilfe anbieten und von anderen unermüdlich gebraucht werden wollen. Wenn die Balance nicht mehr stimmt, kann das die Betroffenen krankmachen und ungewollt Abhängigkeiten provozieren, die verhängnisvoll für Begleitete und Begleitende sein können.

Deshalb ist zwischen der solidarischen Hilfe und der pathologischen bzw. pathogenen Hilfe zu unterscheiden. Im Gegensatz zur solidarischen befasst sich die pathologische Hilfe nur zweitrangig mit dem Wohl des bzw. der vermeintlich oder tatsächlich Hilfsbedürftigen. Das eigentliche Motiv des pathologisch Helfenden liegt im eigenen Bedürfnis nach Bestätigung des eigenen Werts. Der Nutzen für den Hilfeempfänger entsteht dabei als Folgeerscheinung psychologischer Abwehr- oder Anpassungsmechanismen des Helfenden, wie die folgende Tabelle verdeutlicht:

SOLIDARISCH	PATHOGEN
Ist primär am Nutzen dessen ausgerichtet, der oder die die Hilfe empfängt.	An unbewussten psychologischen Bedürfnissen der helfenden Person ausgerichtet (Ich bin nur etwas wert, wenn ich etwas für andere tue)
Wägt ab und entscheidet, gegebenenfalls zu helfen.	Kann nicht „nein" sagen
Behält das Ganze im Blick (solidare = für das Ganze haftend).	Reagiert auf jedes Signal von Bedürftigkeit
Bleibt selbstbewusst	Hat geringes Selbstwertgefühl
Leistet Hilfe zur Selbsthilfe	Hat unbefriedigtes Bedürfnis nach Beachtung
Begegnet dem oder der Hilfesuchenden auf Augenhöhe	Fühlt sich der oder dem Bedürftigen überlegen
Ruht in sich selbst, sorgt auch für sich selbst, indem die Person die Hilfeleistungen begrenzt	Möchte die eigene Identität und das eigene Selbstwertgefühl stabilisieren
Stärkt die Ressourcen der Hilfsbedürftigen	Macht den oder die Hilfebedürftigen von sich abhängig
Lässt die Hilfesuchenden ihren eigenen Weg finden	Möchte seine Hilfeleistung von möglichst vielen anerkannt wissen.
Ist unabhängig davon, was andere von seiner Hilfe halten	Gibt sich selbstvergessend oder selbstverleugnend, achtet aber genau darauf, dass seine Hilfe anerkannt wird
Ist nicht abhängig von Dank und Lob der oder des Hilfebedürftigen	Reagiert enttäuscht und verbittert, wenn Wertschätzung ausbleibt
Christliche Maxime: Einen anderen (Gott) für mich da sein lassen, fühlt sich geliebt und wertvoll	Christlich leben ist Dasein für andere (Bonhoeffer), Gebot der Nächstenliebe (unterschlägt aber das „wie dich selbst")

Zur Position des helfenden Menschen gehören attraktive Attribute. Da man gut und fähig sein muss, um überhaupt zu helfen, kann sich dieser Mensch als wertvoll, überlegen oder gar unentbehrlich empfinden. Da der Zweifel am eigenen Wert und damit die Angst vor Ausgrenzung, Schaden und Untergang ein wichtiger Motor menschlichen Handelns sind, ist die Position des oder der Helfenden ein wirksames Mittel zur Bekämpfung von Selbstzweifeln und Lebensangst.

Wer als helfende Person auftritt, lenkt Aufmerksamkeit auf sich. Die Hilfe-Empfangenden wenden sich den Helfenden zu. Deren Zuwendung signalisiert Wertschätzung und Verbindlichkeit. Dadurch werden zwei Bedürfnisse der Helfenden befriedigt: das Bedürfnis nach Zugehörigkeit und das Bedürfnis nach Bestätigung des Eigenwerts.

Während die Befriedigung dieser Bedürfnisse bei der solidarischen Hilfe als Motiv im Hintergrund bleibt, ist sie beim pathologisch Helfenden treibende Kraft. Der pathologisch Helfende braucht den Bedürftigen zur Bestätigung des eigenen Werts sowie zur Abwehr der eigenen Trennungsangst. Kaum jemand muss Zurückweisung fürchten, wenn er oder sie andere beschenkt.

Außerdem können die Helfenden mit der Anerkennung der Umstehenden rechnen, die Bezeugende ihrer guten Taten sind. Auch wenn ihr Handeln altruistisch erscheint, ist ihr Motiv überwiegend egozentrisch. Die psychologische Position der pathologisch Helfenden ist abhängig. Sie sind aufs Helfen angewiesen, weil sie andernfalls aus dem seelischen Gleichgewicht geraten.

In einer tiefenpsychologischen Studie über die „Hilflosen Helfer" (1977) hat Schmidbauer solches Handeln als „Helfersyndrom" bezeichnet. Auf diese Weise können die Helfenden ihr eigenes Anlehnungsbedürfnis, ihr geringes Selbstwertgefühl, ihren Wunsch nach Liebe sowie ihre Angst vor Zurückweisung verdrängen. Für solche Menschen bedeutet es eine Katastrophe, schwach (ratlos, traurig, verzweifelt) und bedürftig zu sein. Sie suchen Anerkennung durch Leistung und dadurch, dass sie sich für andere unentbehrlich machen wollen. „Edel, hilfreich und gut" zu sein, bringt ihnen zwar diese Anerkennung, die aber nie ausreicht, um sie glücklich zu machen.

Friedemann Schulz von Thun[35] hat sich mit diesem Thema auseinandergesetzt. Er schreibt: „Nach Schmidbauer trägt der helfende Mensch ‚ein verwahrlostes, hungriges Baby' in sich. Es verkörpert jenes Preisgegebensein und jene Ohnmacht, die er als kleines Kind erlebt hat. Wenn dieses sich in Momenten intensiver Bedürftigkeit nach Schutz und liebevoller Zuwendung, nach Versorgt-werden und menschlicher Nähe allein gelassen oder abgelehnt fühlte, hatte es einen gewaltigen Urschmerz erfahren und zu verkraften. Die Art der Bewältigung kann nun in dem Versuch bestehen, jene mit katastrophalem Schmerz (und wahrscheinlich Todesangst) verknüpften Gefühle von Bedürftigkeit und Schwäche nicht mehr in sich aufkommen zu lassen (nie wieder!)"[36].

Schulz von Thun führt aus, dass Menschen mit Helfersyndrom in dem Kontakt mit anderen Menschen alles vermeiden, was an der eigenen Verletzbarkeit rühren könnte. Eigene Bedürfnisse werden so stark unterdrückt, dass die Betroffenen selbst sie nicht mehr wahrnehmen. Sie bringen nur die starken und souveränen Aspekte des eigenen Selbst ein, die sich mit all den Vorstellungen verbinden, wie ein edler Mensch sein sollte, nämlich hilfreich und gut. Diese Verhaltensweisen waren wahrscheinlich schon in der Kindheit geeignet, Liebe und Bestätigung zu erlangen.

Die starke kontaktzugewandte Außenseite leistet Folgendes: Sie hält das eigene hungrige Baby „sicherheitshalber" unter Verschluss, lässt aber anderen Menschen stellvertretend jene Fürsorglichkeit angedeihen, die man selbst nicht ausreichend erhalten hat. Um sich Enttäuschungen zu ersparen, lässt eine solch helfende Person nicht zu, dass sie eigentlich für sich selbst diese Fürsorge, Geborgenheit und Liebe wünscht. Stattdessen zeigt sie seine edle, hilfsbereite Seite, für die sie schon als Kind gelobt und geliebt wurde. Allerdings wird solchen Helfenden diese Anerkennung nie ausreichen. Hinzu kommt, dass derartige ungleiche Beziehungen (der Mensch mit Helfersyndrom möchte den bzw. die Hilfebedürftigen stets klein und schwach halten, um selbst groß dazustehen) auf längere

35 Friedemann Schulz von Thun, Miteinander reden 2. Stile, Werte und Persönlichkeitsentwicklung; Differentielle Psychologie der Kommunikation. Reinbek bei Hamburg 1989. Rowohlt Taschenbuch Verlag

36 Ebd. S. 39

Sicht zum Scheitern verurteilt sind, weil die Hilfebedürftigen irgendwann nicht mehr kleingehalten werden wollen (oder Hilfe nicht mehr benötigen) und sich aus der Abhängigkeit von ihren Helfenden befreien. Statt sich darüber zu freuen, sind Menschen mit Helfersyndrom enttäuscht, verletzt und wütend und beklagen sich über die Undankbarkeit der Menschen, die sich nicht länger helfen lassen.

In Kleingruppen sollen die Teilnehmenden überlegen, welche Handlungsweisen auf ein Helfersyndrom hindeuten und diese auf roten Karteikarten festhalten. Die Leitung kann aus den Listen im Anhang ergänzen.

Anlage 3.18.a: Eigene Grenzen und Ressourcen

Anschließend sollen Schritte überlegt werden, wie man sich selbst vor einem Helfersyndrom bewahren kann. Es geht darum, die eigene Hilfsbereitschaft (gegebenenfalls) so zu wandeln, dass sie von versteckter Selbstsucht gereinigt wird und Liebe und Freiheit nicht zu Gegensätzen werden, sondern einander ergänzen und in Balance halten.[37] Auch hier ist wieder eine Ergänzung aus dem Text im Anhang möglich.

Wenn die Zeit es erlaubt, können alle Teilnehmenden in einer Einzelarbeit die Fragen im Anhang für sich beantworten, anderenfalls können die Fragen für die Nacharbeit zuhause mitgegeben werden.

Anlage 3.18.b: Fragen zur eigenen Art des Helfens

In einer Einzelarbeit sollen die Teilnehmenden das benennen, was sie ihrer Vorstellung nach in die Begleitung einbringen an Ressourcen, an Zeit, Kraft, Engagement usw. und was sie dafür erhalten an Anerkennung, Dankbarkeit, Zufriedenheit usw. und wo sie Kraftquellen für sich selbst haben. Manche Teilnehmenden entdecken viele Ressourcen in ihrem Glauben und im Gebet, im Austausch mit dem Partner oder der Partnerin, in der Gemeinschaft in Freundeskreis oder Kollegenschaft, für andere sind es ihr Sport oder die Musik, die ihnen Kraft geben, das unbeschwerte Spielen mit Kindern oder Enkelkindern oder die Natur, die sie bei regelmäßigen Spaziergängen genießen, Urlaubstage oder Wellnesszeiten. Alles, was den Teilnehmenden spontan einfällt, soll auf Karteikarten festgehalten werden, wobei die Grenzen und Belastungen auf rote und die Ressourcen auf grüne Karteikarten geschrieben werden sollen. Anhand des Bildes von der Waage (oder einer dafür mitgebrachten Tafel-Waage, auf die die einzelnen Karten gelegt werden) soll deutlich werden, dass sich Belastungen und Ressourcen die Waage halten müssen, damit die Betroffenen gesund bleiben.

Es wäre sicher sehr spannend, kostet aber zu viel Zeit, wenn alle Teilnehmenden ihre Ressourcen und Belastungen in Gramm beziffern und dementsprechend teelöffelweise in die rechte Waagschale (für die Ressourcen) und in die linke Waagschale (für die Belastungen) Sand kippen. Dann wird sehr deutlich, zu welcher Seite die Waage sich neigt.

Sobald die Teilnehmenden eigene Erfahrungen in der Sterbebegleitung gemacht und das Sterben eines Menschen erlebt haben, werden sie vielleicht ganz andere Dinge nennen und erfahren, welch großes Geschenk es ist, einen Menschen beim Sterben begleiten zu dürfen.

37 Andreas Ebert: Verlass mich nicht, wenn ich schwach werde. Handbuch zur Begleitung Schwerkranker und Sterbender, Hamburg 1993, S. 213-217. Vgl. dazu das Kapitel „Typ Zwei" in: R. Rohr und A. Ebert, Das Enneagramm – Die neun Gesichter der Seele, München 1989, 65 ff.

Der Text von Bernhard von Clairvaux „Die Schale der Liebe“ ist eine schöne Metapher, die beschreibt, dass man erst gut für sich selbst sorgen sollte, bevor man für andere da sein kann. Zusammen mit dem Bild vom Brunnen kann er den Teilnehmenden auf eine Klappkarte gedruckt zur Erinnerung mitgegeben werden.

Anlage 3.18.c: Schalen der Liebe

FEEDBACK-RUNDE 3.19

Auch dieser Studientag endet wieder mit einer Feedbackrunde. Diesmal soll über die eigene Befindlichkeit hinaus etwas zu den drei großen Themen „nonverbale Äußerungen der Sterbenden verstehen“, „Arbeit mit dem Genogramm“ und „Helfersyndrom“ gesagt werden. Dazu wird der Stein dreimal herumgegeben.

ABSCHLUSS 3.20

Der Studientag wird abgeschlossen mit einem Segen aus Zaire, einem Text von Christa Spilling-Nöker, einem Schreittanz oder einem Abendlied.

Liedvorschläge:

… Ins Wasser fällt ein Stein, Ev. Gesangbuch der EKHN Frankfurt, 1994, Spener Verlag, Nr. 621

… Wo ein Mensch Vertrauen gibt, Ev. Gesangbuch der EKHN Frankfurt, 1994, Spener Verlag, Nr. 630

… Gotteslob kath. Gebet- und Gesangbuch der Diözese Limburg Stuttgart, 2013, kath. Bibelanstalt, Nr. 839

STUDIENTAG 4

KRANKHEIT UND PFLEGEBEDÜRFTIGKEIT VERÄNDERN DAS LEBEN GRUNDLEGEND

NR	ZEIT	THEMA	METHODE	MATERIAL
4.1	9:00	Von der Quelle zum See	Plenum: Fantasiereise	4.1 Fantasiereise
4.2	9:15	Ankommensübung	Plenum: Stuhlkreis - Befindlichkeit mit Bildern ausdrücken	Mitte, Stein, Bilder
4.3	9:30	Pflegefall in der Familie	Was verändert sich durch die Pflegebedürftigkeit eines Familienmitglieds? World-Café	große Bögen, Stifte
4.4	10:00	Unterstützung für Pflegebedürftige und Angehörige	Plenum: Referat der Leitung	4.4 Staatl. Unterstützung
4.5	10:10	Besonderheiten der Begleitung im Pflegeheim	Gruppenarbeit: Jede Gruppe bereitet ein Thema vor und berichtet anschließend im Plenum	4.5.a Die Leitung eines Pflegeheims 4.5.b Die Pflegekräfte 4.5.c Die Angehörigen 4.5.d Die Bewohner und Bewohnerinnen
	10:45	Pause		
4.6	11:00	verschiedene Rollenspiele zur hospizlichen Begleitung	Kleingruppenarbeit: Rollenspiele vorbereiten, Exkurs: Plenum Vorspiel, Auswertung	4.6 Rollenspiele zur hospizlichen Begleitung, 3 Gruppenräume
4.7	11:30	Wahrheit am Krankenbett	Fallbeispiel	4.7 Wahrheit
4.8	11:45	Warum gerade ich? Sinnfragen in der hospizlichen Begleitung	Bearbeitung der Fragen in Kleingruppen, 6. Teilnehmende diskutieren entsprechend den vorgegebenen Rollen die Theodizeefrage	4.8.a Sinnfragen in der hospizlichen Begleitung 4.8.b Theodizee
	13:00	Mittagessen		
4.9	13:30	Persönliche Sinnkrisen	Spaziergang zu zweit Welche Sinnkrisen habe ich erlebt?	
4.10	14:00	Rolle und Aufgaben als Hospizbegleiter und -begleiterin	Plenum: Text lesen, mit Beispielen verifizieren	4.10 Rollen und Aufgaben der Hospizbegleiter und -begleiterin
4.11	14:30	Was können Hospizbegleitende für Sterbende und Angehörige tun	Einstieg: Geschichte: Die Häsin lag krank, Einzelarbeit auf Karten sammeln (rot für die Sterbenden, gelb für die Angehörigen), Plenum: Vorstellen des Erarbeiteten, ggf. Ergänzung durch die Leitung	4.11.a Die Häsin lag krank 4.11.b Was wir für Sterbende tun können 4.11.c Was wir für Angehörige tun können
	15:00	Pause		
4.12	15:15	Die Aufgaben ehrenamtlicher Sterbebegleiter und -begleiterinnen	Filmsequenz: Todesmutig: Ehrenamtliche Sterbebegleiterinnen 28 Min.	Beamer Laptop
4.13	16:00	Eigene Kraftquellen entdecken	Plenum: meditative Fantasiereise mit einem Baum	4.13 Baum-Meditation
4.14	16:15	Vorstellung der Praktikumsplätze	Plenum: anhand der Flyer stellt die Kursleitung die Einrichtungen vor , in denen ein Praktikum möglich ist, Teilnehmende entscheiden sich für Hospiz, Palliativstation oder Pflegeheim	Flyer der Einrichtungen P3. Vordruck für die Praktikumsbescheinigung P2. Berichtsbögen
4.15	16:20	Feedback-Runde	Rückblick auf den Kurstag, alle Teilnehmende legen bei ihrem Votum Steine oder Glas-Nuggets ab	Glas-Nuggets, Steine
4.16	16:55	Abschluss	Plenum: Abschluss mit Segen oder Wünschen durch die Kursleitung	4.16 Segen, Wünsche und Liedhinweis

EMPFOHLENE LEKTÜRE *(siehe auch Literaturverzeichnis)*

Geiter, Heinke: Vorsorge treffen, damit das Leben gelingt.

Schwenk, Gertrud: Pflegeheim und Hospizdienst – Kooperation in Spannungsfeldern.

Graf, Gerda: Schritte zur Hospizarbeit in der stationären Altenhilfe aus der Sicht der Geschäftsführung.

Müller, Monika/Graf, Gerda (Hg.): Kooperationsvereinbarungen zwischen stationären und ambulanten Hospizen.

Müller, Monika/Kessler, Gera: Implementierung von Hospizidee und Palliativpflege in die Struktur und Arbeitsabläufe eines Altenheims – eine Orientierungs- und Planungshilfe.

Wilkening, Karin/Kunz, Roland: Sterben im Pflegeheim.

- BAG Hospiz: Hospizkultur im Alten- und Pflegeheim – Indikatoren und Empfehlungen zur Palliativkompetenz.

Peukert, Rüdiger: Familienformen im sozialen Wandel.

ZIELE

- Die Teilnehmenden wissen, welche Veränderungen eine schwere Erkrankung für eine Familie mit sich bringt.
- Sie kennen die staatlichen Hilfen für Pflegende.
- Sie kennen die Konflikte und Möglichkeiten der Begleitungen in einem Pflegeheim.
- Sie können sich mit Sinnfragen adäquat auseinandersetzen.
- Sie wissen, was sie für Sterbende und ihre Angehörigen tun können.

4.1 FANTASIEREISE: VON DER QUELLE ZUM SEE

Der vierte Studientag beginnt wieder mit einer Fantasiereise. Indem die Teilnehmenden sich auf Quelle, Bach und See konzentrieren, soll eine deutliche Zäsur zu dem gesetzt werden, was sie am Morgen bereits beschäftigt hat. Sie sollen sich entspannen und sich dann auf den heutigen Tag fokussieren.

Anlage 4.1: Fantasiereise

4.2 ANKOMMENSÜBUNG (DIESMAL OHNE STEIN, ABER MIT BILDERN[38])

Anschließend dürfen alle Teilnehmenden sich eine von den in der Mitte ausgelegten Karten nehmen und anhand dieser Karte etwas über ihre derzeitige Befindlichkeit aussagen. Eine Person beginnt und legt am Ende ihres Statements die Karte ab. Ihr folgt im Uhrzeigersinn der oder die nächste Teilnehmende. Anhand eines Bildes über die eigene Befindlichkeit zu reden, fällt dem einen oder der anderen leichter und zeigt oft noch ganz andere Facetten, als sie in einer „normalen" Befindlichkeits-Runde zum Vorschein kommen.

Schwerpunkt dieses Studientages ist die durch einen Pflegefall betroffene Familie und der Wechsel in eine stationäre Pflegeeinrichtung.

4.3 PFLEGEFALL IN DER FAMILIE

Die Pflegebedürftigkeit eines Menschen verändert ganz viel in einem Familiensystem und erfordert eine Neuverteilung der Rollen zwischen den Familienmitgliedern. Über die am 3. Studientag im Zusammenhang mit dem Genogramm gestellten Überlegungen hinaus, sollen weitere Aspekte in den Blick genommen werden, die deutlich machen, dass in der hospizlichen Arbeit immer die Sterbenden und ihre Zugehörigen im Mittelpunkt stehen. Bei einer erkrankten Person wird nicht in erster Linie ihr erkranktes Organ wahrgenommen, sondern sie wird als Mensch mit ihren körperlichen, psychosozialen und spirituellen Bedürfnissen gesehen. Dabei spielt es eine wichtige Rolle, in welcher Lebensphase sich der erkrankte Mensch befindet. Eine infauste Diagnose in hohem Lebensalter ist objektiv betrachtet oft weniger dramatisch, da dieser Mensch sein Leben gelebt und viele seiner Lebensziele vermutlich bereits erreicht hat. Dennoch wird manch alter Mensch sich ebenfalls die Frage stellen: „Warum gerade ich?". Er wird vielleicht mit seinem Schicksal hadern und große Angst vor Pflegebedürftigkeit und Abhängigkeit entwickeln, eventuell sich Sorgen machen, wer ihn pflegen kann, oder ob sein Partner beziehungsweise seine Partnerin allein weiterleben kann. Manche haben Angst vor Schmerzen, dem Verlust ihrer Eigenständigkeit und einer langen Leidenszeit. Vielleicht treibt es sie um, dass sie jetzt das eine oder andere nicht mehr ändern oder vollenden können, dass das Urteil über ihr Leben festgeschrieben wird und sie möglicherweise meinen, in einem Gericht nicht bestehen zu können oder im Nichts zu versinken. Gerade den Menschen, die sich stets über ihre Leistungen und ihre Erfolge definiert haben und stolz darauf waren, alles allein meistern zu können, fällt es schwer, jetzt Hilfe anzunehmen und sich von anderen pflegen zu lassen. Andere sorgen sich um ihre Familie, weil sie fürchten, dass sie allein nicht zurechtkommt.

38 Die Bilder stammen aus der Bilderserie von Anneliese Wohn: Spiritualität macht Sinn – Anstöße im Quadrat, herausgegeben vom Seniorenreferat Freiburg 2017. Es ist aber genauso gut möglich eigene Fotos oder für die Erwachsenenbildung entwickelte Bilderserien zu nehmen.

Von der infausten Diagnose und der zunehmenden Pflegebedürftigkeit der erkrankten Person ist auch das nähere Umfeld massiv betroffen. Plötzlich ist der eigene Partner oder die Partnerin ein „Pflegefall", oder die alten Eltern gleiten mehr und mehr in die Demenz. Oft ist es für beide Seiten – egal ob Ehepartner oder Eltern und Kinder – schwer zu akzeptieren, dass sich ein Rollentausch vollziehen muss: Die Eltern, die früher für ihre Kinder sorgten und entschieden, oder ihnen später rieten, was sie tun oder lassen sollten, sind jetzt darauf angewiesen, dass ihre Kinder sich um sie kümmern und mehr und mehr für sie entscheiden. Die Kinder erleben, dass ihre Eltern, zu denen sie früher aufgeschaut haben, jetzt an vielen Stellen Hilfe und Unterstützung benötigen und vieles nicht mehr überblicken. Irgendwann müssen sie einsehen, dass sie es nicht mehr verantworten können, Vater oder Mutter allein in deren Haus wohnen zu lassen, dass diese entweder zu den Kindern ziehen, eine 24-Stunden-Betreuung brauchen oder in ein Pflegeheim gehen müssen.

Besonders dramatisch ist es, wenn Menschen lebensverkürzend erkranken, die noch kleine Kinder haben. Dann kommen zu der Angst um sich selbst, massive Sorgen um die Kinder hinzu. Wie sollen die Kinder das verkraften? Alle Eltern haben den Wunsch, ihre Kinder heranwachsen zu sehen und sie bis in das Erwachsenenleben zu behüten und zu begleiten. Ihr Denken und Planen ist auf Zukunft ausgerichtet, und jetzt müssen sie sich mit dem Gedanken auseinandersetzen, dass sie nicht mehr erleben werden, wie ihre Kinder ihren eigenen Weg gehen und erwachsen werden. Wie werden die Kinder lernen, damit zu leben? Wird der Partner bzw. die Partnerin allein mit der Betreuung und der Sorge für die Kinder fertig werden? Werden die Kinder einen Schaden für ihr ganzes weiteres Leben davontragen?

Manchmal ist der oder die Erkrankte alleinerziehend und hat niemanden, der sich um die Kinder kümmern kann, oder es gibt schwierige Konstellationen, wenn beispielsweise die Kinder bei der geschiedenen und lebensverkürzend erkrankten Mutter und deren neuem Lebenspartner leben, aber künftig zum leiblichen Vater sollen, zu dem sie kaum Kontakt haben. Wie kann es dann weitergehen? Was wird aus den Kindern? Verlieren sie nicht nur die Mutter, sondern auch noch die zweite feste Bezugsperson, nämlich den Partner ihrer Mutter, den sie inzwischen Papi nennen? Die Fragen nach dem Umgang mit den Kindern von sterbenden Müttern oder Vätern müssen gut bedacht werden, sind aber das Thema eines weiteren Studientags.

Noch einmal anders ist es, wenn Mütter oder Väter sehr jung pflegebedürftig werden, dann sind es oft die Kinder, die neben ihrer Schule wesentliche Pflegeaufgaben oder die Haushaltsführung übernehmen. Nicht selten ist das eine erhebliche Überforderung von Kindern oder Jugendlichen, die oft nicht wahrgenommen wird.

Auch der Blick auf die wirtschaftliche Situation kann Ängste auslösen: Die Erkrankung eines erwerbstätigen erwachsenen Menschen führt zeitnah zu einer spürbaren Verringerung der finanziellen Mittel und damit der Möglichkeiten, die der Familie noch vor der Diagnose zur Verfügung standen, da die Lohnersatzleistungen während der krankheitsbedingten Arbeitsunfähigkeit (6-wöchige Lohnfortzahlung, Krankengeld, Verrentung) deutlich geringer sind als das zuvor erzielte Einkommen. Dies ist besonders problematisch, wenn die bzw. der Hauptverdienende betroffen ist und deren Gehalt sowie die Nebeneinkünfte oder Überstunden beispielsweise fest für die Finanzierung eines neu gekauften Hauses eingeplant waren. Nicht einzuhaltende Zahlungsverpflichtungen, wie z. B. die Abtragung von Krediten für einen PKW, verschärfen diese Situation, belasten das Familiensystem durch zusätzliche Konflikte und lösen massive Existenzängste aus. Was passiert, wenn die Kosten für die häusliche Pflege oder ein Pflegeheim nicht mehr selbst bezahlt werden können? Was passiert, wenn die Leistungen der Pflegekasse niedriger sind als die tatsächlichen Pflegekosten? Wer nur ein geringes Einkommen oder eine kleine Rente und auch ansonsten keine Vermögenswerte besitzt, kann sich nicht verschulden, um seine Pflegekosten zu bezahlen. Deshalb ist hier Hilfe vom Staat erforderlich in Form der „Hilfe zur Pflege", wie sich diese staatliche Sozialleistung nennt.

Bei Bedürftigkeit werden die Kosten, welche für die Pflege und Versorgung notwendig sind, übernommen. Dies können Kosten sein für:

... die häusliche Pflege in Form von Pflegegeld für pflegende Angehörige,

... die ambulante Pflege über Pflegedienste,

... die teilstationäre Tagesbetreuung/Nachtbetreuung,

... die Kurzzeitbetreuung/Kurzzeitpflege,

... die Verhinderungspflege /Ersatzpflege,

... die vollstationäre Unterbringung in einem Pflegeheim,

... die Pflegehilfsmittel,

... Verpflegung und Unterkunft in einem Pflegeheim, die nicht von der Pflegeversicherung übernommen werden,

... ein Taschengeld.

Für die Leistungen der Hospiz- und Palliativversorgung braucht in Deutschland kein Eigenanteil gezahlt werden. Wenn durch einen Arzt bzw. eine Ärztin ein Bedarf an spezialisierter ambulanter Palliativ-Versorgung (SAPV) festgestellt wird, zahlt die Krankenkasse nach ärztlicher Verordnung auch diese Leistungen. Versicherte haben außerdem einen Anspruch gegenüber ihrer Krankenkasse auf eine kostenlose, individuelle Beratung und Hilfestellung zu den Leistungen der Hospiz- und Palliativversorgung.

Egal in welcher Situation die Betroffenen sind: Mit der infausten Diagnose stürzt für viele Menschen ihre Welt zusammen, sie fallen ins Bodenlose und stehen oft vor einem riesigen Berg von ungelösten Problemen.

In einem Brainstorming sollen möglichst viele durch die Erkrankung bedingte Veränderungen in der Familie benannt und die damit einhergehenden existentiellen Fragen diskutiert werden. Dazu werden in Art eines World-Cafés auf vier Tischen Plakate ausgelegt, auf denen in der Mitte „tödliche Erkrankung" steht. Das erste Plakat hat den Untertitel: „Sterbender" bzw. „Sterbende", das zweite „Angehörige", das dritte „Sorgen", das vierte „Wünsche und Hoffnungen". Alle Teilnehmenden verteilen sich um die Tische, schreiben alles auf das Plakat, was ihnen zu den Themen einfällt. Nach fünf Minuten wechseln sie zum nächsten Tisch, lesen das Geschriebene, kommentieren und ergänzen es. Das wird so lange fortgesetzt, bis alle an allen vier Tischen waren. Dann werden die Plakate aufgehängt und im Plenum diskutiert.

Zur Vertiefung kann der Text von Ernst Engelke „Bedingungen und Auswirkungen familiärer Pflege heute" den Teilnehmenden zur häuslichen Lektüre verteilt werden.

4.4 UNTERSTÜTZUNG FÜR DIE PFLEGEBEDÜRFTIGEN UND IHRE ANGEHÖRIGEN

Anschließend informiert die Leitung über Hilfen bei Pflegebedürftigkeit. Dabei kann es nicht darum gehen, die Hospizbegleitenden zu Fachleuten in der Pflegeberatung zu schulen. Vielmehr sollen sie wissen, auf wen sie verweisen können. Dazu ist es nötig, dass der Hospizdienst sich ein tragendes Netzwerk aufgebaut hat und in seinen Netzwerkpartnerschaften gute Kontakte unterhält, also beispielsweise mit Pflegediensten, einem SAPV-Team und dem Pflegestützpunkt zusammenarbeitet, gute Kontakte (eventuell sogar Verträge) mit den umliegenden Krankenhäusern, Pflegeheimen und Hospizen pflegt und Psychologen und Psychologinnen, Sozialarbeitende und Seelsorgerinnen und Seelsorger jederzeit einbeziehen kann.

Zwar sind in dieser Phase Hospizbegleitende nur selten involviert, aber dennoch ist es wichtig, Betroffene und ihre Angehörigen darauf aufmerksam zu machen, dass sie sich frühzeitig Hilfe holen sollten und nicht erst, wenn pflegende Angehörige am Ende ihrer Kraft sind und selbst erkranken.

Eine frühzeitige Eingruppierung in die Pflegegrade durch den MDK ist auf jeden Fall sinnvoll, ebenso die Einbeziehung eines Pflegedienstes, der anfangs vielleicht nur zweimal wöchentlich zum Duschen oder Baden kommt, später vielleicht werktags beim Anziehen hilft oder dann regelmäßig morgens und abends kommt. Wenn noch keine körperliche Pflege notwendig ist, und die erkrankte Person auch noch allein lebt, könnte der Pflegedienst beispielsweise täglich die Medikamenteneinnahme überwachen. Das hat den Vorteil, dass wegen dieser (von der Krankenkasse finanzierten Dienstleistung) jeden Tag eine Fachkraft überprüft, wie es dem Betroffenen geht. Wenn er oder sie dann noch mit einem Hausnotrufknopf ausgerüstet ist, trägt das sehr zur Sicherheit der Betroffenen und zur Beruhigung der Angehörigen bei.

Irgendwann werden die meisten Menschen nicht mehr allein zurechtkommen, sondern so stark auf Unterstützung angewiesen sein, dass sie nicht weiter allein leben können. Wenn Angehörige da keine Unterstützung leisten können oder wollen, ist ein Umzug in ein Pflegeheim ebenso eine Option wie die Einstellung einer sogenannten 24-Stunden-Betreuung.

DIE 24-STUNDEN-BETREUUNG

Durch die 24-Stunden-Betreuungskraft werden hilfsbedürftige Menschen (in der Regel sind das Seniorinnen und Senioren) im eigenen Zuhause umsorgt. Dabei leben die Betreuerinnen und Betreuer in häuslicher Gemeinschaft mit den hilfsbedürftigen Personen. Ihre Dienstleistung umfasst neben der hauswirtschaftlichen Versorgung und Hilfe bei der Körperpflege sowie der Nahrungsaufnahme auch die aktivierende und soziale Betreuung. Aus rechtlichen Gründen ist es den Kräften der 24-Stunden-Betreuung nicht gestattet, Medikamente zu verabreichen oder medizinische Pflege zu leisten.

Meistens sind es Frauen aus den osteuropäischen Nachbarländern, die jeweils für drei Monate die Pflege übernehmen. Es gibt inzwischen viele staatlich anerkannte Organisationen, die eine lückenlose Vermittlung von 24-Stunden-Kräften gewährleisten und es oft so organisieren, dass zwei Pflegekräfte sich im Dreimonatsrhythmus abwechseln, damit die Pflegebedürftigen sich nicht immer wieder an neue Menschen gewöhnen müssen. Die Bezahlung hängt unter anderem davon ab, wie gut die Pflegekräfte Deutsch sprechen können. Die Versorgung allein durch eine Pflegekraft reicht allerdings nicht aus, da ihr selbstverständlich auch Freizeit und Urlaub zustehen.

Werden hilfebedürftige Menschen bereits über einen längeren Zeitraum von einer Betreuungsperson im eigenen Zuhause versorgt und haben die beiden Personen eine Bindung zueinander aufgebaut, begleiten die Betreuenden die Menschen meist auch in den letzten Lebensmomenten.

DER PFLEGEDIENST

Die Pflegebedürftigen (beziehungsweise deren Betreuende) suchen oft die Unterstützung durch ambulante Pflegedienste, mit denen sie einen Vertrag schließen, in dem die einzelnen Leistungen wie kleine oder große Pflege, duschen, Inkontinenzversorgung, Mobilisierung, Haare kämmen oder waschen einzeln aufgeführt sind und auch entsprechend mit den Pflegekassen (SGB XI) abgerechnet werden. Sollten ärztlich verordnete medizinische Leistungen wie Verbandswechsel, Wundversorgung und ähnliches dazukommen, sind das Leistungen der Krankenversicherung (SGB V).

Wenn die Zusammenarbeit zwischen dem ambulanten Pflegedienst und dem Hospizdienst gut ist, werden die Pflegenden auf die Möglichkeiten der hospizlichen Begleitung hinweisen und gegebenenfalls Kontakte herstellen. Damit die Zusammenarbeit auch auf der Ebene der Mitarbeitenden gelingt, müssen die Hospizbegleiterinnen und -begleiter darüber informiert sein, unter welchen Bedingungen die verschiedenen Dienste arbeiten. So sind Pflegedienste auch Wirtschaftsunternehmen, die gewinnorientiert handeln müssen oder – wenn sie caritative Einrichtungen sind – zumindest keine Defizite erwirtschaften dürfen. Das heißt: Sie müssen mit den Vergütungssätzen der Kranken- und Pflegekassen auskommen. Das gelingt jedoch nur, wenn sie sich an die knapp bemessenen Zeitvorgaben halten (z.B. 20 Minuten für eine große Pflege, 5 Minuten für das Anziehen von Kompressionsstrümpfen oder für eine Spritze usw.). Wenn sie dann alle weiteren nicht im Pflegevertrag vorgesehen Aufgaben ablehnen, stößt das bei Hospizbegleitenden oft auf Unverständnis und zu einer kritischen Haltung den Pflegekräften gegenüber. Die ehrenamtlichen Hospizbegleiterinnen und -begleiter haben die Zeit, beispielsweise schnell noch die Post aus dem Briefkasten zu holen oder den Müll mit hinunter zu nehmen, noch einen Kaffee zu kochen oder ein kleines Problem am Computer zu lösen. Doch wenn eine Pflegekraft ähnliche Dienste bei jedem ihrer Patientinnen und Patienten machen würde, käme sie in der vorgegebenen Zeit nicht zurecht. Viele Pflegekräfte leiden unter diesem Zeitdruck. Wenn ihnen dann noch eine Hospizbegleitung Bequemlichkeit oder Arroganz vorwirft, ist eine gute Zusammenarbeit kaum noch möglich.

Wenn ein Mensch pflegebedürftig wird, sieht der Staat verschiedenste Hilfen vor. Das beigefügte Merkblatt enthält die wichtigsten Informationen über die Pflegeversicherung inklusive der Einstufung in die fünf Pflegegrade und gibt Auskunft über Heimunterbringung, Verhinderungspflege und Kurzzeitpflege sowie die Möglichkeiten eines zinslosen Darlehens, damit die Pflegenden sich für ein halbes Jahr beurlauben lassen können, ohne den Anspruch auf ihren Arbeitsplatz zu verlieren[39]. Es sollte besprochen und den Teilnehmenden mitgegeben werden.

Anlage 4.4: Staatliche Unterstützung

4.5 BESONDERHEITEN DER BEGLEITUNG IN EINEM PFLEGEHEIM

Immer mehr hospizliche Begleitungen finden nicht nur in den Familien zuhause, sondern auch in stationären Pflegeeinrichtungen statt. Deshalb soll in einem weiteren Schritt darauf intensiver eingegangen werden. Aus den Perspektiven der Betroffenen, ihrer Angehörigen, der Pflegeein-

39 Die gesetzlichen Vorgaben unterliegen einer ständigen Veränderung durch neue Verordnungen oder Gesetzesänderungen, deshalb müssen sich alle Hospizbegleitenden, die zu diesem Thema Angehörige beraten, stets über den aktuellen Stand informieren.

richtung und der Pflegenden soll die Heimsituation reflektiert und dem nachgespürt werden, was der Wechsel in ein Pflegeheim für die Betroffenen bedeutet[40]. Ziel ist es, dass die Hospizbegleiterinnen und -begleiter sich in die jeweilige Personengruppe hineinversetzen und Verständnis gewinnen für die unterschiedlichen Bedingungen und Zwänge, unter denen die Betroffenen stehen. Die Teilnehmenden sollen die Positionen der Bewohnenden, ihrer Angehörigen, des Pflegepersonals und der Leitung im Blick auf das Pflegeheim kennen, die Belastungen der einzelnen Personengruppen auch emotional erfassen und Verständnis für sie entwickeln.

Dazu befasst sich jeweils eine Kleingruppe mit der Leitung, eine mit dem Pflegepersonal, eine mit den Angehörigen und eine mit den Bewohnenden. Anschließend beschreiben sie im Plenum die Heimsituation aus der jeweiligen Sicht. Sie können dazu die im Anhang angefügten Texte heranziehen, oder sich weitere Informationen aus Literatur und Internet beschaffen.

Anlage 4.5.a: Die Leitung eines Pflegeheims
Anlage 4.5.b: Die Pflegekräfte
Anlage 4.5.c: Die Angehörigen
Anlage 4.5.d: Die Bewohnenden

Der Umzug in ein Pflegeheim ist fast immer eine konfliktbehaftete Trauersituation, die einer besonderen Begleitung bedarf. Für Hospizdienste gibt es gute Gründe, schon zu diesem Zeitpunkt hospizliche Begleitung anzubieten: Sie können so deutlich machen, dass hospizliche Begleitung mehr ist als Sterbebegleitung, nämlich Lebensbegleitung (zu der natürlich auch das Sterben gehört). Hospizbegleitende wissen, was Abschied und Loslassen-Müssen für die Bewohnenden bedeutet und können mit den Trauerreaktionen der Neueingezogenen umgehen. Sie sehen die vorhandenen Konfliktpotenziale und können zu guten Lösungen beitragen, weil sie nicht Teil des Systems sind (weder Familie noch Heim) und die Dinge neutral von außen sehen können.

Auch für den Hospizdienst liegt in der „Begleitung vom Einzug an" eine Chance: Er bekommt dadurch Kontakt zu den Heimbewohnenden in einer Zeit, in der viele noch verbal kommunizieren und erzählen können, was ihnen im Leben wichtig ist. Wenn die Bewohnenden sich dann eingelebt haben, kann ein lockerer Kontakt bestehen bleiben, der intensiviert wird, wenn es auf das Sterben zugeht. Sollten die Bewohnenden dann nur noch eingeschränkt oder gar nicht mehr verbal kommunizieren können, so kennen die entsprechenden Hospizbegleiter bzw. -begleiterinnen die Bewohner und Bewohnerinnen und ihre Lebensgeschichten schon, wissen um deren Vorlieben und können sie optimal begleiten.[41]

VERSCHIEDENE ROLLENSPIELE ZUR HOSPIZLICHEN BEGLEITUNG 4.6

In vier ganz unterschiedlichen Rollenspielen sollen sich die Teilnehmenden in verschiedene Situationen von Sterbenden und ihren Angehörigen hineinversetzen. Dabei geht es in erster Linie darum, dass sie aktiv zuhören, die Gefühle der Betroffenen wahrnehmen und die Sterbenden selbst ihre Lösung des Problems finden lassen. Die Hospizbegleiterinnen und -begleiter sollen ihre Grenzen kennen, beraten, ohne Ratschläge zu erteilen. Sie werden oft auch in medizinischen Fragen als Fachleute angesehen, ohne es jedoch zu sein, und haben deshalb eine besondere Verantwortung, indem sie Sachverhalte verständlich erklären, aber Entscheidungen den Betroffenen

40 Mehr dazu in: Heinke Geiter: Hospizarbeit in stationären Pflegeeinrichtungen, Esslingen 2019 der hospiz verlag

41 Zu dem Thema „Begleitung bereits bei Einzug ins Pflegeheim" sollte eine zusätzliche Fortbildung für die Ehrenamtlichen des Hospizdienstes angeboten werden, die Trauerbegleitung, Biografiearbeit, Konfliktmanagement und Mediation umfasst und die Situation der Pflegeeinrichtung genauer in den Blick nimmt.

nicht abnehmen oder gegebenenfalls klar sagen, dass medizinisch zu begründende Entscheidungen mit dem Arzt oder der Ärztin zu besprechen sind, beziehungsweise es jetzt sinnvoll sein könnte, eine palliative Beratung in Anspruch zu nehmen.

In Kleingruppen von drei Teilnehmenden werden die Rollenspiele vorbereitet, damit sie anschließend im Plenum vorgespielt und besprochen werden können.

Im **ersten Rollenspiel** geht es um das Legen einer Magensonde[42] bei einem Patienten, der sich möglicherweise bereits in der Sterbephase befindet.

Die Teilnehmenden haben gelernt, dass es dem natürlichen Bedürfnis eines sterbenden Menschen entspricht, in der Finalphase nicht mehr essen und trinken zu wollen, und dass die Betroffenen nicht unter Hunger und Durst leiden. Sie wissen, dass dies für die meisten Angehörigen eine schwierige Situation ist, weil so das Letzte, was sie meinen, für den Sterbenden tun zu können, wegfällt und der Tod jetzt unabwendbar ist, denn Essen und Trinken halten bekanntlich Leib und Seele zusammen. Angehörige haben das Gefühl: Der Mensch stirbt, weil er nichts isst. Doch die Teilnehmenden wissen: Der Mensch isst nichts, weil er stirbt.

Aber trifft das auf Herrn Meyer zu? Seine Appetitlosigkeit könnte ja auch ganz andere Gründe haben, wie zum Beispiel eine Entzündung im Mund, ein schlecht sitzendes Gebiss, eine Überempfindlichkeit des Geruchssinns, die Übelkeit beim Anblick von Speisen auslöst, oder einfach eine vorübergehende Schwäche. Auch das gilt es, mitzubedenken.

Die Teilnehmenden legen fest, ob das Gespräch in einem anderen Raum oder im Sterbezimmer und dann im Beisein des oder der Sterbenden geführt wird.

Die folgenden Fragen können für das Nachgespräch im Plenum hilfreich sein:

... Wie gehen die Teilnehmenden auf den Vorschlag der Ehefrau ein?

... Versuchen sie, nach den dahinterliegenden Beweggründen zu fragen?

... Was sagt Herr Meyer selbst dazu? Wie binden die Teilnehmenden ihn in das Gespräch ein, damit es nicht ein Reden über ihn, sondern mit ihm wird?

... Wie gehen die Teilnehmenden auf seine Wünsche ein?

... Wie nehmen sie die Ängste und Gefühle der Angehörigen auf?

... Wie gehen die Teilnehmenden mit dem Wunsch nach künstlicher Ernährung um? Erklären sie beispielsweise, dass das Legen einer PEG-Sonde eine nur im Krankenhaus durchzuführende Operation unter Vollnarkose bedeutet und mit großen Belastungen und Schmerzen für den Betroffenen verbunden ist?

... Wie weit ist Herr Meyer noch einsichtsfähig, dass er den Sinn der Sonde erkennen kann? Oder wird er versuchen, sie als „lästigen Fremdkörper" rauszureißen, was erhebliche

42 Die PEG (Perkutane endoskopische Gastrostomie) Magensonde ist eine Sonde, die bei langfristiger künstlicher Ernährung eingesetzt wird und eine direkte Verbindung vom Magen zur Bauchdecke herstellt. Dabei wird ein elastischer Kunststoffschlauch mit Hilfe einer Endoskopie in den Magen gelegt. Sowohl von innen als auch von außen wird der Schlauch von kleinen Platten gehalten, sodass er nicht verrutschen kann. An der Außenseite können nun mit Hilfe einer Spritze oder einer Ernährungspumpe Nahrung und gegebenenfalls Medikamente in den Magen geleitet werden. Das Legen der Sonde erfolgt unter Vollnarkose im Krankenhaus.

Verletzungen nach sich ziehen könnte oder eine Fixierung der Arme notwendig werden lässt.

... Werden sie als Alternative auf eine gute Mundpflege hinweisen?

... Sehen sie in dem Wunsch der Angehörigen vor allem deren Angst und Ohnmacht die sie nicht aushalten können und durch Tun überspielen wollen? Und wie gehen sie darauf ein?

Im **zweiten Rollenspiel** geht es um die Frage nach der Wahrheit am Krankenbett.

Frau Schulze sagt noch im Flur stehend zur Hospizbegleiterin: „Ich weiß ja, dass mein Mann bald sterben muss, aber er hat keine Ahnung. Ich kann ihm doch nicht alle Hoffnung nehmen, oder?"

Die Teilnehmende muss jetzt in der Rolle der Hospizbegleiterin entscheiden, ob sie nur allein mit der Ehefrau redet, oder ob es zu einem gemeinsamen Gespräch mit dem Ehemann kommt. Ihr ist klar: Zur Würde jedes Menschen gehört es, dass nicht über, sondern mit ihm geredet wird. Das gilt auch bei einer unheilbaren Krankheit, denn, so sagte eine Teilnehmende: „Wen man nicht der Wahrheit für würdig erachtet, den hat man aufgegeben". Zwar ist es in erster Linie Pflicht des behandelnden Arztes, die Patientinnen und Patienten über die Diagnose aufzuklären, doch manche Ärztinnen und Ärzte scheuen bei einer infausten Diagnose diesen Schritt, informieren jedoch die Angehörigen über die Schwere der Erkrankung. Diese gehen ganz unterschiedlich mit einer solchen Information um. Die einen reden mit den Erkrankten über die Situation, während andere – so wie in diesem Rollenspiel – dem Kranken die Wahrheit verheimlichen wollen, um ihn zu schonen. Sie fürchten, dass er die Wahrheit nicht verkraften kann, Hoffnung und Lebensmut verliert, sich vielleicht sofort aufgibt und nicht länger um sein Leben kämpft. Doch geht es dabei wirklich um den Erkrankten und nicht vielmehr um die eigenen Ängste vor dem Sterben des Angehörigen oder davor, seine Verzweiflung aushalten zu müssen?

Kranke haben oft ein feines Gespür dafür, ob andere ehrlich mit ihnen umgehen, und es verunsichert und verletzt sie in ihrer Würde, wenn man ihnen etwas vorspielt, sie mit Ausreden und Allgemeinplätzen vertröstet oder sie schlichtweg anlügt. Meistens spüren sie es selbst sehr deutlich, wenn der Tod nahe ist, und die meisten wollen darüber sprechen. In der Regel fragen sie nur so viel, wie sie selbst auch verkraften können. Deshalb ist es immer ein guter Einstieg, den Kranken zu fragen, wie er selbst seine Situation einschätzt. Ein offenes Gespräch kann das Vertrauen zwischen dem Sterbenden und seinen Angehörigen stärken, die Beziehungen vertiefen und ein gutes Abschiednehmen möglich machen.

Die folgenden Fragen können für das Nachgespräch im Plenum hilfreich sein:

... Wie gehen die Teilnehmenden auf die Befürchtungen der Ehefrau ein und nehmen ihre Gefühle ernst?

... Versuchen die Teilnehmenden, ihr eine andere Sichtweise zu vermitteln beispielsweise auf die Chancen des gemeinsamen Abschiednehmens hinzuweisen? Wenn ja, wie?

... Können sie sie überzeugen oder versuchten sie, ihr ihre eigene Sicht überzustülpen?

... Bieten sie Hilfen für ein gemeinsames Gespräch mit dem Ehemann an?

Im **dritten Rollenspiel** geht es um Angst.

Der sterbende Herr Becker murmelt immer wieder, dass er Angst habe. Erst auf die Frage der Hospizbegleiterin hin konkretisiert Herr Becker seine Angst als Sorge um seine unselbstständige Frau. Ist es wirklich nur die Angst, dass seine Frau ohne ihn nicht zurechtkommen kann? Oder ist dies die einzige Angst, die Herr Becker zugeben kann? Versucht er eventuell, seine Angst um sich selbst und den bevorstehenden Tod damit zu verdrängen, dass er sie nur im Blick auf seine Frau äußern kann? Viele Menschen haben schon als Kinder gesagt bekommen, dass den Mutigen und Starken die Welt gehöre, nicht aber den Ängstlichen und Schwachen. Vielleicht gilt das auch für Herrn Becker. Er hat möglicherweise immer wieder erlebt, dass abgewiegelt wurde, er als Angsthase verspottet wurde und ihm mit dem Satz: „Du brauchst doch keine Angst zu haben!" dieses Gefühl ausgeredet werden sollte. Doch Gefühle, die wir verdrängen und verleugnen, anstatt über sie zu reden, werden eher größer. Deshalb ist es wichtig, dass die Teilnehmenden damit rechnen, dass bei Herrn Becker weitere Ängste eine Rolle spielen könnten. Aber die Entscheidung, ob und über welche Ängste Herr Becker reden möchte, liegt ganz bei ihm.

Die Teilnehmenden wissen, dass eine Umfrage des Deutschen Hospiz- und PalliativVerbandes ergeben hat, dass Menschen, wenn sie an ihr Sterben denken, die meiste Angst davor haben, hilflos der Apparatemedizin ausgeliefert zu sein (37 %), Schmerzen zu haben (36 %) oder jemandem zur Last zu fallen (26 %). Angst um Angehörige oder Unerledigtes äußerten dagegen nur 24 %. Hilft ihnen dieses Wissen? Und sind die Teilnehmenden trotzdem bereit, die von Herrn Becker klar geäußerte Angst adäquat wahrzunehmen?

Die folgenden Fragen können für das Nachgespräch im Plenum hilfreich sein:

... Wie geht die Teilnehmende auf Herrn Beckers Angst ein?

... Wie bezieht die Teilnehmende Frau Becker in das Gespräch mit ein?

... Kommt es zu einem Dreiergespräch?

... Wie sieht Frau Becker ihre Situation?

... Schätzt sie sie vielleicht ganz anders ein?

Sollte der Wunsch nach weiteren Rollenspielen bestehen, könnten die noch in der Anlage aufgeführten Vorschläge verwendet werden. Dann sind das Bedürfnis, sich noch von einem wichtigen Menschen verabschieden oder mit ihm noch Ungeklärtes bereinigen zu können und die Frage nach Schuld und Vergebung Thema. Außerdem müssen Lösungen gefunden werden, weil die pflegende Ehefrau am Ende ihrer Kraft ist und die immer schwächer werdende Frau Richter die Treppen bis in den dritten Stock nicht mehr wird schaffen können.

Die Nachbesprechung der Rollenspiele erfolgt jeweils direkt, nachdem eine Gruppe vorgespielt hat und reflektiert neben den inhaltlichen Fragen auch die Situation der Spielenden. Wie haben sie sich in ihrer Rolle gefühlt? Welche Erfahrungen nehmen sie mit für spätere Begleitungen? Und was ist ihnen wichtig geworden?

Anlage 4.6: Rollenspiele zur hospizlichen Begleitung

WAHRHEIT AM KRANKENBETT

4.7

Immer wieder wird die Frage diskutiert, ob man einem todkranken Menschen die Wahrheit über seinen Zustand mitteilen müsse, oder ob man ihn vielmehr schonen solle. Erfahrungsgemäß spüren die meisten Menschen selbst sehr genau, wie es um sie steht, und sie merken meistens auch, wenn sie über den Ernst der Situation getäuscht werden sollen. Oft kommt es zu einem unseligen Versteckspiel, in dem die totkranke Person und seine Angehörigen einander belügen, um sich gegenseitig zu schonen. Dadurch bleiben alle mit ihren Ängsten, Fragen und Sorgen allein, wichtige Dinge können nicht mehr besprochen oder geregelt werden, und die Gespräche verstummen.

Wenn bei einem dieser Rollenspiele die „Frage nach der Wahrheit am Krankenbett" diskutiert worden ist, kann das Fallbeispiel „Wahrheit am Krankenbett"[43] besprochen oder – wenn die Zeit nicht reicht –, zur häuslichen Nacharbeit empfohlen werden.

Anlage 4.7: Wahrheit

WARUM GERADE ICH? SINNFRAGEN IN DER HOSPIZLICHEN BEGLEITUNG[44]

4.8

In einem weiteren Schritt sollen Fragen und Aussagen diskutiert werden, die in der hospizlichen Begleitung angesichts der schweren Erkrankung und des nahen Todes sehr häufig gestellt werden und auf die es keine einfache Antwort geben kann.

Anlage 4.8.a: Sinnfragen in der hospizlichen Begleitung

Es würde den zeitlichen Rahmen des Ausbildungstages sprengen, alle 12 Fragen beziehungsweise Themen intensiv zu behandeln, deshalb kann entweder die Leitung hier Prioritäten setzen oder die Teilnehmenden wählen lassen. Wenig sinnvoll ist es, alle Fragen kurz anzureißen und damit zu suggerieren, dass es auf diese existentiell drängenden Probleme schnelle Antworten gibt. Auch die Aufteilung der Fragen für eine Kleingruppenarbeit ist möglich. In den Kleingruppen sollen die Teilnehmenden sich persönlich mit den Fragen auseinandersetzen und von ihren eigenen Erfahrungen und Überzeugungen her Antworten formulieren. Erst in einem weiteren Schritt sollen die Sterbenden in den Blick kommen, die vielleicht ganz andere religiöse oder weltanschauliche Vorstellungen haben und deren existentielle Situation eine ganz andere ist als die der Teilnehmenden.

Im anschließenden Plenum kann die Vertiefung an ein oder zwei Themenkomplexen erfolgen. Mit dem folgenden Satz von Monika Müller „Begleiter können oft keine Antworten geben, aber sie können immer Antwort sein und damit dem anderen ermöglichen, in seine eigenen Antworten hineinzuwachsen" kann die Kursleitung die Diskussion im Plenum eröffnen.

Wenn zum Beispiel an einem Ausbildungswochenende mehr Zeit ist, könnte auch der folgende Text von verschiedenen Teilnehmenden gelesen und anschließend diskutiert werden:

Anlage 4.8.b: Theodizee (Text für verschiedene Sprecherinnen und Sprecher)

43 Aus Heinke Geiter: Weil der Tod zum Leben gehört. Esslingen 2015 der hospiz verlag, S.1

44 Anregungen zur Diskussion über dieses Thema gibt der Text: „Womit habe ich das verdient?" aus Geiter, Heinke: Weil der Tod zum Leben gehört. Esslingen 2015 S. 168 ff.

4.9 PERSÖNLICHE SINNKRISEN

Nach dem Mittagessen sollen die Teilnehmenden beim Spaziergang über die Frage „Welche Sinnkrisen habe ich erlebt?“ zu zweit ins Gespräch kommen. Im anschließenden Plenum ist wie nach jedem mittäglichen Spaziergang Gelegenheit, Dinge aus dem Spaziergang zu berichten oder Fragen zu klären.

4.10 ROLLE UND AUFGABEN DER HOSPIZBEGLEITER UND -BEGLEITERINNEN[45]

Bei vielen Teilnehmenden herrscht oft Unklarheit darüber, was sie tun dürfen und was nicht und was alles zu ihren Aufgaben gehört. Klar ist: Hospizbegleitende ersetzen weder die Reinigungskraft noch den Pflegedienst! Wichtig ist, besonders wenn der Sterbende geistige Defizite hat oder sich nicht mehr verbal äußern kann, im Vorfeld mit den Angehörigen (oder im Pflegeheim mit dem Personal) zu besprechen, ob und wenn ja, was beispielsweise an Essen und Trinken angereicht werden darf, ob die begleitete Person aufstehen kann usw. Auf keinen Fall dürfen die Hospizbegleitenden von sich aus Schmerzmittel verabreichen oder Einreibungen mit eigener Creme vornehmen, da das verboten ist und sie außerdem nicht wissen können, was allergische Reaktionen auslöst. Die Teilnehmenden sollen deshalb die Liste mit den unterschiedlichen Aufgaben gemeinsam durchgehen und jeweils diskutieren, ob es in ihren Bereich fällt oder nicht. Zusätzlich können sie alle weiteren Aufgaben, die ihnen einfallen, zur Diskussion stellen.

Anlage 4.10: Rolle und Aufgaben der Hospizbegleiter und -begleiterinnen

4.11 WAS KÖNNEN HOSPIZBEGLEITER FÜR DIE STERBENDEN UND ANGEHÖRIGE TUN?

Mit der Frage „Wodurch kann ich Kranken und Sterbenden Halt geben?“ beginn die Nachmittagseinheit. Zum Einstieg kann die Geschichte von der Häsin genommen werden. Sie macht auf humorvolle Weise deutlich, wie wenig hilfreich „fromme Sprüche“ und wohlmeinend geäußerte Lebensweisheiten sind und wie wertvoll es ist, wenn eine oder einer sieht, was zu tun ist, und diese Aufgabe dann auch anpackt. Manchmal muss das äußere Chaos erst beseitigt werden, um das innere ordnen zu können, manchmal ist es umgekehrt. Oft hängt beides eng zusammen.

Anlage 4.11.a: Die Häsin lag krank

In einem weiteren Schritt wird konkret gefragt, was Hospizbegleitende für die Sterbenden und ihre Angehörigen tun können. Hier geht es wieder um eine Ideensammlung, Alle Teilnehmenden schreiben ihre Vorschläge auf Kärtchen. Je nachdem, wie viel eigene Erfahrungen die Teilnehmenden bei der Begleitung sterbender Angehöriger bereits mitbringen oder als professionelle Pflegekräfte gesammelt haben, wird ihnen mehr oder weniger einfallen. Oft ist es ein guter Einstieg, die Teilnehmenden nach ihren eigenen Bedürfnissen zu fragen. Welche Wünsche hätten sie, wenn sie krank wären, vielleicht gepflegt werden müssten und wüssten, dass ihre Lebenszeit sehr begrenzt ist? Die meisten möchten wahrscheinlich, solange es geht, soziale Beziehungen

45 Beachten Sie bitte, bevor sie die Anlage ausdrucken, Folgendes: Alle (nur für die Kursleitung kursiv geschriebenen!) Sätze in der Anlage enthalten entweder Grenzüberschreitungen seitens der Hospizbegleitenden oder – wenn die Tätigkeiten von den Angehörigen gewünscht wurden – von diesen, zumindest müssen sie kritisch hinterfragt werden.

aufrechterhalten, sich wertgeschätzt fühlen und trotz vielfältiger Herausforderung einen Platz in der Gesellschaft behalten. Damit dies gelingt, braucht es neben Versorgungsangeboten von uns allen Solidarität und Aufmerksamkeit für die betroffenen Menschen und auch für ihre Angehörigen. Dies mit dem Ziel, dass Menschen auch in ihrer letzten Lebensphase gut umsorgt sind, eine hohe Lebensqualität genießen, möglichst in ihrem bekannten Umfeld verbleiben können und als Mensch (nicht nur als Pflegefall) wahrgenommen und respektiert werden. Daneben gibt es eine Fülle von sehr individuellen ganz unterschiedlichen Bedürfnissen und Vorstellungen. Solange die begleiteten Menschen sich noch äußern können, sollen ihre Wünsche erfragt, respektiert und so weit wie möglich erfüllt werden. Durch sensibles Beobachten und gegebenenfalls Ausprobieren können nicht verbal geäußerte Bedürfnisse festgestellt oder zumindest geahnt werden.

Die Teilnehmenden sollen in Einzelarbeit auf Karten jeweils einen Begriff (oder Satz) aufschreiben, und zwar auf roten Karten das benennen, was in erster Linie als Hilfe für die Sterbenden und auf gelben Karten, was als Unterstützung der Angehörigen gedacht ist. Im Plenum werden die vorgelesenen Karten nach „Sterbenden“ und „Angehörigen“ sortiert an die Pinnwand gehängt. Die Leitung kann aus den vorliegenden Listen ergänzen. Dabei wird wahrscheinlich deutlich, dass das „Tun“ sehr viel stärker im „Sein“ (da sein, zuhören mit aushalten usw.) besteht und keinesfalls irgendein Aktivismus gefragt ist.

Je nach der örtlichen Gegebenheit kann an dieser Stelle auch auf den sogenannten Wünsche-Wagen hingewiesen werden. Das ist eine Einrichtung eines Rettungsdienstes, die bereit ist, Schwerstkranken letzte Wünsche zu erfüllen, sie also beispielsweise noch einmal ans Meer zu fahren oder in den Ort ihrer Kindheit, zu einem Fußballspiel oder einem Theaterbesuch o. ä. zu begleiten. Ehrenamtliche und Rettungssanitäter und -sanitäterinnen begleiten eine solche Fahrt in einem Fahrzeug des Rettungsdienstes, in dem auch ein Rollstuhl Platz findet und eine Notfallversorgung gegeben ist.

Anlage 4.11.b: Was Hospizbegleitende für Angehörige tun können.
Anlage 4.11.c: Was Hospizbegleitende für Sterbende tun können.

DIE AUFGABEN EHRENAMTLICHER HOSPIZBEGLEITERINNEN UND -BEGLEITER 4.12

Nach der Pause steht der Film „Todesmutig“[46] im Mittelpunkt, der an sehr unterschiedlichen Beispielen die Begleitung durch ehrenamtliche Hospizbegleiterinnen und -begleiter zeigt und den Teilnehmenden einen Eindruck von dem vermittelt, was ihnen im Praktikum und dann im zukünftigen Einsatz begegnen kann. Je nach Zeit sind Nachbesprechung und Auswertung erst in Kleingruppen und dann im Plenum oder sofort im Plenum möglich. Sollte bei den vorangegangenen Themen der Eindruck entstanden sein, dass Hospizbegleitende sich immer nur mit schwierigen existentiellen Fragen beschäftigen müssen, wird in diesem Film sehr deutlich, dass alltägliche Dinge, Spazierengehen, Rückblicke auf das Leben oder kleine Wünsche der Sterbenden viel mehr Raum einnehmen und nur dann und wann zwischendurch die Sinnfragen gestellt werden.

Einen schönen Einblick in die Tätigkeit einer Hospizbegleiterin gibt auch der Artikel von Ilka Piepgras: „Von einer, die auszog, das Sterben zu lernen“[47] und wird den Teilnehmenden zur häuslichen Lektüre empfohlen.

46 https://www.youtube.com/watch?v=lRZPZ_sLxsY

47 Pipgras, Ilka: Von einer, die auszog, das Sterben zu lernen. ZEITmagazin Nr. 35/2015 27. August 2015 https://www.zeit.de/autoren/P/Ilka_Piepgras/index.xml

4.13 EIGENEN KRAFTQUELLEN

Hier soll noch einmal die Frage nach den eigenen Ressourcen aufgegriffen werden, indem in einer gelenkten Meditation eine Identifikation mit einem Baum und den ihm zur Verfügung stehenden Kraftquellen (Sonne, Wasser und Boden) initiiert werden soll.

Anlage 4.13: Baum-Meditation

Anschließend tauschen sich die Teilnehmenden miteinander in Kleingruppen über das Erlebte aus und berichten danach im Plenum von ihren Erfahrungen bei dieser Meditation.

4.14 VORSTELLUNG DER PRAKTIKUMSPLÄTZE

Um die Praktikumsplätze rechtzeitig festlegen zu können, muss jetzt abgefragt werden, wer in welchem Zeitrhythmus in einem Hospiz, einem Pflegeheim oder auf einer Palliativstation das Praktikum absolvieren möchte, damit die Kursleitung anschließend die entsprechenden Verabredungen mit den unterschiedlichen Institutionen treffen kann. Damit die Teilnehmenden sich entscheiden können, stellt die Kursleitung die einzelnen Ausbildungsplätze vor, gibt alle Informationen zum Ablauf des Praktikums und verteilt die Vordrucke für die Praktikumsbescheinigungen sowie die Berichtsbögen.

Anlage P2: Berichtsbögen

Anlage P3: Vordruck für die Praktikumsbescheinigung

4.15 FEEDBACK-RUNDE

In der Feedback-Runde kann gezielt auf die Gruppe, die Leitung, die Methoden und die Inhalte geschaut werden, indem jede teilnehmende Person je vier Glassteine für positive und je vier Steine für negative oder problematische Rückmeldungen zur Verfügung bekommt.

4.16 ABSCHLUSS: SEGEN UND WÜNSCHE

Abgeschlossen wird auch dieser Tag wieder mit einem Segen oder einem Wunsch.

Anlage 4.16: Segen, Wünsche und Liedhinweis

STUDIENTAG 5

MENSCHEN IN IHRER TRAUER BEGLEITEN (Top 12 und 13 können wegfallen, wenn anderes mehr Zeit benötigt)

NR	ZEIT	THEMA	METHODE	MATERIAL
5.1	9:00	Befindlichkeitsrunde	Befindlichkeitsrunde	Stein, Kugel 5.1 Sprüche und Zitate zur Trauer
5.2	9:30	Trauer und Trauerbegleitung	Plenum: Einführung ins Thema durch die Leitung	5.2.a Der Trauerprozess hat viele Facetten 5.2.b Trauergenogramm 5.2.c weitere Aspekte der Trauer
5.3	10:15	Eigene Erfahrungen der Teilnehmenden mit Sterben, Abschied und Trauer	Selbstvergewisserung: Aufstellungen zu unterschiedlichen Fragen	5.3 Aufstellungen zum Thema Trauererfahrungen
5.4	10:45	Das Gefühlschaos der Trauer erleben	Plenum: Konfrontation mit diversen Trauerreaktionen und Trostphrasen	5.4.a Trauerfüße 5.4.b Trauerwegweiser 5.4.c Trauerphasen
		Pause		
5.5	11:00	Jede Trauersituation ist anders	Sätze, die die Verschiedenartigkeit von Trauersituationen deutlich machen, besprechen	5.5.a Jede Trauersituation ist anders 5.5.b Trauma und posttraumatische Belastung
5.6	11:15	Trauermodelle kennenlernen	Kleingruppenarbeit, 3 Gruppen erarbeiten je ein Modell und stellen es im Plenum vor	5.6.a Trauermodell nach V. Kast 5.6.b Trauermodell nach R. Smeding 5.6.c Traueraufgaben nach W. Worden
5.7	11:30	Trauerreaktionen und wie gehen wir damit um?	World-Café zum Thema Trauerreaktionen	5.7 Reaktionen auf den Verlust eines Menschen
	12:30	Mittagessen		
5.8	13:00	Eigene Abschiede und Trauersituationen	Zweiergruppen Spaziergang	
5.9	13:30	Trauern und Trösten	Einführung durch die Kursleitung	
5.10	14:15	Sätze, die Trauernden gern gesagt werden	4 Kleingruppen Gruppenarbeit, Sätze lesen und beurteilen, Ergebnis im Plenum vorstellen	5.10.a Sätze, die Trauernden gesagt werden 5.10.b Fallbeispiel „Was sage ich einem trauernden Menschen" 5.10.c 16 Punkte, die helfen können, mit der Trauer zu leben
5.11	15:00	Kondolenzbesuch/Begegnung mit einem trauernden Menschen	Vier Rollenspiele in Kleingruppen und Plenum	5.11 Rollenspiele zur Trauerbegleitung
	15:40	Pause		
5.12	15:50	Verlust- und Trosterfahrung	Meditation: Im Fluss sein	5.12 Meditation: Im Fluss sein
5.13	16:10	Nachgeholter Abschied	Einzelarbeit: Brief zum Abschied eines gestorbenen Menschen	5.13 Nachgeholter Abschied
5.14	16:30	Rückblick auf alle fünf Tage des Grundkurses	Erweiterte Feedback-Runde: Inhalte, Methoden, Gruppe, Leitung, eigene Situation der Teilnehmenden	Flyer der Einrichtungen
5.15	16:55	Abschluss	Plenum	5.15 Lied, Segen, gute Wünsche

EMPFOHLENE LEKTÜRE *(siehe auch Literaturverzeichnis)*

Paul, Chris: Ich lebe mit meiner Trauer.

Paul, Chris: Wir leben mit deiner Trauer: Für Angehörige und Freunde.

Paul, Chris: Keine Angst vor fremden Tränen! Trauernden begegnen.

Paul, Chris (Hg.): Neue Wege in der Trauer- und Sterbebegleitung.

Kachler, Roland: Meine Trauer wird dich finden! Ein neuer Ansatz in der Trauerarbeit.

Kachler, Roland: Damit aus meiner Trauer Liebe wird. Neue Wege in der Trauerarbeit.

Kast, Verena: „Trauern". Phasen und Chancen des psychischen Prozesses.

Smeding, Ruthmarijke: Trauer erschließen: Eine Tafel der Gezeiten.

Fischer, Norbert/Herzog, Markwart (Hg.): Nekropolis: Der Friedhof als Ort der Toten und Lebenden.

Worden, William: Beratung und Therapie in Trauerfällen: Ein Handbuch.

ZIELE

- Die Teilnehmenden haben sich mit ihren eigenen Trauererfahrungen auseinandergesetzt.
- Sie wissen, was Trauer ist.
- Sie kennen verschiedene Trauermodelle.
- Sie kennen Chancen und Gefahren bei der Begleitung Trauernder.
- Sie wissen, was erschwerte und traumatische Trauer bedeuten.
- Sie wissen, was es heißt, zu trösten.

Die Teilnehmenden sollen die Angebote ihres Hospizdienstes zur Trauerbegleitung kennen, gegebenenfalls wissen, wer in das Trauercafé eingeladen wird und was dort geschieht. Sie sollten über die Angebote der verschiedenen Trauergruppen informiert sein, wissen, dass es Einzelbegleitungen gibt und eventuell selbst einmal an einer Trauerwanderung, dem Basteln oder Singen für Trauernde, der Fahrradgruppe (oder dem, was der jeweilige Verein noch anbietet) teilnehmen.

Wenn es der zeitliche Rahmen der Ausbildung zulässt, ist es sinnvoll, die Trauerbegleiterinnen und -begleiter einzuladen und aus ihrer Arbeit berichten zu lassen.

PRAKTIKUM

- Ziele des Praktikums
- Prävention und Interaktion bei sexualisierter Gewalt

Gruppentreffen

5.1 BEFINDLICHKEITSRUNDE

Die Kursleitung hat zuvor Karten mit Zitaten oder Sprüchen beschriftet. Alle Teilnehmenden suchen eine dieser Karten aus, und erzählen in der Befindlichkeitsrunde, warum ihnen heute dieser Satz wichtig ist und was sie mit ihm im Blick auf den Kurstag verbinden oder was sie aus der Zeit seit dem letzten Kurstag besonders beschäftigt hat.

Anlage 5.1: Sprüche und Zitate zu Tod und Trauer

5.2 TRAUER UND TRAUERBEGLEITUNG

Trauer ist die körperliche und seelische Reaktion auf den Verlust von Dingen, Situationen oder Menschen, an die die Betroffenen eine emotionale Bindung hatten. So kann der Verlust des Lieblingskuscheltiers schon bei einem kleinen Kind eine hefige Trauerreaktion auslösen. Der Verlust der Heimat, der Arbeit, das Ende einer Beziehung, eine Scheidung, der Auszug der Kinder aus dem Elternhaus, der Umzug in ein Pflegeheim, der Tod eines Haustiers, das Ende des Berufslebens – all das sind Gründe für Trauer. Dies gilt es, mitzubedenken, wenn auch in diesem Qualifizierungskurs der Fokus auf der Trauer nach dem Tod eines Menschen liegt.

„Trauer ist im Menschen angelegt und dient der Verarbeitung der Verlusterfahrung beziehungsweise der Anpassung an die neue, veränderte Lebenssituation. Wie Betroffene auf einen Verlust reagieren, ist durch zahlreiche Faktoren beeinflusst, z. B. durch das soziale Umfeld, die Kultur, die Persönlichkeit, die Art der Beziehung, durch die Familie, die eigene Spiritualität, die wirtschaftliche Situation und die Umwelt. Die Reaktionen Trauernder können individuell sehr verschieden ausfallen und sich emotional, körperlich, kognitiv, spirituell oder im Verhalten der Trauernden zeigen. Diese Reaktionen können sich wiederum auf das soziale Umfeld auswirken“[48].

Um Trauernde wirklich gut begleiten zu können, wird das an diesem Studientag Gelernte sicher nicht ausreichen. Es kann nur um ein erstes Beschäftigen mit dem Thema „Trauer“ gehen, bei dem so wichtige Themen wie Trauer nach einem Suizid, nach einem Unfalltod oder einem Verbrechen ebenso wenig behandelt werden können wie die Trauer von Eltern still geborener Kinder. An diesem Studientag ist vorrangig die Trauer um einen älteren Menschen nach längerer Krankheit im Blick, da die Hospizbegleiterinnen und -begleiter künftig solchen Situationen am häufigsten begegnen werden.

Eine ausführliche Darstellung des Trauerprozesses finden Sie in der Anlage.

Anlage 5.2.a: Der Trauerprozess hat viele Facetten

Der Tod eines geliebten Menschen verändert unser ganzes Leben. Mit ihm ist eine Welt zusammengebrochen, in der wir uns sicher eingerichtet hatten. Nichts ist mehr, wie es vorher war. Es ist ein mühsamer Prozess, sich von dem Menschen, wie er einmal war, zu verabschieden, um ihm dann einen neuen Platz im Leben einzuräumen und sich verändert und nach einem

48 Müller, Heidi/ Münch, Urs/Albang, Manfred/Kiepke-Ziemes, Susanne: Definition „Trauer-im palliativen Kontext“ Positionspapier für die AG Psychosoziale und Spirituelle Versorgung der DGP 2020

langen Weg der Trauer gereift dem Leben ohne die leibliche Anwesenheit der geliebten Person zu öffnen. Dabei ist die Trauer ein höchst individuelles Geschehen, das Zeit und Raum braucht. Chris Paul betont: Trauer ist „eine natürliche, gesunde und heilsame Antwort und Reaktion von Seele und Körper auf einen Verlust. Die Trauer weist den Weg, wie die verwundete Seele wieder heil wird, sie ist daher im wahrsten Sinn des Wortes not-wendend, also notwendig[49]“ Für die Begleitung bedeutet dies, allen Gefühlen Raum zu geben, zur Trauer zu ermutigen, erste Hilfen anzubieten, dass Trauer zum Ausdruck und zum Fließen kommt. Dabei wird die Begleitung weniger im „Machen“ und „Tun“ bestehen (vor allem nicht darin, etwas gegen Trauer und Tränen zu tun), als zunächst darin, Trauernde so empfinden, reagieren und sein lassen zu können, wie es deren augenblicklicher äußerer und innerer Realität entspricht, und dieses mit ihnen zu (er)tragen.

Für Menschen, die Trauernde begleiten, kann es ebenso wie in der Sterbebegleitung sehr hilfreich sein, mit einem Genogramm zu arbeiten. Hier geht es allerdings nicht so sehr darum, die Familiengeschichte in den Blick zu nehmen, sondern das Genogramm kann helfen, die unterschiedlichen Beziehungen des oder der Trauernden anschaulich darzustellen. Für den Trauerweg eines Menschen spielt es ja immer eine wichtige Rolle, in welches soziale Netz er eingebunden ist, und ob Menschen da sind, die für den Trauerprozess unterstützend wirken oder die alles tun, um die Trauer zu blockieren, eventuell sogar weitere Probleme schaffen.

Gerda Palm[50] hat das an dem Beispiel einer Mutter deutlich gemacht, die um ihr in der 30. Schwangerschaftswoche gestorbenes Kind trauert. Mit unterschiedlichen Linien werden Beziehungen zu Verwandten und Freunden und Freundinnen in das Genogramm eingezeichnet, so dass schnell zu erkennen ist, wer unterstützende und wer problematische oder hinderliche Beziehungen zu der Haupt-Trauernden hat. Schnell wird auch deutlich, dass Unterstützung durch Menschen da ist, die die Situation aus eigenem Erleben kennen.

Das Beispiel zeigt unter anderem, dass die trauernde Frau von ihren Eltern keine Unterstützung erfährt und die Schwiegermutter eher blockierend wirkt. Hilfreich ist für sie die Schwester, die auch ein verstorbenes Kind hat. Konfliktreiche Beziehungen gibt es zu dem neunjährigen Sohn und zu einer Freundin. Der Vater des im Mutterleib verstorbenen Kindes wird offenbar nur von einer Nachbarin unterstützt, die auch für die Kinder da ist. Ein Freund kümmert sich außerdem um die Frau und die beiden lebenden Kinder.

Anlage 5.2.b: Trauergenogramm

Wenn man solche Genogramme im Laufe der Begleitung immer wieder aufstellt, kann man deutlich sehen, wie sich die Situation verändert, dass manche Begleitende sich zurückziehen, andere hinzukommen oder dass vielleicht nach einiger Zeit die Mutter nicht mehr die Haupt-Trauernde ist, sondern der Vater, dass die Beziehung zu der Schwiegermutter sich ändert oder die Eltern der Mutter plötzlich eine Rolle spielen und vieles mehr.

Wer das Thema Trauer vertiefen möchte, findet im Anhang noch weiteres Material dazu.

Anlage 5.2.c: Weitere Aspekte des Trauerprozesses

49 Paul, Chris (Hg.): Neue Wege in der Sterbe- und Trauerbegleitung. Gütersloh 2011

50 Palm, Gerda: Jetzt bist du schon gegangen, Kind Trauerbegleitung und heilende Rituale mit Eltern früh verstorbener Kinder. München 2001 Don Bosco

5.3 EIGENE ERFAHRUNGEN DER TEILNEHMENDEN MIT ABSCHIED, STERBEN UND TOD

Durch verschiedene Aufstellungen im Raum soll den Teilnehmenden deutlich werden, dass Trauer nicht nur eine Reaktion beim Tod von geliebten Menschen ist, sondern auch andere Verluste betrauert werden (müssen).

Außerdem sollen sie sich an Trauererfahrungen ihrer Kindheit erinnern und darüber miteinander ins Gespräch kommen. Die eigenen Erfahrungen, was hilfreich war oder was eher verletzt hat, sollen reflektiert und im Blick auf die Begleitung Trauernder ins Bewusstsein gerückt werden.

Anlage 5.3: Aufstellung zum Thema Trauererfahrung

5.4 DAS GEFÜHLSCHAOS DER TRAUER ERLEBEN[51]

Die folgende Übung soll den Teilnehmenden eine Vorstellung davon geben, was alles an Gedanken, Gefühlen und Aufgaben auf die Menschen einstürzt, die von dem Tod eines nahen Angehörigen betroffen sind. Dazu wurden Fußsohlen aus Pappe oder laminiertem Papier vorbereitet und mit den unterschiedlichsten Gefühlen und Gedanken beschriftet, die durch einen Todesfall ausgelöst werden können. Auf anderen stehen alle Entscheidungen, die zu treffen, und Aufgaben, die nach dem Tod eines oder einer Angehörigen zu erledigen sind. Mit diesen Fußsohlen geht die Kursleitung durch den Raum, liest jeweils einen Text vor und wirft die Fußsohle auf den Boden, sodass in schneller Folge die unterschiedlichsten Aussagen auf dem Boden landen.

Dazwischen streut sie Verkehrsschilder mit Richtungsweisern. wie zum Beispiel:

„Nach rechts oder links oder geradeaus, doch lieber nach rechts ?“ usw.

„Was für ein Chaos!“, war der Kommentar einer Teilnehmenden. Genau dieses Chaos aus sich überstürzenden Gedanken und Gefühlen, mit allem, was auf Hinterbliebene einstürmt oder

51 Diese Idee habe ich aus einem Seminar von Christine Stockstrom übernommen.

in ihren Köpfen kreist, soll auf diese Weise anschaulich werden. Die zwischendurch fallenden „Richtungsweiser“, also Schilder, die das Fahren nach rechts, links oder geradeaus erlauben, fordern genau das, was Trauernden so schwer fällt, nämlich: Entscheidungen zu fällen. „Entscheide dich! Willst du nach rechts oder nach links oder geradeaus? Dies tun, jenes lassen oder etwa ganz anderes tun, gar nichts machen?“

Ohne dass viel Zeit zum Überlegen bleibt, wirft die Kursleitung anschließend Steine auf den Boden, mit typischen „Trauerphrasen“. Beispiele dafür finden Sie in der Anlage.

Anlage 5.4.a: Trauerfüße
Anlage 5.4.b: Trauerwegweiser
Anlage 5.4.c: Trauerphrasen

Den Teilnehmenden wird dabei deutlich, dass solche Ratschläge wie Schläge auf die Betroffenen hinunterprasseln und ihre Situation eher verschlimmern, als dass sie trösten und ermutigen. (Dieses Thema wird später noch einmal aufgegriffen)

Im Zweiergespräch sollen die Teilnehmenden sich darüber austauschen, was das eben Erlebte bei ihnen ausgelöst hat und anschließend im Plenum berichten.

JEDE TRAUERSITUATION IST ANDERS 5.5

Den Teilnehmenden soll deutlich werden, dass keine Trauersituation einer anderen wirklich gleicht, auch wenn sie den äußeren Bedingungen nach vergleichbar erscheinen (beispielsweise die Sterbenden alle alt und länger krank waren oder beispielsweise alle durch einen plötzlichen Herztod oder einen Unfall gestorben sind). Dazu sollen die zwanzig Fragen zur Trauersituation gelesen und überlegt werden, was die genannten Bedingungen für die Trauernden bedeuten und wodurch sie den Trauerprozess beeinflussen. Dieser Schritt kann auch in Kleingruppen erfolgen.

Anhand verschiedener Fragen zur Trauersituation kann auch auf die Unterscheidung von nicht erschwerter und erschwerter und komplizierter Trauer eingegangen werden. Bei „erschwerter Trauer“ liegt immer ein ungünstiges Verhältnis in der Balance von Risikofaktoren und Ressourcen vor, wie beispielsweise bei Mehrfachverlusten, eigener Krankheit und fehlender sozialer Unterstützung.

Auch ein Suizid löst bei den Hinterbliebenen erschwerte Trauer aus, die oft mit Gefühlen der Schuld und der Scham einhergeht. Plötzliche Todesfälle durch Unfall, Mord, oder Suizid sind traumatische Ereignisse, die mit Gewalterfahrungen verbunden sind und Angst sowie Gefühle der Ohnmacht und der Hilflosigkeit bewirken. Manche sprechen hier auch von traumatischer Trauer.

Eine ausführliche Bearbeitung des Themas „Trauma und Posttraumatische Belastungsstörungen“ sollte in einer späteren Fortbildung erfolgen. Material dazu finden Sie in der Anlage.

Anlage 5.5.a: Jede Trauersituation ist anders - Fragen zur Trauersituation
Anlage 5.5.b: Trauma und posttraumatische Belastung

5.6 TRAUERMODELLE KENNENLERNEN

Ausgehend von dem Modell der Sterbephasen bei Elisabeth Kübler-Ross (Leugnung, Zorn, Verhandeln, Depression und Akzeptanz) in ihrem grundlegenden Buch „Interviews mit Sterbenden" wurden verschiedene Phasenmodelle auch für die Zeit der Trauer entwickelt, wie z. B. durch Yorick Spiegel, John Bowlby, Verena Kast und – in modifizierter Form als Spiralweg – von Michael Schibilsky.[52] Lange Zeit schien es eine gesicherte und unumstößliche Erkenntnis zu sein, dass Trauer bei allen Menschen ähnlich in einander folgenden Phasen verläuft, wobei die Anzahl der Phasen zwischen drei und sechs schwankt, und die Phasen unterschiedlich benannt sind. Ein Trauerweg galt als gelungen, wenn ein Mensch alle Phasen hintereinander durchlebt hatte. Die Erfahrung hat jedoch gezeigt, dass sowohl der Sterbeprozess als auch der Trauerweg bei jedem einzelnen Menschen ganz individuell verlaufen und mehr einer Achterbahn mit all ihren Höhen und Tiefen gleichen, als dass sie linear erfolgen. Oft handelt es sich nicht um Phasen, sondern um Anpassungs- und Abwehrverhalten, das helfen soll, das seelische Gleichgewicht wieder zu erlangen, und das uns beispielsweise anfangs davor schützt, die ganze Härte des Geschehenen auf einmal erleben und darunter zusammenbrechen zu müssen.

Die Einteilung in unterschiedliche aufeinander folgende Phasen birgt immer die Gefahr, die individuellen Trauerprozesse in ein starres Stufenschema pressen und daran messen zu wollen. Wenn von diesem Schema abgewichen wird, eine Phase also nicht wie geplant nach der anderen durchlebt wird, bewerten manche das schnell als krankhaften Trauerverlauf. Damit wird man aber den einzelnen Trauernden nicht gerecht. Außerdem betonen einige Vertreter der Phasenmodelle ausdrücklich, dass die Reihenfolge der Phasen sich verschieben kann und einzelne Phasen mehrfach durchgangen werden. Statt von Stufen gehen sie von einer Spirale aus. Die Phasenmodelle suggerieren allerdings, dass Trauer lediglich ein passives Geschehen ist, das in einander folgenden Phasen erlitten werden muss. Andere Trauerforschende sprechen bewusst von Trauerarbeit und haben sich in ihren Trauertheorien von der Einteilung in Phasen abgewandt. William Worden hat als erster stattdessen Traueraufgaben formuliert.[53]

Sinn dieser Aufgaben ist es nicht, dass die Trauernden sie hintereinander abarbeiten, um sie dann wie Mathematikaufgaben als gelöst abhaken zu können. Sie stecken vielmehr das Feld ab, das im Rahmen eines Trauerweges bearbeitet werden muss, sollen aber keinesfalls die Trauernden unter irgendeinen Leistungsdruck setzen. Für Worden sind Trauerprozesse grundsätzlich Lernprozesse. Sein Modell des Trauerns ist das erste, in dem von Anfang an die Umwelt eine wesentliche Rolle spielt, in der also andere Menschen sowie die Lebens- und Arbeitsverhältnisse von Bedeutung sind.

Exemplarisch sollen die Trauermodelle von Verena Kast[54], Ruthmarijke Smeding[55] und William Worden[56] dargestellt und im Plenum diskutiert werden. Wenn schon am Anfang des Qualifizierungskurses diese Bücher als Lektüre genannt wurden und Teilnehmende sich bereit erklärt haben, darüber zu berichten, sollen sie jeweils 10 Minuten lang über die drei Trauermodelle referieren. Im Anschluss ist Zeit für Diskussion und weitergehende Fragen. Andernfalls teilt sich

52 Elisabeth Kübler-Ross: „ Interviews mit Sterbenden". Stuttgart 1971, Yorick Spiegel: Der Prozess des Trauerns. 1973; Verena Kast: Trauern: Phasen und Chancen des psychischen Prozesses. Stuttgart 1982 und Michael Schibilsky: Trauerwege. Düsseldorf 1989. Eine umfassende Übersicht über die Phasenmodelle findet sich bei Marie-Luise Bödiker/Monika Theobald: Trauer-Gesichter Hilfe für Trauernde-Arbeitsmaterialien für die Trauerbegleitung. Wuppertal 2007

53 Vgl. William Worden: Beratung und Therapie in Trauerfällen. 2010; Kerstin Lammer: Den Tod begreifen. Neukirchen-Vluyn 2006; Chris Paul: Wie kann ich mit meiner Trauer leben? Gütersloh 2007

54 Kast, Verena: „Trauern" Phasen und Chancen des psychischen Prozesses. Stuttgart 1982, 10. Auflage Kreuz Verlag

55 Smeding, Ruthmarijke: Trauer erschließen: Eine Tafel der Gezeiten. Ludwigsburg 2014

56 Worden, William: Beratung und Therapie in Trauerfällen. Bern 2010 Huber

das Plenum in drei Gruppen, die jeweils die Zusammenfassung der wichtigsten Thesen eines der drei Modelle lesen und anschließend im Plenum vorstellen.

Anlage 5.6.a: Trauermodell nach Verena Kast
Anlage 5.6.b: Trauermodell nach Ruthmarijke Smeding
Anlage 5.6.c: Traueraufgaben nach William Worden

TRAUERREAKTIONEN 5.7

Auf den Tod eines geliebten Menschen reagieren die Trauernden – wie gesagt – mit ganz unterschiedlichen Gefühlen, Gedanken und körperlichen Symptomen, die sich im Laufe des Trauerprozesses teils überschneiden, teils abwechseln und mit unterschiedlicher Intensität auftreten können.

Folgende Gefühle könnten genannt werden: Leere, Traurigkeit, Angst und Hilflosigkeit, aber auch Wut, Zorn und Verzweiflung oder Dankbarkeit, Liebe, Erleichterung und Befreiung.

Zu den körperlichen Symptomen gehören beispielsweise: Schlafstörungen und Müdigkeit oder Brustenge und Herzrasen, Kopfschmerzen, Appetitmangel oder ein Gefühl der Schwäche, Hautausschläge und Schwindelgefühle. Häufig treten Konzentrationsstörungen und Entscheidungsschwierigkeiten, innere Unruhe und Merkschwierigkeiten auf, außerdem ein verändertes Zeitgefühl, Wahnvorstellungen, Tagträume und Überempfindlichkeit.

All dies können Trauerreaktionen sein, es könnte aber auch ganz andere Ursachen geben. Auf jeden Fall sind sie zu beachten, und gegebenenfalls ist ärztlich abzuklären, ob nicht ganz andere Ursachen dahinterstehen. Wichtig ist, dass die Begleitenden die unterschiedlichen, manchmal sich schnell abwechselnden Gefühle ernst nehmen und nicht versuchen, den Trauernden diese auszureden, abzuwiegeln oder als vorübergehende Phänomene abzutun. Damit fühlen sich die Trauernden selbst nicht ernst genommen, und die Gefühle verstärken sich.

Aufgabe der Teilnehmenden ist es, nach der Methode eines World-Cafés alle Reaktionen auf den Tod eines geliebten Menschen zu benennen. Dazu sind vier Tische mit großen Bögen aufgestellt. Auf einem steht das Wort „Gefühle“ auf dem zweiten „körperliche Symptome“ auf dem dritten „psychische Reaktionen“ und auf dem vierten „Gedanken der Trauernden“. Alles, was den Teilnehmenden dazu einfällt, sollen sie auf die Bögen schreiben. Die Teilnehmenden bilden vier Gruppen. Jede beginnt an einem anderen Tisch und wechselt nach Aufforderung durch die Kursleitung alle fünf Minuten im Uhrzeigersinn zum nächsten, bis alle Teilnehmenden an allen Tischen waren, das dort Aufgeschriebene gelesen und mit eigenen Gedanken ergänzt haben. Die Kursleitung kann aus dem Text in der Anlage ergänzen, wenn wichtige Aspekte vergessen wurden.

Anlage 5.7: Reaktionen auf den Verlust eines Menschen

Anschließend werden die Ergebnisse im Plenum diskutiert. Wichtig ist, dass die Teilnehmenden die möglichen Reaktionen auf den Tod eines geliebten Menschen kennen, sie als solche wahrnehmen und lernen, angemessen damit umzugehen. Dazu gehört es, den Trauernden zu erklären, dass diese oder jene Reaktion eine typische Trauerreaktion sein kann und der oder die Betroffene nicht fürchten muss, jetzt selbst krank zu sein oder verrückt zu werden. Es sind „normale Reaktionen auf ein unnormales Ereignis". Trauer ist eine verrückte Zeit, in der nichts mehr so ist, wie es einmal war und viele sich selbst fremd vorkommen.

5.8 EIGENE ABSCHIEDS- UND TRAUERSITUATIONEN

Während des mittäglichen Spaziergangs sollen eigene Abschieds- und Trauererfahrungen im Zweiergespräch reflektiert werden. Hier kann auch über alle Gefühle und Gedanken geredet werden, die während des Vormittags aufgetaucht sind. Wenn ein Mensch mit dem Tod eines anderen konfrontiert wird, er zum Beispiel an der Beerdigung eines Bekannten teilnimmt, kann dies bei ihm lange verdrängte und nicht verarbeitete Trauer über eine früher verstorbene Person auslösen. Dieses Phänomen der verschobenen Trauer kann sich ebenso bei der intensiven Beschäftigung mit dem heutigen Thema zeigen. Deshalb ist es sinnvoll, zu Beginn des Nachmittags auf die Befindlichkeit der Teilnehmenden besonders zu achten und gegebenenfalls darauf einzugehen.

5.9 TRAUERN UND TRÖSTEN

Die Begegnung mit Trauernden löst, sofern nicht die bestehende Option der Flucht gewählt wird, in aller Regel einen starken Drang zum Trösten aus. Weil allen sozial denkenden Menschen daran liegt, dass es den anderen gut geht, möchten sie gern zum Wohlbefinden der anderen beitragen. Die Trauer ihres Gegenübers verunsichert jedoch viele, und sie wissen nicht, wie sie sich verhalten sollen, denn Trauer und Tränen haben in unserer Gesellschaft eigentlich keinen Platz und werden schnell als peinlich empfunden. Viele Menschen haben selbst oft noch keine Erfahrung mit eigener Trauer. Deshalb wollen sie sich nicht einer trostlosen Situation aussetzen, sondern diese möglichst schnell verändern.

Es geht solchen „Tröstenden" also eher um Trauervermeidung als um Trauerakzeptanz, da sie die Trauer als negativ zu bewertende Begleiterscheinung eines Verlustes interpretieren und nicht als individuelle im wahrsten Sinne des Wortes not-wendige Reaktion. Deshalb ist unabhängig davon, ob aus Mitgefühl oder professioneller Auftragsinterpretation heraus gehandelt wird, dieses „Trösten" zumeist mit einer Zielvorstellung verknüpft, die eine Zustandsveränderung des oder der Trauernden zum Ziel hat. Überspitzt formuliert heißt dies, dass man gut tröstet ist, wenn der oder die Trauernde am Ende einer Intervention (möglichst schnell) sichtbar weniger trauert und bestenfalls bekundet, dass es ihm bzw. ihr nun besser geht. Diese überwiegend unbewusste und nicht offen kommunizierte Auftragshaltung kann auf beiden Seiten (Trauernde und Tröstende) einen erheblichen Stressfaktor darstellen. Auf der einen Seite nehmen die Trauernden, die sich berechtigterweise in einer Situation der Untröstlichkeit befinden, intuitiv wahr, dass hier eine Veränderung und Anpassung gewünscht oder gefordert wird, die sie nicht leisten können und wollen. Das führt naturgemäß zu einer Widerstandshaltung oder zum Rückzug seitens der Trauernden. Die Trauernden fühlen sich in ihrem Leid nicht ernst genommen und erleben solche Tröstungsversuche als Abwertung des Menschen, um den sie trauern, und der Liebe, die die Trauernden mit den Verstorbenen verbindet. Deshalb kränken sie derartige Tröstungsversuche.

Auf der anderen Seite spüren die vermeintlichen Tröstenden, dass sie sich in Bezug auf ihre Zielvorstellung auf verlorenem Posten befinden, was häufig zu weiteren, unsäglichen Tröstungsversuchen führt, die über ein hohes Verletzungspotential verfügen. Hierzu gehören insbesondere Aussprüche wie: „Die Zeit heilt alle Wunden", „Wer weiß, was ihm erspart geblieben ist", „Das wird schon wieder", „Wie gut, dass Du noch andere Kinder hast" usw. Dabei müssen diese „Trauerphrasen“ nicht zwangsläufig falsch sein; zum Problem werden sie dann, wenn sie aus einer Hilflosigkeit dahingesagt werden, um einer umfassenden Kommunikation aus dem Weg zu gehen und Tränen und Traurigkeit nicht aushalten zu müssen.

Die äußerst wahrnehmungssensiblen Trauernden spüren sehr schnell, wenn solche Beileidsbekundungen und Tröstungsversuche der Not des Tröstenden geschuldet sind und somit über eine mangelnde Anerkennung des Verlustes verfügen.

Jeder Tröstungsversuch, der Trauer vermeiden und Tränen vorschnell trocknen will, nimmt der Trauer den notwendigen Raum und verhindert, dass Trauer fließen kann und im Durchleben und Durchleiden aller mit der Trauer verbundenen Gefühle Heilung gelingt. Trösten heißt in erster Linie da sein, mit aushalten, Raum für die Trauer geben, den Weg des oder der Trauernden mitgehen und nicht über ihn oder sie bestimmen, miteinander weinen oder schweigen, miteinander reden, über die Verstorbenen erzählen können, Nähe und Umarmung anbieten, aber auch akzeptieren, wenn im Moment das Gegenteil gewünscht wird. Offenheit und Behutsamkeit sind dabei ebenso wichtig wie der Blick auf das, was die Trauernden im Moment brauchen, egal ob es ein gutes Wort oder eine warme Suppe, eine Umarmung oder eine kleine Hilfeleistung sind. Auf jeden Fall entscheiden das die Trauernden. Aus meiner Erfahrung scheitern Trauernde in der Regel nicht an einer mangelnden Fähigkeit zum Trauern, sondern meistens an Erwartungen, die sowohl von außen als auch von innen einen erheblichen Druck erzeugen können. Ich bin vielen Trauernden begegnet, die begonnen haben, an sich selbst zu zweifeln, weil ihre Trauer sich nicht an irgendeine vorgegebene Verlaufsform gehalten hat.

Nach dieser Einführung sollen die Teilnehmenden in einer Einzelarbeit auf Karten festhalten, wie sie Trost spenden und was sie als tröstlich empfinden. Es folgt eine Besprechung im Plenum.

Eingeleitet werden kann die Einzelarbeit mit einer Weisheit aus dem Talmud, die sagt: „Versuche nicht, deinen Freund zu trösten, solange sein Toter noch vor ihm liegt.“

SÄTZE, DIE TRAUERNDEN GERN GESAGT WERDEN 5.10

Das Thema „Trost“ soll dadurch vertieft werden, dass die Teilnehmenden verschiedene Sätze, die den Trauernden gern gesagt werden, beurteilen und entscheiden, ob sie tröstlich und hilfreich oder eher verletzend sind. Es sind alles Sätze, die Menschen geäußert haben, wenn sie den Trauernden kondolierten (und die ich als Pfarrerin im Anschluss an Beerdigungen mehrfach gehört habe).

Am Ende dieser Übung sollen die Teilnehmenden eigene Sätze formulieren.

Als Ergänzung kann den Teilnehmenden das Fallbeispiel „Was sage ich einem trauernden Menschen“, aus Heinke Geiter: Vorsorge treffen, damit das Leben gelingt. Esslingen 2017, der hospiz verlag S. 99ff, zur Lektüre empfohlen werden, da hier an einem konkreten Beispiel noch einmal deutlich wird, was die vermeintlichen Trostsätze bei einer Betroffenen auslösen.

Anlage 5.10.a: Sätze, die den Trauernden gern gesagt werden
Anlage 5.10.b: Fallbeispiel: Was sage ich einem trauernden Menschen

Nachdem damit deutlich geworden ist, dass Hospizbegleitende sich mit Ratschlägen zurückhalten sollen, gibt es zur häuslichen Lektüre noch „Sechzehn Punkte, die helfen können, mit der

Trauer zu leben". Sie sind nicht als Rezeptbuch gedacht, das Punkt für Punkt umgesetzt werden soll, kann aber den Teilnehmenden für ihre Gespräche mit Trauernden hilfreich sein.

Anlage 5.10.c: 16 Punkte, die helfen können, mit der Trauer zu leben

5.11 ROLLENSPIELE ZUR TRAUERBEGLEITUNG

Da die Teilnehmenden inzwischen Erfahrungen mit Rollenspielen gesammelt haben, könnten sie zur Begegnung mit Trauernden eigene Szenen entwickeln.

Folgende Themen können in Spielszenen umgesetzt werden:

... Ein Kondolenzbesuch in einer Familie, in der die Hospizbegleitenden längere Zeit tätig waren,

... ein Gespräch mit einem oder einer Trauernden, der oder die nicht Abschied nehmen konnte,

... ein Gespräch mit einer Trauernden, die ihrem Mann nachsterben möchte,

... ein Gespräch über Möglichkeiten und Angebote der Trauerbegleitung durch den Hospizdienst u. a.

Sollten Sie sich dagegen entscheiden, finden Sie im Anhang vier unterschiedliche Rollenspiele zu Situationen, die so im Alltag vorgekommen sind und in ähnlicher Form den Teilnehmenden später begegnen werden.

Anlage 5.11: Rollenspiele zur Trauerbegleitung

Im **ersten Rollenspiel** kommen die Angehörigen ins Pflegeheim, um Herrn Müller zu besuchen, der jedoch gerade verstorben ist. Die Hospizbegleiterin muss entscheiden, ob Sie den Angehörigen das selber mitteilen will, oder ob sie die Angehörigen bittet, erst ein Gespräch mit dem Einrichtungsleiter oder der Pflegedienstleitung zu führen. Auf keinen Fall sollte sie die Angehörigen unvorbereitet in das Zimmer gehen lassen. Die Entscheidungen, wann und durch wen Tim vom Tod des Opas erfährt und ob er mit hineingehen darf, um sich von seinem Opa zu verabschieden, liegen bei der Mutter. Die Hospizbegleitenden dürfen, wenn sie gefragt werden, die Familie beraten, aber keinen Druck ausüben. Wenn Frau Müller und Susanne unterschiedlicher Meinung sind, sollten die Teilnehmenden nicht für eine Seite Partei ergreifen, sondern bei beiden die gute Absicht würdigen und gegebenenfalls erst dann darauf hinwiesen, wie wichtig der Abschied auch für Tim sein kann.

Im **zweiten Rollenspiel** ist Frau Maler untröstlich, weil ihr Mann gestorben ist, als sie das Zimmer kurz verlassen hatte. Hier kommt es darauf an, Frau Maler in ihrer Verzweiflung ernst zu nehmen und Verständnis für sie zu haben, um ihr erst danach eine neue Perspektive aufzuzeigen und zu erklären, dass es gut war, dass sie hinausgegangen ist, weil sie damit ihrem Mann geholfen hat, dass er gehen konnte. Manche Menschen können nämlich nur sterben, wenn der Mensch, an den sie die stärkste Bindung haben, nicht im Raum ist[57].

57 Vgl dazu: Beim Sterben allein sein in: Heinke Geiter: Weil der Tod zum Leben gehört. Esslingen 2015 S. 62 ff

Im **dritten Rollenspiel** geht es um gesellschaftlich „nicht erlaubte“ Gefühle. Frau Wagner spürt deutliche Erleichterung darüber, dass ihr Mann gestorben ist, verurteilt sich aber wegen dieses Gefühls. Aufgabe der Hospizbegleitenden könnte sein, das Gefühl der Erleichterung zu bestätigen, denn Frau Wagner ist eine schwere Last abgenommen. Genauso müssen die Teilnehmenden ernst nehmen, dass Frau Wagner sich deswegen schuldig fühlt und man Schuldgefühle nicht mit den Worten abtun kann „Du hast keine Schuld“ oder „Du brauchst dich nicht schuldig zu fühlen“. Mit der Frage nach dem, was Frau Wagner neben der Erleichterung spürt, könnten neue Gesichtspunkte eröffnet und die Schuldgedanken durch Frau Wagner selbst(!) relativiert werden.

Schlaflosigkeit ist eine häufige Reaktion auf den Tod eines geliebten Menschen. Wie gelingt es den Hospizbegleitenden, Frau Wagner zu vermitteln, dass der Zusammenhang zwischen ihrem schlechten Gewissen und der Schlaflosigkeit nicht zwingend ist? Viele Trauernde reagieren mit Schlaflosigkeit, weil der Tod sie innerlich so aufgewühlt hat, dass sie kaum Ruhe finden und die unterschiedlichsten Gedanken in ihrem Kopf kreisen und ihnen den Schlaf rauben.

Im **vierten Rollenspiel** hat die Verstorbene eine anonyme Bestattung gewünscht. Die eine Tochter möchte dem Willen der Mutter entsprechen, während die andere Tochter ein Grab, also einen Ort für ihre Trauer wünscht. Aufgabe der Hospizbegleitenden wird es sein, die Schwestern zu einer Lösung kommen zu lassen, mit der sie beide gut leben können. Dazu ist beim Wunsch der Mutter nach einer anonymen Bestattung deren Begründung näher anzuschauen. Sie möchte den Töchtern keine Arbeit machen. Doch wie sehen die Töchter das? Wie kann die Lösung dann aussehen? Vielleicht überlegen sie, was die Mutter gewünscht hätte, wenn sie den Wunsch ihrer Tochter nach einem Grab als Ort der Trauer gekannt hätte.

Nach jedem Spiel hat erst das „Publikum“ das Wort. Sie dürfen Rückfragen stellen und das Erlebte kommentieren. Danach sagen die Spielenden, wie sie sich gefühlt haben, und begründen gegebenenfalls ihre Entscheidungen. In einer weiteren Runde haben die übrigen Teilnehmenden Gelegenheit, eigene Vorschläge zu machen.

VERLUST UND TROSTERFAHRUNG – MEDITATION: IM FLUSS SEIN[58] 5.12

Wenn die Zeit dafür nicht reicht, können Punkt 12 und 13 entfallen

Mit dieser Meditation regt die Kursleitung dazu an, sich selbst den Verlusterfahrungen zu stellen, sich mit dem Wunsch des „Nachsterbens“ auseinanderzusetzen und am Ende zu erleben, wie Trauerschmerz sich wandeln kann in Dankbarkeit für das, was bleibt und unser Leben reich macht.

Der Text muss langsam und mit vielen Pausen vorgelesen werde, damit die Teilnehmenden Zeit haben, sich an ihre Verluste zu erinnern, Trauer zuzulassen und auch das Tröstliche zu erleben, dass Trauer sich wandelt, irgendwann weniger schmerzt und den bis dahin gesenkten Blick hebt, sodass in den Blick genommen werden kann, was bleibt und das eigene Leben auch weiter reich macht, ja, dass es auch Neues zu entdecken gibt.

Anlage 5.12: Meditation: Im Fluss sein

58 Aus Geiter, Heinke: Weil der Tod zum Leben gehört. Ludwigsburg 2014 S. 184 ff

Bei einem leisen Musikstück, das schweigend angehört wird, können alle Teilnehmenden sich in ihrem eigenen Tempo aus der Meditation verabschieden und in die Gegenwart zurückkehren.

5.13 NACHGEHOLTER ABSCHIED

Wenn aus Zeitgründen das Thema „Nachgeholter Abschied“ nicht mehr behandelt werden kann, werden die Teilnehmenden gebeten, den Text aus Anlage 5.13 zuhause zu lesen und einen entsprechenden Brief zu schreiben.

Anlage 5.13: Nachgeholter Abschied

5.14 FEEDBACK-RUNDE: RÜCKBLICK AUF ALLE FÜNF TAGE DES GRUNDKURSES

Mit diesem Studientag endet der Grundkurs, deshalb sollte dem Feedback größerer Raum eingeräumt werden als an den übrigen Tagen. Alle fünf Studientage werden noch einmal ins Gedächtnis zurückgerufen, indem die Themen und Ziele genannt werden. Zu jedem Tag darf ein Kommentar abgegeben werden, wobei sowohl die Inhalte als auch die Methoden zur Diskussion stehen und Gruppe und Kursleitung ebenfalls kritisch gewürdigt werden. Außerdem ist mit den Teilnehmenden eine Verabredung zu treffen, wer am Aufbaukurs teilnimmt.

Daraufhin werden die Praktikumsplätze verteilt und alle, das Praktikum betreffende Fragen beantwortet.

Sollte dafür keine Zeit mehr sein, könnte ein erster Abend zur Begleitung des Praktikums zeitnah angesetzt werden. Dann ist einen ganzen Abend lang Zeit, alle, das Praktikum betreffenden Fragen zu klären.

5.15 ABSCHLUSS

Auch dieser Tag endet mit einem gemeinsamen Kanon, einem Segen oder einem Wunsch.

Anlage 5.15: Lied, Segen, Wünsche

PRAKTIKUM

DAS PRAKTIKUM

Das Praktikum in einem stationären Hospiz, auf einer Palliativstation oder in einem Pflegeheim ist ein wesentlicher Teil der Ausbildung. Es umfasst 40 Stunden, die in einem Zeitraum von zwei Monaten in Besuchen von 2 bis 3 Stunden pro Besuch in der Einrichtung geleistet werden sollen. Die Teilnehmenden erleben sich in einer neuen Rolle: Sie begleiten ihnen fremde Menschen im Auftrag ihres Hospizdienstes. Dabei müssen sie herausfinden, ob und wie sie Kontakt zu den Menschen bekommen, ob sie diese ehrenamtliche Tätigkeit in ihrem persönlichen Zeitbudget unterbringen können und wie hoch die Belastungen oder der Gewinn bei solchen Begleitungen für sie sind.

Den Teilnehmenden ist deutlich, dass sie während des Praktikums als Teil des Hospizdienstes gesehen werden und ihr Verhalten positiv wie negativ auf den Hospizdienst zurückfällt. Deshalb ist es wichtig, dass sie verlässlich sind, Verabredungen einhalten, sich bei Verhinderung rechtzeitig entschuldigen und klare Absprachen treffen.

ZIELE DES PRAKTIKUMS

... Die Teilnehmenden lernen die Situation von alten, multimorbiden, schwerkranken und sterbenden Menschen kennen.

... Die Teilnehmenden erleben, wie es in einem Hospiz, einer Palliativstation oder einem Pflegeheim zugeht und was es bedeutet, in einem solchen System zu arbeiten und zu leben.

... Die Teilnehmenden erleben Begleitumstände und Rahmenbedingungen der Begleitungen.

... Die Teilnehmenden machen erste Erfahrungen bei der Begleitung kranker und sterbender Menschen.

... Die Teilnehmenden bauen Kontakte auf und halten sie über einen begrenzten Zeitraum.

... Die Teilnehmenden begegnen den unterschiedlichsten An- und Zugehörigen.

... Die Teilnehmenden begegnen Menschen mit Demenz und anderen, die nicht mehr verbal kommunizieren.

... Die Teilnehmenden erleben (vielleicht) das Sterben von Menschen.

... Die Teilnehmenden erleben, dass Begleitungen enden und sie Abschied nehmen müssen.

... Die Teilnehmenden reflektieren all diese Erfahrungen in kollegialen Beratungen.

Am vierten Kurstag haben die Teilnehmenden sich ausführlich mit der Situation in den Pflegeheimen auseinandergesetzt. Mit dem Film „Jeder Tag ist ein Geschenk – Leben und Sterben im Hospiz“[59] wird eine Einführung ins Hospiz gegeben. Anschließend werden die Aufnahmebedingungen in ein Hospiz geklärt.

Anlage P 1: Aufnahme in ein stationäres Hospiz

59 https://www.youtube.com/watch?v=R2TDXUhGeJk

In der Vorbereitung auf das Praktikum werden die Einrichtungen, in denen die Praktika stattfinden, im Einzelnen vorgestellt und die jeweiligen Ansprechpartner und -partnerinnen genannt. Mit ihnen sollte der Hospizdienst Vorgespräche geführt und die Ziele des Praktikums besprochen haben. Die Praktikanten und Praktikantinnen sind keine Hilfskräfte für hauswirtschaftliche Arbeiten, sondern sollen Menschen kennenlernen und sie über einen längeren Zeitraum begleiten. Natürlich ist es möglich, dass sie – wie andere Hospizbegleitende auch – bei der Essensausgabe oder beim Kaffee-Ausschenken helfen, aber das Praktikum darf sich in solchen Tätigkeiten nicht erschöpfen.

Deshalb ist es wichtig, vor Beginn des Praktikums genaue Absprachen zu treffen und mit den Teilnehmenden eine Rollenklärung vorzunehmen. Zwar wird die Kursleitung Pflegekräfte ohnehin nicht zu ihrem Praktikum in ein Pflegeheim schicken, sondern sie in einem Hospiz oder einer Palliativstation unterbringen, aber trotzdem muss klar benannt werden, dass die Teilnehmenden während des Praktikums eine andere Rolle haben und nicht Pflegekräfte, Hauswirtschaft, Alltagsbegleitung (oder was immer ihr Beruf ist) sind.

Da erfahrungsgemäß das Personal in den Pflegeheimen wenig Zeit hat, um für die Praktikantinnen und Praktikanten da zu sein, ist es auch möglich, dass erfahrene Hospizbegleiterinnen oder -begleiter die Aufgabe übernehmen, sich in „ihren" Pflegeheimen um die Praktikantinnen und Praktikanten zu kümmern, diese einzuführen, erste Besuche gemeinsam zu machen und für Fragen und Probleme erste Ansprechperson zu sein. Selbstverständlich können die Teilnehmenden sich auch an die für die Ausbildung zuständige Koordinatorin und die Kursleitung wenden, wenn Fragen oder Probleme sofort geklärt werden müssen.

Viele Hospizdienste haben mit stationären Pflegeeinrichtungen Verträge abgeschlossen, in denen auch die Frage der Praktika geregelt ist, oder sie sind sowieso in ständigem Austausch mit den Einrichtungen, sodass klare Absprachen kein Problem sein dürften.

Die Teilnehmenden erhalten eine Praktikumsmappe, die Bögen für die Dokumentation und Auswertung des Praktikums enthält. Die Kursleitung bitte darum, diese Bögen nach jedem Besuch auszufüllen und am Ende des Praktikums an die Kursleitung zurückzugeben.

Anlage P 2: Dokumentation und Auswertung des Praktikums

Die Bescheinigung über das Praktikum muss von der Einrichtungs- oder Pflegedienstleitung unterschrieben und nach Beendigung des Praktikums ebenfalls an die Kursleitung zurückgegeben werden.

Anlage P 3: Praktikums-Bescheinigung

Bevor die Teilnehmenden das Praktikum beginnen, ist noch einmal auf die Verschwiegenheitsverpflichtung hinzuweisen. Da viele Häuser inzwischen eine Datenschutzerklärung verlangen, kann die „Verpflichtungserklärung zum Umgang mit patienten- und mitarbeiterbezogenen Daten des Hospizdienstes" entsprechend abgewandelt werden und für das Praktikum Verwendung finden.

Außerdem muss geregelt sein und den TN bekannt gemacht werden, dass sie während des Praktikums über den Hospizdienst unfall- und haftpflichtversichert sind. Das gilt auch für die Fahrten zu ihren Einsatzstellen, die in der Regel mit eigenem PKW erfolgen.

Anlage P4: Verpflichtungserklärung zum Umgang mit patienten- und mitarbeiterbezogenen Daten des Hospizdienstes

PRÄVENTION UND INTERVENTION BEI SEXUALISIERTER GEWALT

Im Zusammenhang mit den Übungen zu Distanz und Nähe dürfte bereits deutlich geworden sein, dass die einzelnen Menschen unterschiedliche Schamgrenzen haben. Die Teilnehmenden wissen, wie wichtig es ist, eine hohe Sensibilität für die Grenzen der anderen zu entwickeln und anderen Menschen stets mit großer Achtsamkeit zu begegnen. Dies ist besonders dort von Bedeutung, wo die Betroffenen sich nicht mehr wehren, also beispielsweise ihre Grenzen nicht mehr selbst deutlich aufzeigen oder zumindest benennen können.

Wir wissen, dass es in der Vergangenheit immer wieder sexuelle Übergriffe auch an Schutzbedürftigen gegeben hat. Deshalb soll vor Beginn des Praktikums dieses Thema deutlich angesprochen und geklärt werden, wo Grenzen überschritten werden und Missbrauch vorliegt. Allen Teilnehmenden muss klar sein, dass es hier keine Toleranz gibt und Übergriffe von sexueller und körperlicher Gewalt den sofortigen Ausschluss aus dem Hospizdienst nach sich ziehen und gegebenenfalls strafrechtlich verfolgt werden.

Wenn Betroffene von sexualisierter Gewalt, Misshandlungen oder Vernachlässigung berichten oder die Teilnehmenden derartiges erleben, gelten folgende Regeln:[60]

... Wenn sich Ihnen jemand anvertraut, ist es zunächst wichtig, dass Sie der betroffenen Person Glauben schenken, den Schutz dieser Person sichern und sich Unterstützung und Hilfe holen.

... Reagieren Sie ruhig und überlegt, hören Sie zu und lassen Sie die Betroffenen sprechen.

... Machen Sie keine Vorwürfe, loben Sie die betroffene Person für den Mut, sich anderen anzuvertrauen und sich Hilfe zu holen.

... Fragen Sie nach, ob noch mehr passiert ist – aber geben Sie keine Details vor und stellen Sie keine bohrenden Fragen nach Einzelheiten.

... Akzeptieren Sie es, wenn die betroffene Person nicht (weiter-)sprechen will.

... Stellen Sie sachlich fest, dass die Handlungen nicht in Ordnung waren.

... Stellen Sie die Aussagen der betroffenen Person nicht in Frage – auch wenn diese unlogisch sind/scheinen.

... Diskutieren Sie nicht darüber, ob die betroffene Person etwas falsch gemacht hat. Die Verantwortung für einen sexuellen Übergriff trägt niemals die betroffene Person!

... Vermeiden Sie Forderungen nach drastischen Strafen für Täterinnen und Täter, sonst können sich Betroffene Ihnen meist nicht (weiter) anvertrauen! Die Mehrzahl der Betroffenen hat ambivalente Gefühle den Täterinnen und Täter gegenüber.

60 Malteser Schutzkonzept – Prävention und Intervention sexualisierter Gewalt im Bereich Wohnen & Pflegen Seite 17

... Versprechen Sie Betroffenen nichts, was Sie nicht halten können – erläutern Sie, dass es zum Beispiel Meldewege gibt, an die Sie sich halten müssen.

... Nehmen sie Kontakt mit ihrer Kursleitung auf, die die weiteren Schritte übernimmt.

Es kommt auch immer wieder einmal vor, dass Menschen den Hospizbegleitenden gegenüber herausforderndes Verhalten zeigen und dass es zu verbalen oder tätlichen sexuellen Übergriffen kommt oder sie zumindest versucht werden, dann ist es wichtig, dass die Teilnehmenden deutliche Grenzen setzen, die Besuche abbrechen und während des Praktikums ihre Kursleitung und später die Koordinatorin informieren. Es ist wichtig, über derartige Vorfälle nicht zu schweigen, sondern das Gespräch zu suchen, um sich und andere zu schützen.

GRUPPENTREFFEN

Während des Praktikums trifft die Gruppe sich regelmäßig alle 14 Tage, um das im Praktikum Erlebte zu reflektieren und einzelne Situationen zu besprechen. Diese Treffen könnten von einem von außen kommenden Supervisor oder einer Supervisorin geleitet werden. Allerdings ist dann gut zu überlegen, wie der Zusammenhang mit dem theoretischen Teil, also dem im Grundkurs erworbenen Wissen, der eingeübten hospizlichen Haltung und den im Aufbaukurs zu behandelnden Themen gelingen kann.

Es hat sich bewährt, dass die Kursleitung auch diesen Ausbildungsabschnitt mit gestaltet. Wenn der Qualifizierungskurs nicht von der Koordinatorin geleitet wird, die für die Einsätze der Hospizbegleitenden zuständig ist, könnte sie an diesen Treffen teilnehmen, diese gemeinsam mit der Kursleitung gestalten oder selbst leiten. Allerdings ist es auf jeden Fall wichtig, dass die Kursleitung gut über die Erfahrungen der Teilnehmenden aus dem Praktikum informiert ist, damit der Transfer zwischen Praxis und Theorie gelingt.

Thema jedes dieser Treffen ist die Beratung eines Falles, den die Teilnehmenden aus dem Praktikum mitbringen. Das kann ein Konflikt mit Personal, Angehörigen oder Sterbenden sein, Unsicherheit über das eigene Handeln oder eine sich während des Besuchs ergebende Fragestellung. Alles, was die Teilnehmenden während des Praktikums beschäftigt, kann eingebracht werden.

Die kollegiale Fallberatung hat immer denselben formalen Ablauf:

... 1. In einer ersten Gesprächsrunde berichten alle Teilnehmenden kurz von ihren Erfahrungen aus dem Praktikum. Wer einen Fall einbringen möchte, schildert das mit ein zwei kurzen Sätzen. Nach dieser Runde wird festgelegt, welcher Fall in diesem Abend behandelt werden soll.

... 2. Der Fall wir von der teilnehmenden Person 1 ausführlich dargestellt.

... 3. Die anderen Teilnehmenden fragen, wenn ihnen etwas unklar ist oder Details fehlen (geben aber noch keine Kommentare oder eigene Interpretationen!).

... 4. Die Gruppe diskutiert den Fall, versucht die Interaktionen zwischen teilnehmender Person 1 und ihrem Gegenüber zu verstehen und zu deuten, sucht nach Lösungen, macht Vorschläge oder bietet Alternativen an, während die teilnehmende Person 1 aufmerksam zuhört, ohne sich an der Diskussion zu beteiligen.

… 5. Die teilnehmende Person 1 reagiert auf das Gehörte und meldet zurück, was sie gehört hat und was sie damit anfangen kann.

… 6. Im gemeinsamen Gespräch wird die Fallbesprechung abgeschlossen und das, was aus diesem Fall gelernt wurde, festgehalten.

Diese Regeln für die kollegiale Beratung werden auf einem Plakat für alle gut sichtbar aufgehängt, sodass bei Regelverstößen immer wieder darauf hingewiesen werden kann.

Sollte nach der Besprechung eines Falls noch Zeit sein, kann jeweils eine weitere teilnehmende Person über eines der Bücher referieren, das sie zum Thema gelesen hat.

Während des Praktikums entstehen oft sehr intensive vertrauensvolle Beziehungen zu dem Begleiteten. Deshalb ist es wichtig, das Ende des Praktikums gut zu bedenken, sich eventuell passende Abschiedsrituale zu überlegen und diese Situation, die ja alle Teilnehmenden erleben, gemeinsam zu reflektieren und zu gestalten.

AUFBAUKURS

STUDIENTAG 6–12

6–12

STUDIENTAG 6

KINDER IN DER STERBE- UND TRAUERBEGLEITUNG, SPIRITUALITÄT, EIGENE VORSTELLUNGEN VON GOTT, TOD UND DEM EWIGEN LEBEN

NR	ZEIT	THEMA	METHODE	MATERIAL
6.1	9:00	Meditative Körperübung	Atemübung mit Bewegungen	
6.2	9:15	Befindlichkeit	Befindlichkeitsrunde	Mitte, Schneckenhaus
6.3	9:45	Kinder in der Sterbe- und Trauerbegleitung	Plenum: Einführung Kursleitung, Ideensammlung auf Karten: Was brauchen Kinder sterbender Eltern?	6.3.a Kinder erleben Sterben und Abschied 6.3.b Infauste Diagnose Karten, Stifte
6.4	10:15	Todesverständnis bei Kindern unterschiedlichen Alters	Plenum: Referat der Kursleitung	6.4.a Was Kinder auf welcher Entwicklungsstufe vom Tod verstehen 6.4.b Merkblatt Todesverständnis bei Kindern 6.4.c Den Tod begreifen 6.4.d, Tod und Trauer im Verständnis Jugendlicher
	11:15	Pause		
6.5	11:30	Was Kinder brauchen in der Zeit des Abschieds und der Trauer	Einzelarbeit: Auf Karten aufschreiben, was Kinder brauchen, Plenum: Recht für Recht diskutieren	6.5.a Was trauernde Kinder brauchen 6.5.b Rechte trauernder Kinder Karten, Stifte
6.6	12:00	Kinder in der Sterbebegleitung	Rollenspiele zu Abschied und Kindertrauer	6.6.a Rollenspiele zu Abschied und Kindertrauer 6.6.b Weitere Rollenspiele bei Kindern in der Sterbe- und Trauerbegleitung
6.7	12:40	Was trauernde Kinder tun können	Ideensammlung in Zweiergruppen Vorstellen im Plenum	6.7 Was Kinder tun können Karten Stifte
	13:00	Mittagessen		
6.8		Eigene Erfahrung mit Kindern bei Abschied und Trauer	Spaziergang in Zweiergruppen	
6.9	14:00	Literatur für Kinder und Jugendliche und Begleitende	Büchertisch zum Anschauen, Besprechung einzelner Bücher	Bücher für Kinder, Jugendliche und Begleitende zum Thema Tod und Trauer 6.9 Literaturliste
6.10	14:30	Spirituelle Grundhaltungen Sterbender	Kleingruppen: Textarbeit, Welche Haltungen sind zu erkennen Plenum: Nachbesprechung	6.10 Spirituelle Grundhaltungen Sterbender
6.11	15:00	Der Tod - Ende oder Übergang Was glauben die Deutschen?	Plenum: Einführung durch die Leitung	6.11 Jenseitshoffnungen in der Bibel
6.12	15:10	Was glaube ich? Worauf hoffe ich?	Plenum: „Geschichte von den Zwillingen" als Einstieg, Austausch in Zweiergruppen über den eigenen Glauben, anschließend im Plenum	6.12.a Geschichte von den Zwillingen im Mutterleib 6.12.b Was kommt nach dem Tod, 6.12.c Martin Luther: Das Sterben als neue Geburt
	15:30	Pause		
6.13	15:45	Gottesbilder	Jede Person beschreibt ihr Gottesbild; Alternativ: Jede malt die wichtigste Eigenschaft Gottes	6.13 Dein Gott ist, woran Du Dein Herz hängst; DIN A3 Papier, Stifte oder Wasserfarben, Pinsel
6.14	16:20	Theodizee: Wenn Gott Liebe ist, warum gibt es dann so viel Leid?	Gruppenarbeit - Streitgespräch mit sieben unterschiedlichen Rollen	6.14 Leid-Prüfung oder Strafe Gottes
6.15	16:50	Feedback-Runden	1. Runde Kindertrauer, 2. Runde Gottes und Jenseitsvorstellungen	Steine und Glasnuggets
6.16	16:55	Abschluss	Lied, Segen, gute Wünsche	6.16 Lied, Segen, Wünsche

EMPFOHLENE LEKTÜRE *(siehe auch Literaturverzeichnis)*

Röseberg, Franziska/Müller, Monika (Hg.): Handbuch Kindertrauer. Die Begleitung von Kindern, Jugendlichen und ihren Familien.

Geiter, Heinke: Tränen sind wie kostbare Perlen

Franz, Margit: Tabuthema Trauerarbeit. Erzieherinnen begleiten Kinder bei Abschied, Verlust und Tod.

Fleck-Bohaumilitzky, Christine: Wenn Kinder trauern. Ratgeber Erziehung.

Kübler-Ross, Elisabeth: Kinder und Tod.

Specht-Tomann, Monika/Tropper, Doris: Wir nehmen jetzt Abschied. Kinder und Jugendliche begegnen Sterben und Tod.

Student, Johann-Christoph: Im Himmel welken keine Blumen. Kinder begegnen dem Tod.

Schroeter-Rupieper, Mechthild: Für immer anders – Das Hausbuch für Familien in Zeiten der Trauer und des Abschieds.

Witt-Loers, Stephanie: Wie Kinder Verlust erleben und wie wir hilfreich begleiten können.

SPIRITUALITÄT

Kushner, Harold S.: Wenn guten Menschen Böses widerfährt.

Öxler, Edith: Spiritualität am Ende des Lebens.

Gratz, Margit/Roser, Traugott: Curriculum Spiritualität für ehrenamtliche Hospizbegleiter.

Renz, Monika: Grenzerfahrung Gott: Spirituelle Erfahrungen in Leid und Krankheit.

ZIELE

- Die Teilnehmenden kennen das Todesverständnis von Kindern und Jugendlichen verschiedenen Alters.
- Sie wissen, dass Kinder anders trauern als Erwachsene.
- Sie wissen, was im Umgang mit trauernden Kindern und Jugendlichen wichtig ist.
- Sie haben sich mit Sinnfragen und der Theodizee-Frage auseinandergesetzt.
- Sie kennen unterschiedliche Jenseitshoffnungen und Gottesbilder.
- Sie haben sich vergewissert, was sie trägt und worauf sie hoffen.

6.1 6.1 MEDITATIVE KÖRPERÜBUNG

Alle sitzen in entspannter Haltung im Stuhlkreis. Die Kursleitung bitte die Teilnehmenden sich vorzustellen, sie hätten einen Strohhalm im Mund. Durch diesen sollen sie tief einatmen und dabei den Luftstrom spüren, der in sie hineinfließt. Anschließend sollen sie die Lippen locker machen und mit einem lauten Brr „hinausblubbern“, so dass die Lippen leicht vibrieren. Diese Übung wird mehrfach wiederholt. Dann sollen die Teilnehmenden sich vorstellen, eine Ziehharmonika in der Hand zu halten, die sie beim Einatmen kräftig auseinanderziehen und beim Ausatmen zusammendrücken.

Anschließend werden die Teilnehmenden aufgefordert, alles, was sie noch bewegt oder belastet, nach hinten zu werfen, indem sie abwechselnd einmal mit der rechten und einmal mit der linken Hand alles mit Schwung über die jeweilige Schulter werfen. „Schwupps weg!“ Auch diese Übung wird mehrfach wiederholt.

6.2 BEFINDLICHKEITSRUNDE

Alle Teilnehmenden sagen in ein, zwei Sätzen, wie es ihnen im Moment geht und warum sie den Aufbaukurs besuchen wollen. Dazu wird dieses Mal ein Schneckenhaus herumgegeben. Die Schnecke ist in ihrer Langsamkeit ein Symbol für Entschleunigung und lädt zum Innehalten ein. Es mag im Zusammenhang mit dem letzten Kurstag oder in den Tagen danach eigene unverarbeitete Trauer hochgekommen sein, es sind beim letzten Thema Fragen offen geblieben oder die Teilnehmenden hatten besondere, sie emotional betreffende Erlebnisse gehabt – alles kann in der Befindlichkeitsrunde zur Sprache gebracht werden.

6.3 KINDER IN DER STERBE- UND TRAUERBEGLEITUNG

Wenn Menschen zuhause hospizlich begleitet werden, treffen die Ehrenamtlichen in den Familien auch Kinder und Enkelkinder verschiedenen Alters an. Dabei hat die Erfahrung gezeigt, dass überall dort, wo Hospizbegleitende umfassende Kenntnisse von Trauerprozessen bei Kindern haben, sie bei den Sterbebegleitungen in den Familien ganz selbstverständlich auch die Situation von Kindern oder Enkelkindern im Blick haben, und sie gemeinsam mit den Angehörigen thematisieren, dass aber andere Hospizbegleiterinnen und -begleiter ohne solche Kenntnisse bei ihren Begleitungen so auf den Sterbenden und die erwachsenen Angehörigen fokussiert sind, dass sie die Kinder kaum wahrnehmen.

Den Eltern fehlen oft eigene Erfahrungen und Vorbilder, da in ihrer Kindheit Tod und Trauer noch stärker zu den Tabuthemen gehörten als heute. Deshalb tun sie sich oft sehr schwer dabei, ihre Kinder in der Zeit des Sterbens zu begleiten, sie auf den Abschied vorzubereiten und später mit ihnen gemeinsam zu trauern. Umso wichtiger ist es, dass die Hospizbegleiterinnen und -begleiter die Kinder so gut wie möglich einbeziehen, ihre Fragen und Ängste ernst nehmen, ihnen Dinge erklären und Wege zeigen, wie sie auch später mit ihrer Trauer gut weiterleben können. Das kann auch bedeuten, dass Hospizbegleiterinnen und -begleiter verstärkt den Eltern Informationen geben müssen, wie sie mit ihren Kindern umgehen können, damit deren späterer Trauerweg gelingt[61].

Wenn Eltern in ihrer Kindheit Sterben erlebt haben und dabei gut begleitet worden sind, wird es ihnen viel leichter fallen, ihre Kinder einzubeziehen und mit ihnen all ihre Fragen zu besprechen.

61 Vgl. dazu: Heinke Geiter: Vorsorge treffen, damit das Leben gelingt, Ludwigsburg 2017 der hospiz verlag

Wenn aber den Erwachsenen solche Erfahrungen fehlen oder die ersten Begegnungen mit Sterben und Tod traumatisch gewesen sind, weil sie beispielsweise im Zusammenhang mit einem tödlichen Unfall oder einem Verbrechen standen (und solche Kindheitstraumata nie aufgearbeitet wurden), fällt es entsprechend schwerer, den Kindern gegenüber Worte zu finden, auf ihre Fragen zu hören und ihre Bedürfnisse wahrzunehmen.

Manche Eltern wollen auch den Kindern bewusst die Schwere der Erkrankung verheimlichen und die Kinder von den Kranken und vom Sterbebett fernhalten, um sie vor jeder Begegnung mit Leid und Tod zu schützen und ihnen eine unbeschwerte Kindheit zu ermöglichen. Sie werden aber bald merken müssen, dass das eine Illusion ist. Denn in der Regel gelingt es nicht, die Kinder durch vorgespielte Fröhlichkeit zu täuschen. Meistens haben die Kinder längst erfasst, dass die Situation ernst ist. Sie bemerken die Anspannung, die Angst oder die Trauer der Erwachsenen, auch wenn diese behaupten, dass alles in Ordnung sei. Die Kinder spüren intuitiv, dass die Erwachsenen nicht darüber reden wollen. Um ihrerseits die Eltern zu schützen, lassen Kinder sich das nicht anmerken, ziehen sich stumm zurück und bleiben dadurch allein mit ihren ungeklärten Fragen, ihrer Angst und Unsicherheit und ihren Fantasien, was passiert ist, oder welche schrecklichen Dinge noch geschehen werden.

Weitere Hintergrundinformationen finden Sie in der Anlage.

Anlage 6.3.a: Kinder erleben Sterben und Abschied

Zum Einstieg kann der erste Teil des Fallbeispiels „Infauste Diagnose“ gelesen werden, um den Blick der Teilnehmenden darauf zu lenken, was es für eine Familie mit kleinen Kindern bedeutet, wenn die Mutter lebensbedrohlich erkrankt. Denn bei einer Begleitung werden die Hospizbegleiterinnen und -begleiter, noch bevor sie Kontakt mit den Kindern haben, den betroffenen Eltern begegnen und mit deren Fragen und Sorgen konfrontiert sein. Eines der größten Probleme ist meistens die Frage, wie es mit den Kindern weitergehen soll, wann und wie sie informiert werden, und wer sie in dieser schwierigen Zeit adäquat begleiten kann.

Anlage 6.3.b: Infauste Diagnose

Die Teilnehmenden sollen in Einzelarbeit auf Karten festhalten, was alles in einer solchen Situation im Blick auf die Kinder bedacht werden muss (pro Idee eine Karte) und was Kinder sterbender Eltern brauchen. Anschließend erfolgt darüber ein Austausch im Plenum.

TODESVERSTÄNDNIS VON KINDERN VERSCHIEDENEN ALTERS 6.4

Je nach Alter und Entwicklungsstand erleben Kinder Abschied, Tod und Trauer sehr unterschiedlich. Eine Differenzierung nach jedem Lebensjahr gibt zwar erste Anhaltspunkte, doch wird es immer wieder Abweichungen davon geben, da das Todesverständnis der Kinder von ganz vielen Faktoren abhängt. So spielen die Familiensituation, zusätzliche Belastungen, die eigene Gesundheit ebenso eine Rolle wie individuelle Lebenserfahrungen mit persönlichen, direkten oder indirekten Erfahrungen und Erlebnissen mit Krisen und Verlusten. Auch die emotionale und kognitive Entwicklung der betroffenen Kinder sowie deren Bindungserfahrungen und individuelle Fähigkeiten und Talente im Umgang mit Veränderungsprozessen sind unabhängig vom Lebensalter ganz unterschiedlich. Auch hat jedes Kind andere Ressourcen (Selbstvertrauen, Selbstwirksamkeit und Selbstbewusstsein). Kindern, die in einer Familie aufwachsen, die durch

Respekt, Fürsorge, Liebe, gegenseitige Wertschätzung und Unterstützung geprägt ist und ein gute Art des Umgangs mit Krisen und Verlusten hat, werden Abschiede und Trauerprozesse besser gelingen als Kindern, die in Krisen sich selbst überlassen bleiben[62].

Für die Kinder, die zum Beispiel zu allen Lebensbereichen Fragen stellen können und Erklärungen bekommen, mit denen über Tod und Sterben als Teil des Lebens unbefangen geredet wird, gehört der Tod mit großer Selbstverständlichkeit zum Leben. Es ist häufig das Verhalten und Verdrängen der Erwachsenen, welches Kinder daran hindert, einen natürlichen Umgang mit Sterben und Tod zu erlernen und zu erfahren. Kinder, die von Anfang an Bilderbücher zum Thema Tod angeschaut und mit den Eltern besprochen haben, die mit zum Friedhof gegangen sind und beispielsweise beim Tod des Nachbarn all ihre Fragen stellen durften und ihren toten Hund betrauert und gemeinsam begraben haben, bringen ganz andere Voraussetzungen mit als Kinder, in deren Familie das Thema Tod tabuisiert wurde. Außerdem ist es sehr unterschiedlich, welche Erfahrungen Kinder bereits mit dem Tod gemacht haben. Starb beispielsweise ein Haustier und wurde liebevoll bestattet, so kann das ebenso ein Zugang zum Thema Tod sein wie die Beobachtungen der Natur in ihrem Jahreslauf. Alle Kinder finden irgendwann ein totes Tier, und die Reaktion der Erwachsenen darauf ist mit prägend für das Verhältnis der Kinder zum Tod: Der entsetzte Aufschrei einer Mutter „Iiigitt, fass das bloß nicht an!" wird dem Kind ebenso in Erinnerung bleiben wie im anderen Fall das Angebot einer Mutter, den toten Vogel gemeinsam liebevoll zu bestatten. Beides wird prägend für die Einstellung der Kinder zu Tod und Sterben sein.

Weitere Faktoren können das Todeskonzept von Kindern beeinflussen, so z. B. das Zeitverständnis. „Der Gedanke von der Zeitlosigkeit der Seele und der Verfall des Körpers kann ohne eine Zeitvorstellung nicht erfasst werden. [...] Zeitliche Reihenfolgen, wie auch die Folge von Ursache und Wirkung im zeitlichen Geschehen, müssen bei einer reifen Todesvorstellung ebenso gegeben sein."[63]

In der Anlage finden Sie eine Darstellung von dem, was Kinder auf welcher Entwicklungsstufe von Sterben und Tod verstehen können und was in diesem Alter besonders zu beachten ist.

Anlage 6.4.a Was Kinder auf welcher Entwicklungsstufe von Sterben und Tod verstehen
Anlage 6.4.b: Merkblatt: Todesverständnis bei Kindern verschiedenen Alters

Für alle Kinder ist es wichtig, den Tod im wahrsten Sinne des Wortes zu begreifen. Sie sollten (natürlich freiwillig) die Toten noch einmal sehen und berühren dürfen und auch an der Beerdigung teilnehmen. Näheres dazu finden Sie in der Anlage.

Anlage 6.4.c: Den Tod begreifen

Trauernde Jugendliche könnten gut in einer abendlichen Fortbildung Thema sein. Sollten sie während dieses Studientages Thema sein, finden Sie im Anhang einige Anregungen dazu.

Anlage 6.4.d: Tod und Trauer im Verständnis Jugendlicher

62 Vgl. dazu: Witt-Loers, Stephanie: Wie Kinder Verlust erleben und wie wir hilfreich begleiten können. Göttingen 2016 Vandenhoeck & Ruprecht.

63 Cramer, Barbara (2008): Bist du jetzt ein Engel? Mit Kindern über Leben und Tod reden. 1. Auflage. Tübingen: DGVT S. 17

Wie für Erwachsene gilt auch für Kinder und Jugendliche, dass sie auf ihre eigene, ganz unterschiedliche Weise trauern:

... scheinbar gelassen, cool,

... ängstlich, regressiv,

... versunken in Schmerz und Leid (Leistungsabfall trotz guten Willens),

... übermäßig um Leistung und Anerkennung bemüht,

... still, stumm und angepasst, damit die Eltern nicht noch trauriger werden,

... überaktiv, nervig, laut, albern, weil sie überfordert sind,

... aggressiv, auffallend, zornig, als schwierig und verhaltensgestört verschrien (obwohl sie eigentlich nur ein Ventil für ihre Trauer brauchen),

... Manche lachen, statt zu weinen, um sich vor dem Unfassbaren zu schützen.

... Manche entwickeln Fantasien, die beängstigender sind als die Realität.

All dies können Trauerreaktionen sein. Deshalb ist es wichtig, dass Erwachsene (Eltern, Erziehende, Lehrende) sich darauf einstellen, also beispielsweise ungehöriges Verhalten nicht vorschnell bestrafen, sondern mit dem Kind reden und ihm auch die Zusammenhänge deutlich machen, denn dem Kind geht es da nicht anders als vielen Erwachsenen: Es versteht sich selbst nicht mehr.

So schwer es auch ist, einen geliebten Menschen zu verlieren, so ist es eine der bedeutendsten Erfahrungen unseres Lebens, einen Menschen in seinen letzten Lebenstagen zu begleiten und sein Sterben mitzuerleben, zu spüren, welcher Frieden von einem Sterbenden ausgehen kann und zu erfahren, wie viel uns ein sterbender Mensch zu geben vermag. Viele empfinden dies als eine ganz wichtige Erfahrung, als Bereicherung und als großes Geschenk für ihr eigenes Leben. Oft gehen von dem Sterbenden unendlich viel Trost und Kraft aus, die uns helfen, mit dem Verlust weiterzuleben.

In der Konfrontation mit dem Tod gewinnen wir außerdem ein Gespür dafür, wie wichtig, einmalig und unwiederbringlich jeder Tag unseres Lebens ist, und was im Leben wirklich zählt. Nur wer den Tod als Teil seines Lebens begreift, hat das Leben in seiner ganzen Fülle. Diese Erfahrungen dürfen wir den Kindern nicht vorenthalten.

WAS KINDER BRAUCHEN IN DER ZEIT DES ABSCHIEDS UND DER TRAUER 6.5

Die Teilnehmenden sollen benennen, was sie für trauernde Kinder wichtig finden. Das kann im Plenum zusammengetragen und auf Karten festgehalten werden. Es könnten auch die im Anhang aufgeführten zehn Punkte diskutiert werden, indem jede teilnehmende Person einen vorstellt und begründet. Anschließend können eigene Punkte ergänzt werden.

Anlage 6.5.a: Was trauernde Kinder brauchen

Alternativ könnten auch die „Rechte der Kinder, die um einen Verlust trauern" diskutiert werden. Zwar ist auch hier in erste Linie an den Verlust eines Menschen durch dessen Tod gedacht, aber genauso trauern Kinder, wenn die Eltern sich trennen, sie umziehen oder die besten Freundin in eine andere Stadt oder eine andere Schule geht, wenn das Haustier stirbt oder das Lieblingskuscheltier verloren geht.

Anlage 6.5.b: Rechte trauernder Kinder

6.6 KINDER IN DER STERBEBEGLEITUNG

Anhand von fünf unterschiedlichen Rollenspielen zum Umgang mit Kindern sterbender oder verstorbener Angehöriger sollen auf Grund des zuvor Erarbeiteten Handlungsmöglichen überlegt und Lösungen gefunden werden. Auch hier ist es wieder wichtig, dass nicht die Teilnehmende Wege vorgeben, sondern sie die Betroffenen ihren Weg finden lassen und sie dabei begleiten, auch wenn dieser anders ist als der eigene.

Anlage 6.6.a: Rollenspiele zu Abschied und Kindertrauer

Im **ersten Rollenspiel** sollen die Teilnehmenden das Verhalten der Sterbenden würdigen (Frau Meyer kämpft aus Liebe zu ihren Kindern!) und zugleich sie so unterstützen, dass sie es Schritt für Schritt lernt, ihren nahen Tod zu akzeptieren, denn nur so wird sie in der Lage sein, mit ihren Kindern über ihr Sterben zu reden. Ausgehend davon, dass sie ihre Kinder sehr liebt und das Beste für sie will, kann sie vielleicht zu der Einsicht kommen, dass es gut und hilfreich ist, die Kinder auf ihren Tod vorzubereiten, sich von den Kindern zu verabschieden und ihnen eine Perspektive für die Zukunft zu geben.

Im **zweiten Rollenspiel** geht es um die Frage, ob ein Kind sich von seinem sterbenden Großvater verabschieden darf. Auch hier sind die Absicht der Großmutter und die Frage der Tochter positiv aufzunehmen – beide wollen das Beste für Lars, der offenbar nicht weiß oder nicht wahrhaben will, wie schlecht es dem Großvater geht. Was wird die teilnehmende Person in der Rolle der Hospizbegleitung tun? Sie hat gelernt, dass Kinder ein Recht haben, sich zu verabschieden. Doch wie vermittelt sie das? Strebt sie Einvernehmen bei Mutter und Tochter an? Redet sie erst mit Mutter und Tochter allein? Wie wird Lars auf die Situation des sterbenden Großvaters vorbereitet?

Im **dritten Rollenspiel** geht es darum, dass die Großmutter dem Enkel erklärt hat, der (verstorbene) Großvater sei auf eine lange Reise gegangen. Es bleibt offen, ob sie damit euphemistisch ausdrücken wollte, dass er gestorben sei oder ob sie dem Kind den Tod des Großvaters verschweigen wollte. Bastian hat die Aussage wörtlich genommen und wartet auf die Rückkehr des Großvaters. Die Teilnehmenden wissen, wie wichtig für Kinder ehrliche Antworten, das Einbezogen-Sein in das Geschehen in der Familie und das Abschiednehmen am Totenbett sind. Wie gelingt es der teilnehmenden Person in der Rolle der Hospizbegleitung, dass die Mutter ihrem Kind die Wahrheit sagt, ohne dass die Großmutter als Lügnerin dasteht?

Im **vierten Rollenspiel** hat der Vater der achtjährigen Emma gesagt: „Wenn Du immer ganz tapfer bist und nicht mehr weinst, dann wir Deine Mama bestimmt wieder gesund". Die Teilnehmenden ahnen, dass ein solcher Satz verheerende Folgen für das weitere Leben von Emma haben wird, denn sie wird sich nach dem Tod ihrer Mutter unweigerlich schuldig fühlen. „Mama ist nur gestorben, weil ich nicht tapfer genug war." Auch wenn die erste Reaktion Entsetzen über den Vater ist, soll die teilnehmende Person in der Rolle der Hospizbegleitung ruhig bleiben und versuchen, ihn auch in seiner Situation zu verstehen, seinen Nerven liegen vielleicht so blank, dass er Emmas Tränen einfach nicht ertragen konnte.

Wird die teilnehmende Person erst ein Gespräch allein mit dem Vater führen und ihn von der Notwendigkeit überzeugen, dass er das Gesagte bei seiner Tochter richtigstellen muss? Keinesfalls darf die teilnehmende Person Emmas Verhältnis zu ihrem Vater belasten, denn der Vater wird nach dem Tod der Mutter ihre wichtigste Bezugsperson sein. Wie wird es gelingen, mit dem Vater gemeinsam Emma die Wahrheit über den Zustand der Mutter zu sagen und ihr die Schuldgefühle zu nehmen?

Im **fünften Rollenspiel** will der fünfjährige Jonas nach dem Tod seines Großvaters abends nicht mehr ins Bett gehen und keinesfalls einschlafen. Die Mutter vermutet einen Zusammenhang mit dem Todesfall. Aufgabe der teilnehmenden Person in der Rolle der Hospizbegleitung ist es, herauszufinden, was dem Jonas so viel Angst macht, dass er nicht einschlafen möchte. Die Vermutung liegt nahe, dass jemand gesagt hat, dass „der Opa friedlich eingeschlafen" sei, und Jonas Angst hat, er würde auch nicht mehr aufwachen, wenn er einmal eingeschlafen ist. Manchen Kindern werden auch von anderen Gruselgeschichten erzählt, wie zum Beispiel: „Wenn Du schläfst, kommt der Opa und holt dich". Wird die teilnehmende Person selbst mit Jonas reden oder nur der Mutter Tipps geben, worauf sie achten und wonach sie fragen soll?

Bei allen Rollenspielen kommt es wieder darauf an, eine gute Beziehung zu den agierenden Personen herzustellen, ihr positives Bemühen zu würdigen, nicht für die eine oder den anderen Partei zu ergreifen oder das Handeln zu beurteilen, sondern die Betroffenen selbst Lösungswege finden zu lassen und Möglichkeiten zu eröffnen, bei denen die Entscheidungen aber nicht von den Teilnehmenden getroffen werden.

Die Teilnehmenden berichten im Plenum nach jeder Szene, wie sie sich in ihrer Rolle gefühlt haben, was sie positiv erfahren haben und was für sie schwierig war. Dann dürfen die „Zuschauenden" das Gesehene kommentieren, nachfragen oder andere Lösungsvorschläge und Handlungsmöglichkeiten anbieten.

Sollte irgendwann Zeit und Lust für weitere Rollenspiele zu diesem Thema sein, finden sich im Anhang weitere fünf Beispiele.

Anlage 6.6.b: Weitere Rollenspiele bei Kindern in der Sterbe- und Trauerbegleitung

WAS TRAUERNDE KINDER TUN KÖNNEN 6.7

Gerade in der Zeit zwischen dem Eintritt des Todes und der Beerdigung sind die Erwachsenen stark mit ihrer eigenen Trauer beschäftigt und haben eine Fülle von Dingen zu erledigen. Oft kommt es dann vor, dass die Kinder wenig Beachtung finden und auch selbst nicht so recht wissen, was sie tun sollen. In den Familien, aber auch bei Hospizbegleitenden, die wenig Umgang mit Kindern haben, fehlen Ideen, wie Kinder einbezogen werden können, und sich dadurch als zugehörig und wichtig erleben. Deshalb sollen die Teilnehmenden dazu eine Ideensammlung erstellen, indem sie alle Dinge aufschreiben, die ihnen einfallen (pro Karte eine Idee) und dann im Plenum zusammentragen und diskutieren. Erfahrungsgemäß fällt es vielen Teilnehmenden leichter, wenn sie sich ganz konkret Kinder aus ihrem Familien- oder Bekanntenkreis vorstellen und überlegen, was diese in einer solchen Situation gern täten oder was sie selbst als Kinder getan haben oder gern getan hätten. Dann ist ihnen auch klar, dass solche Tätigkeiten gebührend anerkannt und die Kinder entsprechend gelobt werden müssen. Auch hier kann die Kursleitung aus der Liste im Anhang ergänzen.

Anlage 6.7: Was Kinder tun können

6.8 EIGENE ERFAHRUNG MIT KINDERN BEI ABSCHIED UND TRAUER

Während des Spaziergangs in Zweiergruppen sollen eigenen Erfahrungen mit Kindern in Abschieds- und Trauersituationen auf dem Hintergrund der Informationen des Vormittags reflektiert werden. Auch eigene Kindheitserfahrungen können dabei noch einmal einfließen und nicht ausdiskutierte Fragen aufgegriffen werden.

6.9 BÜCHERTISCH MIT LITERATUR FÜR KINDER UND JUGENDLICHE UND BÜCHERN FÜR DIE TRAUERBEGLEITUNG VON KINDERN

Nach der Mittagspause ist Gelegenheit, sich den Büchertisch mit Bilder-, Kinder- und Jugendbüchern sowie Büchern für Begleitende zum Thema Tod und Trauer anzuschauen und Fragen zu den Büchern zu stellen. Die Kursleitung stellt einzelne Bücher ihrer Wahl vor. Eine Liste mit Kinder- und Jugendbüchern finden Sie im Materialteil.

Anlage 6.9: Bücher für Kinder und Jugendliche

6.10 SPIRITUELLE GRUNDHALTUNGEN STERBENDER

Wenn ich die Teilnehmenden frage: „Was verstehen Sie unter ‚Spiritualität?', bekomme ich von jeder und jedem eine andere Antwort. Spiritualität ist ein schwer fassbarer Begriff. So definiert der DUDEN Spiritualität als „Geistigkeit im Gegensatz zu Materialität". Aktuelle Nachschlagewerke setzen Spiritualität mit Frömmigkeit gleich. Das Institut der Orden definiert Spiritualität als „Integration des gesamten Lebens in eine vom Glauben getragene und reflektierte Lebensform". Nach Anselm Grün orientiert sich christliche Spiritualität am Geist Jesu Christi und bezieht sich in der Entfaltung eines geistlichen Lebens immer wieder auf die Worte und Taten Jesu, während Fulbert Steffensky Spiritualität als „geformte Aufmerksamkeit" bezeichnet, sowohl für das Unglück als auch das Glück von Menschen.

Spiritualität bedeutet für mich zunächst ganz allgemein ein Sich-Öffnen für eine tiefere Dimension des Seins. Im lateinischen Wort „spiritus" steckt Leben, Seele, Geist, (Selbst- und Gottes-) Bewusstsein – und im christlichen Sinn der „Heilige Geist". Neben dem Sich-Öffnen geht es dann auch um eine Beziehung, die das eigene Leben prägt. Es geht um die Begegnung mit dem ganz Anderen (K. Barth), dem ewigen Du (M. Buber), mit dem „was mich unbedingt angeht" (Tillich), also mit einem Gegenüber, das mich zugleich umschließt und durchdringt, es geht um das ganz persönliche Ringen um Sinngebung und Hoffnung, mit dem der Mensch auf die existentiellen Herausforderungen ein hilfreiches Gegengewicht sucht. Spiritualität als Ausrichtung auf

Transzendenz kann den Menschen öffnen für das Grundgefühl der Dankbarkeit für das Leben schlechthin, sie kann zur Folge haben, dass das Leben als Geschenk betrachtet wird, als eine Gabe, die eben in sich einen Sinn findet.

Aus diesen ganz unterschiedlichen Definitionen wird schon deutlich, dass Spiritualität ein vielschichtiges Phänomen ist. Sie bedingt nicht zwangsläufig die Zugehörigkeit zu einer festen Religion oder Glaubensgemeinschaft, sondern ist die ganz persönliche Suche nach Sinngebung, nach einer Grundorientierung in dieser Welt und dem Glauben an eine übermenschliche Kraft.

Christliche Spiritualität orientiert sich an der Spiritualität Jesu. Sie hat einen „asketischen" Aspekt: Am Anfang seines Wirkens treibt ihn der Geist (!) 40 Tage lang in die Einsamkeit der Wüste, „damit er vom Teufel versucht wird"[64]. Die Wüste ist der Ort, wo er sich den eigenen Abgründen, der eigenen Versuchlichkeit stellen muss, wo Entscheidungen fallen. Das Fasten, der Konsumverzicht, unterstützt dabei das Leerwerden, die Konzentration und Reduktion auf das Wesentliche. Und auch später zieht er sich immer wieder in die Natur zurück, meist auf einen Berg, um zu beten. Zur christlichen Spiritualität gehören wesentlich dieses Sich-Zurückziehen, Gott-Offenheit und Gebet.

Christliche Spiritualität in der Nachfolge Jesu kommt ohne Stille und ohne Wüstenerfahrung nicht aus. Die Reduktion auf das Wesentliche, das Lauschen nach innen, die Ausein-andersetzung mit den eigenen Schattenseiten, mit der persönlichen Gebrochenheit, die Ausrichtung auf Gott – all das ist ohne Rückzug kaum möglich. Alle großen spirituellen Gestalten der Bibel und der Kirchengeschichte haben Wüstenzeiten durchlebt, in denen ihre Berufung gereift ist. Es gibt keine christliche Spiritualität ohne Stille. Aber es gibt erst recht keine Spiritualität ohne Engagement, ohne Begegnung mit dem verwundeten und armen Christus, der so viele Gesichter hat: Die Opfer der Globalisierung in den Entwicklungsländern, Arbeits- und Obdachlose, missbrauchte Kinder, Einsame und Sterbende…

In der Versorgung Kranker wird Spiritualität als eine medizinisch-anthropologische Kategorie angesehen. Nach der WHO ist jeder Mensch spirituell, weil er um eine Beziehung, die das eigene Leben prägt, weiß. Auch die Palliativmedizin sieht den Menschen stets mit seinen medizinischen, pflegerischen, psychosozialen und spirituellen Bedürfnissen. Spiritualität gehört zu den Grundbedürfnissen des Menschen, denn zum Menschsein gehört es, dass wir über unseren Horizont hinaus fragen: Woher komme ich? Wohin gehe ich? Warum lebe ich? Was sind Sinn und Ziel meines Lebens?

Auch wenn dieses Grundbedürfnis oft gar nicht bewusst ist und/oder viele es nicht artikulieren können, verbirgt sich in vielen Menschen eine Sehnsucht danach. Angesichts existenzieller Krisen wie Krankheit, Leiden, Verlust und Tod verstärken sich erwiesenermaßen die Suche nach Orientierung und Sinngebung sowie der Wunsch nach spiritueller Begleitung. So werden wir in der Hospizarbeit immer wieder mit Fragen von Sterbenden und ihren Angehörigen konfrontiert, wie z. B. „Warum geschieht mir das?", „Wer vergibt mir?", „Warum dieses Leid?" oder „Was kommt nach dem Tod?". Häufig werden wir auch auf unseren persönlichen Glauben angesprochen.

Die Teilnehmenden sollen anhand der im Anhang aufgeführten Sätze überlegen, welche spirituellen Grundhaltungen hier deutlich werden und dabei gleichzeitig mehr Klarheit über ihre eigene Spiritualität gewinnen. Dies kann im Plenum oder in mehreren Kleingruppen diskutiert werden. Die Teilnehmenden sollen Satz für Satz die spirituellen Grundhaltungen beschreiben und begründen, warum sie das so sehen. Dabei wird deutlich, dass bei der Beurteilung anderer

64 Matth 4, 1

auch immer die eigene Spiritualität eine Rolle spielt, ja sie manchmal unbewusst zum Maßstab einer Bewertung gemacht wird, obwohl die unterschiedlichen spirituellen Haltungen alle gleichermaßen wertschätzend wahrgenommen werden sollten.

Anlage 6.10: Spirituelle Grundhaltungen Sterbender

6.11 DER TOD: ENDE ODER ÜBERGANG – WAS GLAUBEN DIE DEUTSCHEN?

In den letzten Jahrzehnten hat es in den christlichen Kirchen einen großen Traditionsabbruch gegeben, und die Kirche hat ihre Meinungsführerschaft verloren. Damit ist auch ein Konsens darüber, was Christen glauben, nicht mehr einfach herzustellen. Laut einer Spiegel-Umfrage[65] aus dem Jahre 2019 glauben in Deutschland nur 55 % der Menschen überhaupt an Gott. 2005 glaubten noch 85 % der Katholikinnen und Katholiken an Gott, 2019 sind es der Umfrage zufolge 75 %. Unter den Protestantinnen und Protestanten fiel der Wert noch stärker, von 79 auf 67 %. Mehrere Millionen Menschen, die einer der großen christlichen Konfessionen im Land mit zusammen fast 45 Millionen Kirchenmitgliedern angehören, zeigen damit eine erhebliche innere Distanz zu ihrer Religion.

Während früher die Auferstehung der Toten und das ewige Leben selbstverständliche Bestandteile des Glaubens waren, lehnen heute[66] 42 % den Auferstehungsglauben ab. 28 % antworteten mit „weiß nicht“, elf Prozent machten keine Angabe.

An ein Leben nach dem Tod glauben etwa 50 % der Deutschen, allerdings ist da nicht differenziert zwischen der christlichen Hoffnung auf Auferstehung oder buddhistischen geprägten Vorstellungen von Reinkarnation und Wiedergeburt sowie Vorstellungen von einem Eingehen in eine ewige Energie oder noch andere Formen eines Lebens nach dem Tod.

Im Anhang finden Sie einen Exkurs über den biblischen Befund zur Frage der Jenseitshoffnungen.

Anlage 6.11: Jenseitshoffnungen in der Bibel

6.12 WAS GLAUBE ICH? WORAUF HOFFE ICH? – EIGENE VORSTELLUNGEN VON EINEM LEBEN NACH DEM TOD

In einem Zweiergespräch sollen die Teilnehmenden sich über ihre persönlichen Vorstellungen von dem, was nach dem Tod sein wird, austauschen. Die Geschichte von den Zwillingen im Mutterleib kann dazu ein Einstieg sein. Genauso ist es möglich, den ersten Abschnitt des Fallbeispiels „Was kommt nach dem Tod?“ zu lesen und damit ein Beispiel für eine christlich geprägte Antwort auf die Frage zu haben. Oder sie gehen von eigenen Vorstellungen aus. Die Teilnehmenden sollen für sich klären: Ist für mich persönlich der Tod das Ende meines Lebens? Kommt dann nichts mehr? Oder ist der Tod Durchgang, Übergang in ein neues Sein bei Gott? Hoffe ich auf Auferstehung und ewiges Leben, wie die Bibel sie uns verheißen? Glaube ich an ein Weiterleben bei Gott oder an Wiedergeburt und Seelenwanderung mit dem Ziel, eine Entwicklung zu durchlaufen, um am Ende ins Nirwana eingehen zu können? Oder gehe ich ein in eine ewige Energie wie der Was-

65 https://www.spiegel.de/panorama/gesellschaft/christen-an-ostern-imm
66 https://www.idea.de/glaube/detail/umfrage-nur-jeder-fuenfte-glaubt-.

sertropfen, der nach seinem Weg von der Quelle über Bach und Fluss in den Ozean gelangt, also in immer veränderter Form (mal Wasserdampf, mal Regen, Schnee oder Eis) ein Teil des Ganzen, des Universums bleibt? Oder ist für den einen oder anderen Teilnehmenden der Tod das absolute Ende, nach dem nichts mehr kommt?

Anlage 6.12.a: Geschichte von den Zwillingen im Mutterleib
Anlage 6.12.b: Was kommt nach dem Tod

Wichtig ist, dass die Teilnehmenden jede Glaubenshaltung der und des anderen akzeptieren und nicht bewerten. Denn genau diese Toleranz werden die Teilnehmenden auch bei ihren Begleitungen benötigen.

Alternativ könnte auch Luthers „Sermon von der Bereitung zum Sterben“ Ausgangspunkt für das Gespräch sein.

Anlage 6.12.c: Martin Luther: Das Sterben als neue Geburt

GOTTESBILDER 6.13

Martin Luthers Erklärung zum 1. Gebot im Großen Katechismus zur Frage, wer Gott ist, hat bis heute nichts an Aktualität verloren. Luther fragt: „Was heißt, einen Gott haben, oder was ist Gott? Antwort: ein Gott heißt das, dazu man sich versehen soll alles Guten und Zuflucht haben in allen Nöten; also dass einen Gott haben nichts anders ist, denn ihm von Herzen trauen und glauben; wie ich oft gesagt habe, dass allein das Trauen und Glauben des Herzens beide macht, Gott und Abgott. Ist der Glaube und Vertrauen recht, so ist auch dein Gott recht; und wiederum, wo das Vertrauen falsch und unrecht ist, da ist auch der rechte Gott nicht. Denn die zwei gehören zu Haufe, Glaube und Gott. Worauf du nun (sage ich) dein Herz hängst und verlässest, das ist eigentlich dein Gott.[67]“

Anlage 6.13: Dein Gott ist, woran Du Dein Herz hängst

Es geht also bei der Frage nach Gott nicht um abstrakte Begriffe, sondern immer um die Beziehung des Menschen zu Gott, um das, worauf der einzelne Mensch sein Leben gründet und sein Vertrauen und seine Hoffnung setzt, also um das, was im Leben und Sterben trägt, oder wie Paul Tillich formuliert: um das, was ihn unbedingt angeht. Sind es Besitz, Ansehen, Leistung, eigene Autonomie oder die Erfahrung des Geliebtwerdens, das Gefühl der Zugehörigkeit, der Geborgenheit und die Gewissheit, dass ich mich, mein Leben einem anderen, nämlich Gott, verdanke?

Auch die Menschen, die von sich sagen, dass sie nicht religiös seien oder nicht an Gott glauben, haben etwas, „woran ihr Herz hängt“, vielleicht ein Urvertrauen darein, dass das Leben lebenswert ist, dass es Sinn hat und Liebe immer wieder möglich ist, trotz mancher gegenteiliger Erfahrung und dass gute Verbindungen mit anderen Menschen das Leben reich machen. Dieser nicht personale und sehr weit gefasste Gottesbegriff soll auch den Menschen einen Zugang zum Thema „Gottesbilder“ ermöglichen, die an keinen persönlichen Gott glauben. Für jeden Menschen gibt es irgendetwas, „was ihn unbedingt angeht“ (Paul Tillich) beziehungsweise woran sein Herz hängt.

67 Der große Katechismus nach der Fassung des deutschen Konkordienbuches (Dresden 1580)

Da es immer wieder vorkommt, dass Sterbende die Begleitenden nach ihrem persönlichen Glauben fragen und es sicher zu wenig ist, wenn sie auf die Frage, ob sie an Gott glauben, nur mit einem „Ja“ oder „Nein“ antworten, sollen alle Teilnehmenden genauer ausführen, was ihnen der Glaube an Gott im weitesten Sinne, also der Glaube an das, was sie im Leben hält und trägt, bedeutet. Erfahrungsgemäß tun sich viele Teilnehmende schwer damit, da der Glaube immer mehr zur Privatsache der einzelnen Menschen geworden ist und eine große „Sprachlosigkeit“ in Glaubensfragen herrscht.

In ihrer fünften Erhebung über Kirchenmitgliedschaft[68] aus dem Jahr 2014 stellt die Evangelische Kirche Deutschlands (EKD) fest:

„Der Austausch über religiöse Themen erfolgt vor allem gleichsam unter Wahlverwandten, das heißt allen voran unter (Ehe-) Partnern sowie Freunden und Bekannten (...) Gespräche mit Fremden über religiöse Themen finden dagegen nur selten statt.“

Selbst wenn Menschen beispielsweise das Gefühl haben, in der einen oder anderen Situation von Gott geführt oder vor Schaden bewahrt worden zu sein, so erklären sie eher, dass sie Glück gehabt haben oder das Schicksal es noch einmal gut mit ihnen gemeint habe. Erfahrungen von Gottes Wirken im Leben der und des Einzelnen werden zwar gemacht, aber nicht mehr mit anderen kommuniziert.

Steht dahinter die Angst, von anderen belächelt oder für superfromm gehalten zu werden? Oder ist es die Scheu, sich an einem persönlich sehr wichtigen Punkt angreifbar zu machen? Oder fehlen einfach die Worte, weil alle ungeübt sind, über das zu reden, was ihren Glauben und ihre Hoffnung ausmachen?

Auf der anderen Seite gibt es Menschen, die so von ihrem Glauben erfüllt sind, dass sie anderen davon erzählen und sie davon überzeugen wollen. Denen muss deutlich gesagt werden, dass es in der Hospizarbeit nicht darum geht, Menschen auf dem Sterbebett noch bekehren oder ihnen den eigenen Glauben überstülpen zu wollen. Ich kann der oder dem anderen auf Fragen hin erklären, was mein Glaube ist, woraus ich lebe und worauf ich hoffe, aber ob das Gegenüber das für sich annehmen will und kann, liegt nicht in meiner Hand. Aufgabe der Hospizbegleitenden ist es, den sterbenden Menschen mit seinem Glauben, seinen Zweifeln oder seiner Ablehnung allen Glaubens ernst zu nehmen, ohne seine Haltung zu bewerten und ihm oder ihr zugewandt zu bleiben, egal ob die Vorstellungen des anderen den eigenen entsprechen oder nicht. Die Hospizbewegung ist eine bürgerschaftliche Bewegung, die offen ist für alle Menschen, egal welcher Religion, Weltanschauung, Kultur oder ethnischen Gruppe sie zugehören, ob sie Atheisten und Atheistinnen, Agnostiker oder Agnostikerinnen oder etwas ganz anderes sind. Das gilt es stets zu respektieren.

Obwohl klar ist, dass Gott nie in einem Bild zu fassen sein wird, sondern damit immer nur ein winziger Aspekt von Gott beschrieben ist, können wir Gott nicht anders als in Bildern denken.

Gott ist wie das Licht der Sonne, wie ein gütiger Vater, ein strafender Richter, ein König und Herrscher, ein guter Freund, der gute Hirte, die Quelle unseres Lebens, ein Fels in der Brandung, ein Anker im Sturm, er ist wie das Licht eines Leuchtturms in der Nacht. Gott ist Energie, Kraft, Kraftquelle, Geist, Lebenshauch, Leidenschaft und Schöpfermacht. Er ist gerechter Herrscher, ein strafender Richter, ein autoritärer oder gütiger Vater oder eine Mutter, ein guter Freund und Helfer, Gott ist wie eine Glucke, die ihre Kinder unter ihren Flügel birgt. Gott ist Liebe, Barm-

68 Engagement und Indifferenz Kirchenmitgliedschaft als soziale Praxis V. EKD-Erhebung über Kirchenmitgliedschaft https://archiv.ekd.de/download/ekd_v_kmu2014.pdf

herzigkeit und Güte. Gott hat sich in Jesus Christus offenbart als sympathischer, als mitleidender Gott, der sich das Leid der Menschen zu Herzen gehen lässt, der Schalom, Heil und Gerechtigkeit für alle will. Gott ist das, was mich unbedingt angeht. Diese Liste lässt sich noch lange fortsetzen, ohne dass Gott damit je ausreichend beschrieben wäre.

Zu den oben genannten Begriffen lassen sich im Internet die verschiedensten Bilder finden, die ausgedruckt werden und von denen sich alle Teilnehmenden jeweils eines auswählen sollen (wo ein passendes Bild fehlt, kann auch eine Karte mit dem entsprechenden Begriff beschriftet werden). In der folgenden Übung geht es darum, dass die Teilnehmenden aus den vielen Bildern für Gott eines auszuwählen, dass der oder dem Teilnehmenden im Moment am wichtigsten ist und vielleicht die Beziehung der betroffenen teilnehmenden Person zu Gott beschreibt. Voraussichtlich wird die Auswahl den meisten Teilnehmenden nicht leicht fallen, da sie sich für ein Bild entscheiden sollen. Aber so sind sie angehalten, darüber nachzudenken, was ihnen bei Gott besonders von Bedeutung ist.

Alternativ ist es auch möglich, dass jede teilnehmende Person ein Bild malt, in dem die eigene Vorstellung von Gott zum Ausdruck kommt. Wenn einzelne Teilnehmende damit Probleme haben, weil es in der Bibel heißt: „Du sollst dir kein Bildnis von Gott machen", kann die Kursleitung vorschlagen, man solle in einem Bild die für einen selbst wichtigste Eigenschaft Gottes festhalten. An die Phase des Malens schließt dann eine Vernissage an, bei der die Bilder vorgestellt werden.

Schnell wird durch die unterschiedliche Auswahl deutlich, dass fast jedem Menschen ein anderer Aspekt Gottes wichtig ist. Es werden auch nicht alle von sich sagen, dass sie an Gott glauben oder eine Gottesbeziehung haben, aber es ist sinnvoll, sich mit den verschiedensten Gottesbildern auseinanderzusetzen, weil den Teilnehmenden diese immer wieder bei den Menschen begegnen, die sie zukünftig begleiten werden.

Genauso gut ist es möglich, die Teilnehmenden an dem vorausgehenden Studientag zu bitten, dass sie ein Bild mitbringen, das ihrer Vorstellung von Gott entspricht oder die wichtigste Eigenschaft Gottes darstellt.

WENN GOTT LIEBE IST, WARUM GIBT ES DANN SO VIEL LEID? 6.14

Angesichts des Todes brechen oft viele Fragen auf: „Warum? Warum gerade ich? Warum so viel Leid? Wie kann Gott das zulassen?" Ist Leiden eine Strafe Gottes für unsere Sünden, und wie verhält sich das dann zu seiner Zusage, gnädig und barmherzig zu sein? Hinter der verzweifelten Frage „Womit habe ich das verdient?" steht die Vorstellung, dass ich auf Grund meines Handelns Lohn oder Strafe verdiene, mich also durch gottgefälliges oder ethisch korrektes Handeln vor Unglück schützen könne. Für viele Trauernde ist es sehr schwer auszuhalten, wenn dieses Konstrukt zerbricht und damit auch ihr Gottesbild infrage gestellt wird.

Die Teilnehmenden sollen sich mit dieser Thematik auseinandersetzen, indem sieben Teilnehmende jeweils eine der im Anhang angefügten Positionen übernehmen und sie in der Diskussion mit den anderen vertreten. Erst wenn alle ausreichend zu Wort gekommen sind, wird die Diskussionsrunde auch für die „Zuschauenden" geöffnet. Dann dürfen die sieben Teilnehmenden ihre Rollen verlassen und ihre eigene Meinung sagen.

Anlage 6.14: Leid – Prüfung oder Strafe Gottes

Jede dieser sieben Rollen sollte auf je eine Karte ausgedruckt sein, so dass jede teilnehmende Person nur ihre Rolle kennt.

6.15 FEEDBACK-RUNDE

Auch dieser Studientag schließt wieder mit einer Feedback-Runde. Bei leiser Musik lassen alle den Tag noch einmal an sich vorüberziehen. Anschließend nehmen sie sich einen oder mehrere Glasnuggets und Steine oder Scherben.

Eine Person nach der anderen sagt abschließend, mit welchen Gefühlen und Gedanken sie jetzt nach Hause geht, was sie noch bewegt, was für sie positiv und was schmerzlich, belastend oder ärgerlich war oder sie verletzt hat. Dazu legen die Teilnehmenden entsprechend die Nuggets, die Steine oder die Scherben ab. Das Gesagte wird nicht kommentiert oder diskutiert.

6.16 ABSCHLUSS

Der Studientag endet mit einem Lied, einem Segen oder guten Wünschen.

Anlage 6.16: Lied, Segen, Wünsche

STUDIENTAG 7

PALLIATIVE VERSORGUNG, ETHISCHE FRAGEN AM LEBENSENDE

NR	ZEIT	THEMA	METHODE	MATERIAL
7.1	9:00	Ankommen, Begrüßung	Meditative Körperübung	Siehe 3.1
7.2	9:15	Befindlichkeitsrunde, Struktur des Tages vorstellen	Anhand von Bildern, Vorstellung des oder der Referierenden, Je nach Wunsch des Referierenden	Namensschilder
7.3	9:40	Palliative Care in der Medizin, Einführung	Plenum: Kurzvortrag durch Kursleitung oder Referent bzw. Referentin	7.3 Palliative Versorgung in Deutschland
7.4		SAPV	Vortrag des Palliativmediziners bzw. einer Palliativmedizinerin anhand eines Beispiels	Beamer
	11:00	Pause		
7.5	11:15	Krankheitsbilder am Lebensende	Vortrag des Palliativmediziners bzw. der Palliativmedizinerin	
7.6	11:45	Belastende Symptome: Schmerzen, WHO-Stufenschema der Schmerztherapie, Atemnot	Vortrag des Palliativmediziners bzw. der Palliativmedizinerin	7.6.a WHO-Stufenschema der Schmerztherapie 7.6.b Was tun bei Luftnot?
7.7		Palliativpass und Palliativampel *Kann wegfallen, wenn der Pass nicht angewendet wird*	Diskussion: Bedeutung und Einsatzmöglichkeiten	7.7 Palliativpass und Palliativampel
7.8	12:00	Wie erfolgt die Zusammenarbeit vom SAPV-Team mit dem Hospizdienst?	Fragen der Zusammenarbeit, alle Teilnehmenden äußern eine Frage/ einen Wunsch	Karten, Stifte
7.9	12:30	Rückblick Gespräch mit dem Palliativmediziner bzw. der Palliativmedizinerin	Film: Wann dürfen wir sterben? (Quaks), Was war mir neu/wichtig?	Video
	13:00	Mittagessen		
7.10	13:30	Welche Erfahrungen habe ich mit der Palliativmedizin? Oder: Was wünsche ich mir für meine letzte Lebensphase?	Spaziergang in Zweiergruppen	
7.11	14:00	Einführung ins Thema: Ethische Entscheidungen am Lebensende	Plenum: Vortrag durch die Kursleitung	7.11.a Einstellungen zu Sterben und Tod im Wandel der Geschichte, 7.11.b Suizidassistenz in Oregon
7.12	14:15	Klärung der Begriffe: Sterbehilfe, aktive, passive, indirekte Sterbehilfe, Beihilfe zum Suizid, Suizid, Tötung auf Verlangen	Plenum: Klärung der Begrifflichkeit, alle Teilnehmenden wählen einen Begriff und erklären ihn anhand eines Beispiels	Karten, Stifte 7.12 Suizid im Urteil der Geschichte
7.13	14:30	Tötung auf Verlangen	Gruppenarbeit: Fragen bearbeiten	7.13 Anlage Beihilfe zum Suizid
7.14	15:15	Entscheidungen am Lebensende	Alternativ: assistierter Suizid Pro und Contra	7.14 Rollenspiele zu palliativen Situationen
	15:45	Pause		
7.15	16:00	Schwierige Entscheidung	Kleingruppen: Rollenspiele zu verschiedenen Palliativ-Situationen, Vorspiel und Auswertung im Plenum	7.15.a Fallbeispiel zu schwierigen Entscheidungen, 7.16.b Rollenspiele zu ethischen Entscheidungen
7.16	16:30	Palliative Sedierung *(kann bei fehlender Zeit Thema einer Fortbildung sein)*	Plenum: Anfang lesen, Lösungen erarbeiten, Alternativ: Rollenspiele zu ethischen Fragen	7.16.a Palliative Sedierung 7.16.b Fallbeispiel Sterbehilfe
7.17		freiwilliger Verzicht auf Nahrung und Flüssigkeit (FVNF) *(kann bei fehlender Zeit Thema einer Fortbildung sein)*	Plenum Begriffserklärung Diskussion in Kleingruppen	7.17 Freiwilliger Verzicht auf Nahrung und Trinken am Lebensende
7.18	16:50	Feedback-Runde	1. Runde Palliativmedizin 2. Runde ethische Entscheidungen	
7.19	16:55	Abschluss	Plenum	7.19 Lied, Segen und Wünsche

EMPFOHLENE LEKTÜRE *(siehe auch Literaturverzeichnis)*

Bausewein, Claudia: Sterben ohne Angst. Was Palliativmedizin leisten kann.

Bausewein, Claudia/Roller, Susanne/Voltz, Raymond: Leitfaden Palliative Care. Palliativmedizin und Hospizbetreuung.Borasio, Gian Domenico/Roser, Traugott: Der Tod als Rahmenbedingung. Spiritual Care in der Palliativmedizin.

Coors, Michael/Simon, Alfred (Hg.): Freiwilliger Verzicht auf Nahrung und Flüssigkeit: Medizinische und pflegerische Grundlagen – ethische und rechtliche Bewertungen.

Gronemeyer, Reimer: Sterben in Deutschland: Wie wir dem Tod wieder einen Platz in unserem Leben einräumen können.

Kränzle, Susanne/Schmid, Ulrike/Seeger, Christa: Palliative Care: Handbuch für Pflege und Begleitung.

Mehne, Sabine: Ich sterbe, wie ich will: Meine Entscheidung zum Sterbefasten.

Sitte, Thomas: Vorsorge und Begleitung für das Lebensende.

Sitte Thomas/Stöbener, Anja: Am Start das Ziel im Blick.

Wittwer, Héctor (Hg.): Sterbehilfe und ärztliche Beihilfe zum Suizid. Grundlagentexte zur ethischen Debatte.

ZIELE

- Die Teilnehmenden wissen, was Palliative Care ist, was SAPV bedeutet und was ein SAPV-Team leistet.
- Die Teilnehmenden wissen, welche Symptome am Ende des Lebens auftreten können und wie sie gelindert werden.
- Die Teilnehmenden kennen die Unterscheidungen zwischen aktiver, passiver und indirekter Sterbehilfe.
- Die Teilnehmenden wissen, was Therapiezieländerung, Suizid, Beihilfe zum Suizid, Sterbefasten, palliative Sedierung und Verzicht auf Nahrung und Flüssigkeit am Lebensende bedeuten.
- Die Teilnehmenden haben sich mit ethischen Entscheidungen am Lebensende auseinandergesetzt und können ihre eigenen Positionen begründen.

7.1 ANKOMMEN – MEDITATIVE KÖRPERÜBUNG

Zum Einstieg erfolgt eine Körperübung wie unter 3.1 beschrieben.

7.2 BEFINDLICHKEITSRUNDE MIT BILDERN/STRUKTUR DES TAGES VORSTELLEN

Auch für diese Befindlichkeitsrunde können, wie am 3. Studientag, Bilder ausgewählt und anhand dieser Bilder über sich selbst erzählt werden.

Wenn der Palliativmediziner als Gastreferent anwesend ist, sollten alle Teilnehmenden sich statt der Befindlichkeits-Runde kurz vorstellen, ihre Motivation für den Kursbesuch nennen und eine Frage bezüglich des Themas „Palliative Care" stellen.

7.3 PALLIATIVE CARE IN DER MEDIZIN – EINFÜHRUNG

Wenn kein Mediziner bzw. keine Medizinerin referiert, führt die Kursleitung in das Thema Palliative Care ausführlich ein.

Palliative Care (hergeleitet vom lateinischen pallium (Mantel, Umhang) bzw. palliare (bedecken, lindern) und dem englischen Wort care=Sorge, Vorsorge) ist ein ganzheitliches Betreuungskonzept für Menschen, die sich im fortgeschrittenen Stadium einer unheilbaren Erkrankung befinden, sowie für deren An- und Zugehörige. Dieses Konzept berücksichtigt die körperliche, seelische, soziale und spirituelle Situation der betroffenen Menschen und die sich hieraus ergebenden Bedürfnisse. Dies erfordert eine betroffenenorientierte, individuelle, kreative und symptomorientierte Behandlung und Pflege sowie eine Auseinandersetzung mit den Themen Sterben, Tod und Trauer.

Palliative Care wird nach der aktuellen Definition der Weltgesundheitsorganisation verstanden als „Ansatz, mit dem die Lebensqualität der Patienten und ihrer Familien verbessert werden soll, wenn sie mit einer lebensbedrohlichen Krankheit und den damit verbundenen Problemen konfrontiert sind. Dies soll durch Vorsorge und Linderung von Leiden, durch frühzeitiges Erkennen und fehlerlose Erfassung und Behandlung von Schmerzen und anderen physischen, psychosozialen und spirituellen Problemen erfolgen.[69]"

Dabei stehen der schwerstkranke, sterbende Mensch und seine An- und Zugehörigen im Zentrum aller Bemühungen. Ihre Bedürfnisse sind richtungsweisend für alle Maßnahmen und Entscheidungen des inter- und multidisziplinären SAPV-Teams, in dem die verschiedenen Professionen zusammenarbeiten. Gemeinsam mit den Betroffenen und ihren Angehörigen erfolgt eine Therapiezielklärung, die sich immer am Willen des sterbenden Menschen orientiert. Dabei geht es um Lebensqualität und nicht mehr um Heilung, und auch nicht darum, das Leben (und Sterben) zu verkürzen oder zu verlängern. Für das Palliative Care Team gehört der Tod zum Leben dazu und wird weder verdrängt noch totgeschwiegen, sondern als natürliches Ende des Lebens akzeptiert.

Die palliative Medizin kümmert sich um Beseitigung oder zumindest Linderung der Symptome, die mit der unheilbaren Krankheit einhergehen, also vor allem um Schmerzen, Luftnot, Übel-

69 www.dgpalliativmedizin.de/images/stories/WHO_Definition_2002_Palliative_Care_englisch-deutsch.pdf

keit und Erbrechen, Fatigue (Müdigkeit), Angst, Unruhezustände und Krampfanfälle sowie um Obstipation (Verstopfung) und Diarrhö (Durchfall) oder Juckreiz. In vielen Gesprächen mit den Betroffenen und deren Angehörigen bereitet das Palliativ-Team die Menschen auf das Sterben vor, hilft ihnen, noch Dinge zu regeln, und nimmt deren psychosoziale Situation sowie ihre spirituellen Bedürfnisse in den Blick. Deshalb gehören auch Psychologen und Psychologinnen, Sozialarbeitende und die Seelsorge mit in das Palliative-Care-Team.

Palliative Care in der Medizin hat also deutlich einen anderen Ansatz als die herkömmliche Medizin: Das Ziel der kurativen Medizin ist die Heilung des kranken Menschen, indem sie ihm beispielsweise Medikamente verabreicht, durch eine Operation das kranke Organ entfernt oder durch Chemotherapie oder Bestrahlung die kranken Zellen bekämpft usw. Die Entscheidungen für diese oder jene Therapie erfolgen nach Leitlinien, sie gehen also von Standards aus. Ihr Ziel ist es, Menschen zu heilen und Leben zu erhalten, manchmal bis dahin, dass alles getan wird, um den Eintritt des Todes möglichst lange hinauszuzögern.

Palliative Care in der Medizin hat als Ziel nicht mehr die Heilung des kranken Menschen sondern möchte seinen Wünschen entsprechend für die verbleibende Zeit für ihn so viel Lebensqualität wie möglich erreichen, indem sie:

... Linderung von Schmerzen und anderen belastenden Symptomen schafft,

... das Leben bejaht und Sterben als normalen Prozess anerkennt,

... weder die Beschleunigung noch Verzögerung des Todes beabsichtigt,

... psychologische, soziale und seelsorgerliche Aspekte der Betreuung integriert,

... Unterstützung bietet, um Patientinnen und Patienten zu helfen, ihr Leben so selbstbestimmt wie möglich bis zum Tod zu gestalten,

... Angehörigen Unterstützung während der Erkrankung des Patienten oder der Patientin und in der Trauerzeit bietet,

... im Team arbeitet, um die Bedürfnisse der kranken Menschen und ihren Familien wahrzunehmen und adäquat mit ihnen umzugehen,

... Lebensqualität fördert und damit möglicherweise auch den Verlauf der Erkrankung positiv beeinflussen kann.

... Sie kommt frühzeitig im Krankheitsverlauf zur Anwendung,

... sie beginnt möglichst schon während der kurativen Behandlung.

Da viele Menschen immer noch völlig falsche Vorstellungen von der Hospiz- und Palliativarbeit haben, ist eine gezielte Information der Öffentlichkeit über Palliativ- und Hospizversorgung notwendig. Es sollte für alle Menschen einen rechtzeitigen und niederschwelligen Zugang zu Palliativversorgung unabhängig von der Grunderkrankung geben und der ganzheitliche, palliative Ansatz bei allen Therapiezielbestimmungen eine Rolle spielen.

Die meisten Hospizinitiativen arbeiten mit einem Team der spezialisierten ambulanten Palliativ-Versorgung (SAPV) zusammen, manchmal sind es auch zwei oder drei SAPV-Teams.

Doch was ist SAPV? Die Deutsche Gesellschaft für Palliativmedizin und der Deutsche Hospiz- und PalliativVerband definieren: „Die spezialisierte ambulante Palliativversorgung (SAPV) dient – in Ergänzung zur allgemeinen ambulanten Palliativversorgung (AAPV) – dem Ziel, die Lebensqualität und die Selbstbestimmung von Palliativpatienten so weit wie möglich zu erhalten, zu fördern und zu verbessern und ihnen ein menschenwürdiges Leben bis zum Tod in ihrer gewohnten Umgebung (zu Hause), in stationären Pflegeeinrichtungen bzw. stationären Hospizen zu ermöglichen." Nur ein Teil aller Sterbenden benötigt diese besondere Versorgungsform. Näheres dazu finden Sie in der Anlage.

Anlage 7.3: Palliative Versorgung in Deutschland

7.4 SPEZIALISIERTE AMBULANTE PALLIATIVVERSORGUNG (SAPV)

Die spezialisierte ambulante Palliativversorgung richtet sich an Palliativpatienten und -patientinnen und deren soziales Umfeld, wenn die Intensität oder Komplexität der aus dem Krankheitsverlauf resultierenden Probleme den Einsatz eines spezialisierten Palliativteams (Palliative Care Team) vorübergehend oder dauerhaft notwendig machen (Oft sind das Schmerzproblematiken oder Atemnot). Sie erfolgt im Rahmen einer ausschließlich auf Palliativversorgung ausgerichteten Versorgungsstruktur. Diese beinhaltet insbesondere spezialisierte palliativärztliche und palliativpflegerische Beratung und/oder (Teil-)Versorgung, einschließlich der Koordination von notwendigen Versorgungsleistungen bis hin zu einem umfassenden, individuellen Unterstützungsmanagement. Multiprofessionalität, 24-stündige Erreichbarkeit an sieben Tagen in der Woche und Spezialisten-Status (durch Weiterbildung und Erfahrung) der primär in der Palliativversorgung tätigen einzelnen Leistungserbringer sind unverzichtbar[70]. Dadurch, dass die Kranken und ihre Angehörigen sich zu jeder Tages- und Nachtzeit bei Komplikationen an das SAPV-Team wenden können und kompetente Hilfe erfahren, werden unnötige Krankenhausaufenthalte vermieden, und die Patientinnen und Patienten können gut versorgt und begleitet bis zu ihrem Tod in ihrem vertrauten Umfeld bleiben.

Ein SAPV-Team macht jedoch keineswegs die hospizliche Begleitung überflüssig, denn was die Ehrenamtlichen leisten, kann kein noch so guter Palliativdienst tun: den Alltag mit den Kranken und ihren Familie teilen, viel Zeit haben, einfach da sein und den Schwerkranken als Menschen und nicht nur als kranke Person wahrnehmen. Die ehrenamtlichen Hospizbegleiterinnen und -begleiter vermitteln, dass der oder die Einzelne nicht allein gelassen wird und Teil der Gesellschaft bleibt – als Mensch und nicht auf die Krankheit reduziert. Das heißt: Egal, wie viel sich in den letzten Jahrzehnten auch verändert hat, das Ziel der Hospizbewegung, Menschen in ihrer letzten Lebensphase gut zu begleiten, ist geblieben und neben der Frage nach der Lebensqualität steht nach wie vor das Bestreben, den Übergang aus diesem Leben gut zu gestalten.

Bei der Zusammenarbeit von Hospizdiensten und SAPV-Teams gibt es ganz unterschiedliche Formen. Manchmal ist es nur ein Nebeneinander, das von Konkurrenzdenken bestimmt ist und bei dem das SAPV-Team dem Hospizdienst sehr deutlich signalisiert: „Wir brauchen Euch nicht, Wir machen das alles selbst!" Doch in der Regel ist beiden Seiten eine Vernetzung miteinander sehr wichtig. Es werden Verträge geschlossen. Gemeinsame Treffen, regelmäßige Absprachen, Fallbesprechungen und Informationen sind selbstverständlich, weil für alle die optimale Versorgung und Begleitung der Sterbenden und ihrer Angehörigen im Mittelpunkt stehen und allem Tun dieselbe Haltung zugrunde liegt, nämlich die Orientierung am einzelnen Menschen. Es geht

70 (Definition DGP und DHPV 15.01.2009)

vorurteilslos um dessen Würde, Lebensentwurf, Hoffnungen, Wünsche und Ziele und darum, den Betroffenen so viel Lebensqualität wie möglich und ein Sterben in Würde zu ermöglichen.

In einzelnen Fällen ist die Zusammenarbeit auch durch einen Kooperationsvertrag geregelt, und die Koordinierenden des Hospizdienstes übernehmen in der Hälfte ihrer Arbeitszeit die palliativpflegerische Versorgung der SAPV-Patienten und -patientinnen in Zusammenarbeit mit medizinischen Fachpersonal eines Zentrums für palliative Versorgung. Mit der anderen Hälfte nehmen sie die Aufgaben der Koordination im Hospizdienst wahr. Durch diese enge Verzahnung werden deutlich mehr Palliativ-Patienten und -patientinnen auch hospizlich begleitet, und vom Hospizdienst betreute Menschen erfahren frühzeitig von den Möglichkeiten der palliativen Versorgung.

VORTRAG UND GESPRÄCH MIT DEM PALLIATIVMEDIZINER ODER DER -MEDIZINERIN
Damit die Teilnehmenden nicht nur von der Einbindung des Hospizdienstes in ein Netzwerk wissen, sondern die Zusammenarbeit mit dem SAPV-Team auch praktisch erleben, gestaltet ein Palliativmediziner oder eine -medizinerin diesen Vormittag, erklärt noch einmal aus eigener Sicht, was das Proprium der Palliativmedizin ist, informiert über Symptomkontrolle, besonders über das Erkennen und Behandeln von Schmerzen und über verschiedene in der Palliativmedizin häufig vorkommende Krankheitsbilder. Gleichzeitig stellt er oder sie sich allen Fragen der Teilnehmenden.

Je nach Absprache wird der Palliativmediziner oder die -medizinerin Schwerpunkte setzen müssen, da das Thema zu umfassend ist, als dass es an einem Vormittag erschöpfend behandelt werden könnte.

KRANKHEITSBILDER AM LEBENSENDE 7.5

Der Palliativmediziner bzw. -medizinerin entscheidet, ob ein Schwerpunkt bei Krebserkrankten, Menschen mit ALS oder altersgemäßer Multimorbidität, bei neurologischen Erkrankungen oder bei Demenz gesetzt wird, oder ob ganz andere Krankheitsbilder im Blick sind.

BELASTENDE SYMPTOME 7.6

Da es vielleicht in dem einen oder anderen Hospizdienst schwierig ist, medizinisches Personal zu einem solchen Vortrag zu gewinnen, möchte ich zwei Beispiele anführen, die der Palliativmediziner bzw. die -medizinerin ansprechen könnte, nämlich Schmerzen und Atemnot.

Im Übrigen entscheidet der Mediziner bzw. die Medizinerin selbst, wo Schwerpunkte gesetzt werden sollen.

Wir alle wissen, wie zermürbend Schmerzen sein können und dass Dauerschmerzen ganz viel Lebensqualität nehmen. Deshalb ist eines der wichtigsten Themen der Palliativmedizin eine gute Schmerztherapie, die leider von vielen Krankenhaus-, Hausärzten und -ärztinnen nicht hinreichend geleistet wird, da es immer noch große Vorbehalte gegenüber den betäubungsmittelpflichtigen Medikamenten aus der Gruppe der Opiate gibt. Das (ohnehin fragwürdige) Argument, dass Menschen davon süchtig werden können, sollte bei Tumorerkrankten im Endstadium wirklich keine Rolle mehr spielen!

Die konsequente Schmerztherapie ist ein wichtiger Pfeiler der Symptomkontrolle in der Palliativmedizin. Neben der medikamentösen Therapie sind die psychischen und sozialen Umstände der betroffenen Patientinnen und Patienten als Faktoren zu berücksichtigen, die die Schmerzerfahrung mit beeinflussen. Primäre Ziele sind das Erreichen einer größtmöglichen Schmerzarmut und damit die Sicherstellung einer ausreichenden Lebensqualität.[71] Tumorschmerzen sind von einer Reihe unterschiedlicher Einflussgrößen aus dem psychischen bzw. psychosozialen Bereich abhängig wie Ängste, Einsamkeit, Hoffnungslosigkeit und Depressivität. Cicely Saunders, die Begründerin der modernen Palliativmedizin in England, hatte daher gefordert, diese unterschiedlichen Dimensionen des Schmerzes aus physischer, psychischer, sozialer und spiritueller Sicht in ihrem gesamten Zusammenhang zu betrachten, und hierfür zusammenfassend den Begriff „Total Pain" geprägt.

Im Blick auf die körperlichen Schmerzen und deren Bekämpfung hat die Weltgesundheitsorganisation ein dreistufiges Schema entwickelt. Der WHO-Stufenplan[72] der medikamentösen Schmerztherapie soll Hilfestellung leisten bei der Behandlung von Tumorschmerzen und anderen chronischen Schmerzen. Es sieht vor, solche Schmerzen zunächst mit Schmerzmitteln der ersten Stufe zu lindern. Gelingt dies nicht, kommen Analgetika der zweiten Stufe zum Einsatz (eventuell zusätzlich). Bringt auch dies nicht den gewünschten Erfolg, verordnen Ärzte und Ärztinnen Schmerzmittel der dritten Stufe (ebenfalls oft zusammen mit Analgetika der ersten Stufe).

Anlage 7.6.a: WHO-Stufenschema der Schmerztherapie

Schmerz wird von allen Menschen subjektiv unterschiedlich empfunden. Das bedeutet für die palliative Schmerzversorgung, dass sie sich jeweils ganz individuell nach dem Schmerzempfinden der einzelnen erkrankten Person richtet. Das Palliativ-Team bemüht sich, die psychosoziale Situation der Patientinnen und Patienten zu verbessern und hilft, spirituelle Fragen zu klären, weil klar ist, dass das psychische Wohlbefinden, wenn Ängste gemindert werden und Hoffnung wächst, sich auch auf das Schmerzempfinden der somatisch bedingten Schmerzen positiv auswirkt.

Ein zweites wichtiges Thema in der Palliativmedizin ist die Atemnot.

Atemnot zeigt sich bei den Betroffenen durch Kurzatmigkeit, Beklemmungsgefühle und den sogenannten „Lufthunger". 78 % aller Betroffenen mit einer fortgeschrittenen Tumorerkrankung leiden an der Symptomatik der Dyspnoe. In den letzten 24 Lebensstunden wird sie bei 80 % der Tumorbetroffenen als Hauptsymptom beschrieben. Sie ist ein subjektives Symptom. Nur die Betroffenen selbst können die Anwesenheit sowie die Schwere von Atemnot beurteilen. „Dyspnoe ist das, was der Patient sagt und nicht das, was die Betreuenden primär wahrnehmen,"[73] und was oft standardmäßig mit einer Sauerstoffgabe nach Einweisung in eine Klinik stationär behandelt wird.

Für die Betroffenen und deren An- und Zugehörigen stellt die Dyspnoe eine sehr hohe Belastung dar, die für beide Seiten mit erheblichen Ängsten einhergeht. Ausgeprägte Atemnot wird von den Betroffenen als akut bedrohliche Situation mit Todesangst erlebt, und häufig entsteht ein Teufelskreislauf: „Atemnot löst Angst aus, Angst begünstigt Atemnot."[74] Deshalb steht im Vordergrund aller palliativ-medizinischen Bemühungen, die von den Betroffenen individuell empfundene

71 Steins, Martin B./ Eschbach, Corinna/Villalobos, Matthias /Thoma, Michael: Schmerztherapie in der Palliativmedizin Pain Management in Palliative Medicine, Stuttgart 2018 Thieme

72 https://www.netdoktor.de/palliativmedizin/schmerztherapie-13158.html

73 Graf, Gerda: Dyspnoe. In Knipping, Cornelia (Hg.): Lehrbuch Palliative Care. Hans Huber, Bern, 2007 S. 324

74 Kränzle, Susanne/Schmid, Ulrike/Seeger, Christa: Palliative Care Handbuch für Pflege und Begleitung. 2010 3. Auflage S. 282

Atemnot ernst zu nehmen und zu lindern. Besonders wichtig ist neben dem fachlichen Wissen ein ruhiges und behutsames Auftreten der Palliativärzte und -ärztinnen und der Pflegenden, um so den Betroffenen und ihren An- und Zugehörigen Sicherheit zu vermitteln. Die Erfassung der speziellen Situation mit Hilfe von Assessments ermöglicht eine frühzeitige Anwendung medizinischer und pflegerischer Maßnahmen und somit eine präventive Einflussnahme auf die subjektiv empfundene Lebensqualität. Um die Gesamtsituation beurteilen zu können, sind Kenntnisse bezüglich der Ursachen von Dyspnoe, der Beobachtungskriterien sowie möglicher Assessmentinstrumente wichtig. Da, wie gesagt, nur die Betroffenen selbst die Anwesenheit und Schwere der Dyspnoe ermessen und beurteilen können, ist ihre subjektive Einschätzung handlungsleitend für mögliche weitere Interventionen, da die objektiven Befunde von dem tatsächlichen Empfinden stark abweichen können.

Die angestrengte Atmung und die damit verbundenen Ängste übertragen sich häufig auf die An- und Zugehörigen, die ihrerseits unbewusst im Rhythmus der Betroffenen atmen. Ebenso kann sich Angst und Hilflosigkeit auf sie übertragen. Sie können in Panik geraten, sodass die empfundene Hilflosigkeit der Betroffenen verstärkt wird. Hier zeigt es sich, wie wichtig es ist, dass das Palliativ-Team rund um die Uhr erreichbar ist und die erkrankte Person von ihm umgehend zuhause behandelt werden kann. An- und Zugehörige werden über mögliche Symptome aufgeklärt. Gegebenenfalls empfinden sie es als sehr beruhigend, wenn für Notfälle eine Bedarfsmedikation bereitgestellt wird und ihnen lindernde Maßnahmen aufgezeigt werden. Mit Hilfe von Anleitungen lernen sie, ihre eigene Atmung zu kontrollieren sowie überlegt und strukturiert auf die Situation zu reagieren.

Auf jeden Fall sollten die Angehörigen für Frischluftzufuhr sorgen, die Fenster öffnen und regelmäßig lüften, beengende Kleidung entfernen und eine atemerleichternde Lagerung durch Hochlagerung des Oberkörpers vornehmen, beziehungsweise die Patientinnen und Patienten unterstützen, eine für sie angenehme Lage einzunehmen. Sie sollten beruhigend auf die erkrankten Menschen einwirken und sie keinesfalls allein lassen. Dabei sollten sie zugleich die eigene Atmung beachten und gegebenenfalls sehr aufgeregte Personen bitten, den Raum zu verlassen.

Weitergehende Informationen finden Sie in der Anlage.

Anlage 7.6.b: Was tun bei Luftnot?

PALLIATIVPASS UND PALLIATIVAMPEL 7.7

Ein wichtiges, aber nicht in allen Regionen bekanntes Thema ist der Palliativpass. Näheres dazu finden Sie in der Anlage.

Anlage 7.7: Palliativpass und Palliativampel

ZUSAMMENARBEIT VON HOSPIZDIENST UND SAPV-TEAM 7.8

Je nach lokaler Ausrichtung wird es für die Zusammenarbeit von Hospizdienst und SAPV-Team ganz unterschiedliche Strukturen geben, die sich irgendwo zwischen einem angespannten Konkurrenzverhältnis mit nur gelegentlichen Berührungspunkten einerseits und einer gelungenen

Kooperation mit ständigem Kontakt und effektiver Zusammenarbeit andererseits bewegen. Die Kursleitung und der Palliativmediziner und die -medizinerin sollten an einem konkreten Fall darstellen, wie ihre Zusammenarbeit aussieht (falls das nicht schon in dem Vortrag des Palliativmediziners oder -medizinerin deutlich geworden ist).

Am Ende dieser Einheit, dürfen alle Teilnehmenden weitere Fragen dazu stellen oder Wünsche äußern.

7.9 RÜCKBLICK AUF DAS GESPRÄCH MIT DEM PALLIATIVMEDIZINER BZW. DER -MEDIZINERIN

Als Einstieg in das Gespräch über das Referat können die Filme „Sterbebegleitung: So sollen Sterbenskranke besser sterben können" oder „Palliativmedizin: auf dem letzten Weg gut versorgt" dienen, da hier die Arbeit eines Palliativmediziners bzw. einer -medizinerin noch einmal sehr anschaulich wird.

https://www.youtube.com/watch?v=JNqpxiVgd5c oder
https://www.youtube.com/watch?v=I3f9QUKY5wg

Anschließend sollen die Teilnehmenden ihre Gedanken zu den Fragen „Was war mir neu? Was war mir wichtig?" äußern.

7.10 SPAZIERGANG THEMA: PALLIATIVE VERSORGUNG

Während des Spaziergangs haben die Teilnehmenden Gelegenheit, sich in wieder neuen Zweiergruppen über den Vortrag auszutauschen oder wichtige Aspekte des Vormittags noch einmal zu besprechen und folgende Fragen zu beantworten: Welche Erfahrungen habe ich mit der Palliativmedizin? Und: Was wünsche ich mir für meine letzte Lebensphase?

7.11 ETHISCHE ENTSCHEIDUNGEN AM ENDE DES LEBENS

Wenn ein Leben zu Ende geht, müssen oft die bislang geltenden Therapieziele geändert werden. Handlungsleitend sollte auch dabei der Wille der erkrankten Person sein, sofern sie sich noch äußern können oder ihre Vorstellungen in einer Patientenverfügung festgelegt haben. Bei einer Befragung von Patientinnen und Patienten im Endstadium ergab sich folgendes Bild:

„Bei absehbarem Lebensende infolge unheilbarer Erkrankung steht der Wunsch nach Schmerzfreiheit im Vordergrund (89 %), aber auch der Wunsch, in Ruhe zu sterben (46 %).

Ein großer Teil der Befragten möchte, dass dann jemand auf ihre Bitten hin den Tod herbeiführen kann, zum einen durch Verzicht (72 %), aber auch durch aktives Tun (66 %). 21 % würden sich auch selbst das Leben nehmen wollen. Die Wünsche zielen unabhängig von ihrer ethischen und rechtlichen Bewertung alle darauf ab, ein möglichst kurzes oder wenig belastendes Sterben zu haben. Das drückt sich auch in der lebhaften Diskussion um die Fragen von Sterbehilfe und assistiertem Suizid in Europa aus"[75]. Gängige Meinung ist: „Am liebsten ganz plötzlich tot umfallen,

75 van Oorschot, Birgit/ Anselm, Reiner: Mitgestalten am Lebensende: Handeln und Behandeln Sterbenskranker. Göttingen 2013 Vandenhoeck & Ruprecht

mitten aus dem Leben heraus, bloß keine lange Zeit der Pflegebedürftigkeit und ja nicht an Apparaten hängend dahinsiechen oder sterben!"

Ein Blick in die Vergangenheit zeigt, wie sehr sich im Laufe der Geschichte Sterbewünsche verändert haben und der gesellschaftliche Wandel auch die Einstellung zum Lebensende mitbestimmt.

Anlage 7.11: Einstellungen zu Sterben und Tod im Wandel der Geschichte

Heute gibt es immer mehr Menschen, die das Ende ihres Lebens selbst bestimmen und Sterbehilfe in Anspruch nehmen wollen. Angst vor Schmerzen und unwürdiger Behandlung, vor Abhängigkeit und Einsamkeit und der Wunsch, über den Zeitpunkt seines Todes selbst bestimmen zu können, spielen in der Diskussion um Sterbehilfe eine große Rolle. All diese Ängste sind sehr ernst zu nehmen. Ihnen mit moralischen Appellen oder theologischen Grundsätzen zu begegnen (wie zum Beispiel der Aufforderung „Du kennst doch das Gebot: Du sollst nicht töten" oder dem Satz „Das Leben ist eine Gabe Gottes, die man achten muss") und sie so mundtot zu machen, hieße, an der Not eines Menschen vorbeisehen und ihn in einer schwierigen Situation allein lassen. Wichtiger ist, die Betroffenen Achtung und Wertschätzung spüren zu lassen und mit ihnen gemeinsam einen Weg zu suchen und dann gegebenenfalls auch mitzugehen, selbst wenn er meinen Grundsätzen nicht entspricht. Deutlich ist jedoch, dass weit weniger Menschen nach Sterbehilfe fragen, wenn sie palliativmedizinisch optimal versorgt sind und hospizlich gut begleitet werden. Außerdem ist es für den einen oder die andere vor allem wichtig, für den Notfall (nämlich dann, wenn sie es anders nicht mehr aushalten) ein geeignetes Mittel (wie zum Beispiel eine palliative Sedierung) zu kennen, das jedoch in den seltensten Fällen Anwendung findet.

In der medizinischen Ethik und in der Rechtsprechung hatte die Erhaltung des Lebens (in dubio pro vita) bis vor einigen Jahren Vorrang, doch (spätestens seit 2010 mit der Stärkung des Patientenwillens) besteht keine absolute Verpflichtung zur Lebenserhaltung unter allen Umständen.

Der Bundesgerichtshof (BGH) hat in einem Grundsatzurteil vom 25. Juni 2010[76] das Selbstbestimmungsrecht des Patienten gestärkt, indem er entschied, dass (im strafrechtlichen Sinne) eine entsprechende Einwilligung des Patienten sowohl das Unterlassen weiterer lebenserhaltender Maßnahmen rechtfertige als auch die aktive Beendigung oder Verhinderung einer von dem Patienten nicht oder nicht mehr gewollten Behandlung. Die zur Straffreiheit führende Einwilligung könne bei einem nicht einwilligungsfähigen Patienten auch zuvor in einer Patientenverfügung oder sogar in einer mündlichen Äußerung gegeben worden sein.

Und nachdem im Jahr 2020 sogar die Beihilfe zum Suizid uneingeschränkt erlaubt ist, hat diese Position noch einmal eine Verstärkung erfahren. 2015 war im § 217 StGB[77] festgelegt, dass gewerbsmäßige Suizidbeihilfe unter Strafe steht. Dies wurde in diesem Jahr durch ein

76 Im 1. Leitsatz des Urteils heißt es: 1. „Sterbehilfe durch Unterlassen, Begrenzen oder Beenden einer begonnenen medizinischen Behandlung (Behandlungsabbruch) ist gerechtfertigt, wenn dies dem tatsächlichen oder mutmaßlichen Patientenwillen entspricht (§ 1901a BGB) und dazu dient, einem ohne Behandlung zum Tode führenden Krankheitsprozess seinen Lauf zu lassen. (BGHSt)
2. Ein Behandlungsabbruch kann sowohl durch Unterlassen als auch durch aktives Tun vorgenommen werden. (BGHSt)

77 § 217 StGB Geschäftsmäßige Förderung der Selbsttötung (1) Wer in der Absicht, die Selbsttötung eines anderen zu fördern, diesem hierzu geschäftsmäßig die Gelegenheit gewährt, verschafft oder vermittelt, wird mit Freiheitsstrafe bis zu drei Jahren oder mit Geldstrafe bestraft. Gesetzesbegründung (Auszug): „Wer [...] allein aus Mitleid in einer singulären Situation Hilfe zur Selbsttötung leistet wird nicht erfasst. Derartige Fälle unter Strafe zu stellen ist weiterhin nicht wünschenswert."

Grundsatzurteil des Bundesgerichtshofs[78] gekippt, welches jedem Individuum das Recht einräumt, das eigene Leben zu beenden und dafür die Hilfe anderer uneingeschränkt in Anspruch zu nehmen. Es bleibt allerdings abzuwarten, was die Gesetzgeber in einer neuen Fassung formulieren werden.

7.12 KLÄRUNG DER BEGRIFFLICHKEIT: SUIZID, STERBEHILFE, AKTIVE, PASSIVE, INDIREKTE STERBEHILFE, BEIHILFE ZUM SUIZID, TÖTUNG AUF VERLANGEN

Schwer kranke Menschen, die den Wunsch zu sterben äußern und nach Sterbehilfe fragen, wünschen nicht zwingend den sofortigen eigenen Tod, sondern oftmals das Ende einer unerträglichen Situation. Häufig ist es die Angst, Schmerzen, Luftnot oder anderen schweren Symptomen hilflos ausgeliefert zu sein, Angst vor dem Verlust körperlicher Funktionen und Fähigkeiten, Angst, beim Sterben allein gelassen zu werden, Angst vor Vereinsamung und Verlust der Würde, Angst vor medizinischer Überversorgung oder Angst, dauerhaft der Medizintechnik (z. B. durch künstliche Beatmung und Ernährung) ausgeliefert zu sein. Manch einer sorgt sich, anderen zur Last zu fallen. Der Wunsch zu sterben, kann das aktuell wichtigste Thema für den erkrankten Menschen darstellen und sollte nicht tabuisiert werden, sofern er entsprechende Äußerungen oder Andeutungen gegenüber Arzt oder Ärztin, Pflegenden oder den Hospizmitarbeitenden macht. Deshalb ist genauer nachzufragen, was das Anliegen der Sterbewilligen ist. Was meinen sie beziehungsweise, was verstehen wir unter Sterbehilfe.

Vor Beginn einer Diskussion darüber ist es notwendig, die wichtigsten Begriffe zu klären, die im Zusammenhang mit Sterbehilfe und Sterbebegleitung immer wieder verwendet werden.

Vermieden werden sollten Begriffe wie Selbstmord oder Freitod, denn „Mord“ suggeriert immer eine Tat aus niederen Motiven und stigmatisiert die Betroffenen. Freitod dagegen heroisiert die Tat und erweckt den Anschein, als ob der Tod aus freien Stücken gewählt und nicht einer unerträglichen Lebenssituation geschuldet wurde. Seinem Leben ein Ende setzen, Selbsttötung oder Suizid (Hand an sich selber legen) sind dagegen neutrale Formulierungen, wobei Suizid=„sich selbst fällen“ an die Tat eines aufrecht stehenden erwachsenen Mannes im besten Alter und weniger an einen multimorbiden Menschen am Ende seines Lebens denken lässt.

Anlage 7.12 Suizid im Urteil der Geschichte

WAS HEISST STERBEHILFE?

Grundsätzlich ist der Begriff „Sterbehilfe“ problematisch. Auch die Person, die bei einem Sterbenden am Bett sitzt und dessen Hand hält, leistet „Hilfe beim Sterben“ in Form von Sterbebegleitung. Das ist jedoch nicht gemeint, wenn von Sterbehilfe die Rede ist. Auch die vermeintliche Präzisierung durch den Begriff „aktive Sterbehilfe“ bewirkt nicht mehr Klarheit. Statt von aktiver Sterbehilfe, sollte besser von „Beihilfe zum Suizid“ oder „Suizidassistenz“ gesprochen werden.

78 § 217 Strafgesetzbuch (StGB) ist verfassungswidrig, urteilte das Bundesverfassungsgericht (BVerfG, Urt. v. 26.02.2020, Az. 2 BvR 2347/15; 2 BvR 651/16; 2 BvR 1261/16). Der 1. Leitsatz lautet: a) Das allgemeine Persönlichkeitsrecht (Art. 2 Abs. 1 i.V.m. Art. 1 Abs. 1 GG) umfasst als Ausdruck persönlicher Autonomie ein Recht auf selbstbestimmtes Sterben. b) Das Recht auf selbstbestimmtes Sterben schließt die Freiheit ein, sich das Leben zu nehmen. Die Entscheidung des Einzelnen, seinem Leben entsprechend seinem Verständnis von Lebensqualität und Sinnhaftigkeit der eigenen Existenz ein Ende zu setzen, ist im Ausgangspunkt als Akt autonomer Selbstbestimmung von Staat und Gesellschaft zu respektieren. c) Die Freiheit, sich das Leben zu nehmen, umfasst auch die Freiheit, hierfür bei Dritten Hilfe zu suchen und Hilfe, soweit sie angeboten wird, in Anspruch zu nehmen.

Der Begriff „Passive Sterbehilfe“ suggeriert, dass hier jemand Hilfe beim Sterben leistet, indem er – wie auch immer – den Tod passiv herbeiführt, was ein Widerspruch in sich ist. Stattdessen geht es um das Zulassen vom Sterben und das Unterlassen von lebensverlängernden Maßnahmen (was auch ein aktives Abstellen von Geräten bedeuten kann!). Die passive Sterbehilfe meint den Verzicht auf Maßnahmen, wie zum Beispiel auf eine künstliche Beatmung bei einer tödlichen Lungenkrebs-Erkrankung, oder das Beenden oder gar nicht erst Beginnen einer Dialyse bei Patientinnen und Patienten mit Nierenversagen. Auch diese Form der Sterbehilfe ist in Deutschland nicht strafbar, wenn sie dem ausgesprochenen oder bei Bewusstlosigkeit dem vorab niedergeschriebenen Willen des mündigen erkrankten Menschen entspricht. Welche Maßnahmen diese zulassen, verweigern oder beenden möchte, kann auch vorab in einer Patientenverfügung festgelegt werden.

Auch der Begriff „indirekte Sterbehilfe“ ist problematisch. Indirekte Sterbehilfe bedeutet die Inkaufnahme eines vorzeitigen Todes durch eine medizinische Behandlung, die primär der Leidenslinderung dient. Als Beispiel kann die Verabreichung von starken Schmerzmitteln bei einer infausten Krebserkrankung genannt werden, welche als Nebenwirkung ein Versagen von Leber oder Nieren hervorrufen kann. Diese Form der Sterbehilfe ist in Deutschland nicht strafbar, wenn sie dem ausgesprochenen oder bei Bewusstlosigkeit vorab niedergeschriebenen Willen des erkrankten Menschen entspricht und als Ziel die Linderung von Leiden hat. Hinzu kommt, dass inzwischen ein schmerzfreies Sterben als das höhere Rechtsgut gegenüber einer Lebensverlängerung eingestuft wird.

Da in Deutschland der Suizid straffrei ist, so argumentiert der Bundesgerichtshof, kann auch die Beihilfe zum Suizid nicht bestraft werden, egal ob sie durch Angehörige, Ärzte und Ärztinnen oder andere Personen geleistet wird. Voraussetzung ist, dass der Patient und die Patientin volljährig und urteilsfähig ist. Niemand darf allerdings das todbringende Medikament selbst verabreichen, sondern nur verschreiben oder bereitstellen. Einnehmen muss der Patient bzw. die Patientin es selbst, sonst ist es keine Beihilfe oder Suizidassistenz mehr, sondern Tötung auf Verlangen. Beihilfe zum Suizid leistet, wer einem Menschen, der sich selbst tötet, dabei Hilfe leistet. Diese Hilfe kann vielfältige Formen haben, sie kann z. B. darin bestehen, jemanden zu einer Sterbehilfeorganisation im Ausland zu fahren, Medikamente zu besorgen, einen Becher mit einer tödlichen Substanz zuzubereiten und hinzustellen. In Abgrenzung zur „Tötung auf Verlangen“ kommt es darauf an, dass die Hilfeleistenden nicht selbst die Tötung vornehmen. Den entscheidenden Akt des Suizids muss der oder die Sterbewillige selbst vollziehen, indem er bzw. sie das Getränk mit der tödlich wirkenden Substanz austrinkt, den tödlichen Schuss abfeuert oder den Strick selbst um den eigenen Hals legt und den Hocker, auf dem er oder sie steht, selbst umstößt.

In Deutschland haben nicht nur Menschen von Sterbehilfeorganisationen und Befürwortende des selbstbestimmten Sterbens es begrüßt, dass der § 217 StGB in seiner Fassung aus dem Jahre 2015 durch den Bundesgerichtshof gekippt wurde und Beihilfe zum Suizid generell straffrei ist, sondern auch manche Ärztinnen und Ärzte sehen darin eine gute Möglichkeit, mit ihren Patientinnen und Patienten über deren Sterbewünsche sprechen zu können, ohne selbst strafrechtliche Verfolgung befürchten zu müssen. Sie betonen, dass die Akzeptanz des Rechts auf Suizid die Voraussetzung für die Suizidprävention sei; denn wie soll man mit suizidgefährdeten Menschen in ein Gespräch kommen, wenn man ihnen dieses Recht abspricht oder nicht mit ihnen darüber sprechen kann, ohne selbst Sanktionen befürchten zu müssen?

Nach Paragraf 217 war im Jahr 2015 aber jede Suizidbeihilfe verboten, die „gewerblich geschieht und auf Wiederholung angelegt ist“, was auf jegliches ärztliche Handeln zutrifft. Intention des Gesetzes war, dadurch Sterbehilfeorganisationen das Arbeiten in Deutschland zu verbieten und nicht für Verunsicherung bei der Ärzteschaft zu sorgen. Es bleibt spannend, wie die neue Fassung des Paragrafen 217 aussehen wird.

Auch für Hospizbegleitende stellt sich die Frage, wie wir mit dem Wunsch nach Sterbehilfe von den Menschen umgehen, die wir begleiten. Begleiten – so haben wir definiert – heißt, den Weg mitgehen, den der sterbende Mensch vorgibt. Bedeutet das auch, ihn beim Suizid zu begleiten? Wie weit stellt das dann einen Paradigmenwechsel in der Hospizarbeit dar? Denn bislang war klar: Wir leisten Hilfe beim Sterben, aber nicht zum Sterben. Was bedeutet es für einen Hospizdienst, in dem die einen jegliche Beihilfe zum Suizid verweigern, andere sie aber fordern oder selbst bei einem Suizid assistieren? Stehen sich – wie bei der Frage nach einer Schwangerschaftsunterbrechung – gegnerische Partei und Befürwortende unversöhnlich gegenüber? Verbirgt sich dahinter nicht ein grundsätzlicher Wandel in der Sicht des Menschen, wenn in erster Linie nicht mehr Lebensschutz, sondern Autarkie des bzw. der Einzelnen entscheidend ist und die bis jetzt geltende Auffassung christlich sozialisierter Menschen, dass Gott Herr über Leben und Tod ist und das Leben als Gabe Gottes unverfügbar sei, nicht mehr zählen?

Sterbewünsche sind in der Regel immer ambivalent und bedeuten oft: So (wie meine Situation im Augenblick ist) nicht mehr leben zu wollen, so voller Schmerzen, so allein gelassen, so einsam, so ausweglos ... Hospizbegleitende nehmen diese Sterbewünsche sehr ernst und lassen sich auf ein Gespräch darüber ein. Sie wissen, was die Palliativmedizin leisten kann und welche Möglichkeiten es neben einem assistierten Suizid gibt, nämlich Linderung belastender Symptome, vorausschauende Versorgungsplanung, palliative Sedierung am Lebensende, Begleitung beim freiwilligen Verzicht auf Essen und Trinken und die Beendigung bzw. keine Einleitung lebensverlängernder Maßnahmen.

7.13 TÖTUNG AUF VERLANGEN

Die Tötung auf Verlangen ist in Deutschland gemäß § 216 StGB verboten und deshalb strafbar. Jedoch stellt dieser Paragraf auch klar, dass diejenige Person, die einen anderen Menschen aufgrund dessen ausdrücklichen und ernsthaften Verlangens tötet, milder bestraft wird. So wird beispielsweise ein Totschlag gemäß § 212 StGB mit einer Freiheitsstrafe nicht unter fünf Jahren bestraft, eine Tötung auf Verlangen hingegen nur mit einer Freiheitsstrafe von sechs Monaten bis zu fünf Jahren. Übrigens hatte bereits die Reform des allgemeinen Preußischen Landrechts von 1794 das Strafmaß für den Fall, dass jemand „tödlich Verwundeten oder sonst Todkranken in vermeintlich guter Absicht das Leben abkürzt", dem Strafmaß für die fahrlässige Tötung gleichgestellt und damit von der Hinrichtung durch das Schwert abgesehen.[79]

Das gleiche, absolute Verbot gilt auch in fast allen europäischen Ländern. Eine so weitreichende rechtspolitische Übereinstimmung zwischen den Staaten überrascht, da sich das Verbot nicht unmittelbar auf die Menschenwürde berufen kann. Vielmehr lässt die Berufung auf die Menschenwürde, wie sie weltweit als Kern der Anerkennung von Menschenrechten erfolgt, sowohl eine Akzentuierung einer weitgehend ungebundenen Selbstbestimmung des oder der Einzelnen zu als auch eine Deutung des Lebensschutzes als Fundament der Würde, die Zweifeln an der Authentizität eines Sterbewunsches Platz lässt und die Generalisierung des Fremdtötungsverbotes nahe legt.[80]

Die folgende Tabelle zeigt, was in welchem Land erlaubt ist.

79 Zimmermann, Markus: Euthanasie: Eine theologisch-ethische Untersuchung (Studien zur theologischen Ethik). Freiburg 2002 Herder

80 Jessen, Frank: Handbuch Alzheimer-Krankheit: Grundlagen – Diagnostik – Therapie. Berlin 2018 De Gryter S. 171

Land	Tötung auf Verlangen, Aktive Sterbehilfe	Beihilfe zur Selbsttötung, Suizid-Assistenz	Behandlungsverzicht, Sterben zulassen, Passive Sterbehilfe	Therapie am Lebensende, Symptomkontrolle, Indirekte Sterbehilfe
Belgien	verboten, legal unter Auflagen für Erwachsene ab 2002, für Kinder ab 2014	verboten, unter Auflagen legal	legal	legal
Schweiz	verboten	erlaubt, nur nach definierten Vorgaben	legal	legal
Deutschland	verboten	legal	legal	legal
Spanien	verboten	erlaubt	rechtlich unklar	legal, aber nur, wenn sie medizinisch korrekt durchgeführt wurde
Frankreich	verboten (fahrlässige Tötung bis zu 5 Jahren Haft)	verboten	legal, wenn eine Willensäußerung des oder der Betroffenen oder gültige Patientenverfügung vorliegt	legal, wenn eine Willensäußerung des oder der Betroffenen oder gültige Patientenverfügung vorliegt
Großbritannien	verboten (Mord)	verboten	keine näheren Angaben	legal
Irland	verboten (bis zu 14 Jahren Haft)	verboten (bis zu 14 Jahren Haft)	legal, wenn eine Willensäußerung des oder der Betroffenen oder gültige Patientenverfügung vorliegt	legal, aber nur, wenn eine Schmerzlinderung das primäre Ziel ist
Luxemburg	verboten (unter Auflagen legal für Erwachsene)	verboten, unter Auflagen legal	legal	legal
Niederlande	verboten (unter Auflagen legal für Erwachsene)	verboten	legal, gilt als natürlicher Tod	legal, gilt als natürlicher Tod
Polen	verboten	verboten	verboten	verboten
Schweden	verboten	verboten, legal nur, wenn Helfende Privatperson ist	legal[81]	legal, wenn eine Willensäußerung des oder der Betroffenen oder gültige Patientenverfügung vorliegt

In Europa ist lediglich in Belgien, den Niederlanden und Luxemburg („Benelux"-Staaten) die Tötung auf Verlangen zwar verboten, unter bestimmten Bedingungen jedoch seit 2002 straffrei und damit faktisch erlaubt.

Ein Blick in unsere Nachbarländer zeigt, dass es keine einheitliche Regelung zur Sterbehilfe gibt, sondern jedes Land seine eigenen Regeln aufstellt, was in den einzelnen Ländern erlaubt oder unter Auflagen erlaubt und was verboten ist und je nach Land unterschiedlich sanktioniert wird.

In katholisch geprägten Ländern wie Polen sind beispielsweise alle lebensverkürzenden Maßnahmen verboten. Auch in Irland gibt es hohe Strafen bei Tötung auf Verlangen und Suizidassistenz. Es fällt auf, dass selbst in den Benelux-Staaten, die die liberalsten Bestimmungen haben, die Suizidassistenz nur unter bestimmten Auflagen legal ist, während sie in Deutschland seit dem Urteil des Bundesgerichtshofs uneingeschränkt erlaubt ist.

81 Autor: Dr. Thomas Sitte, Quelle: http://www.palliativstiftung.de/fileadmin/user_upload/PDF/PDFs_2015/2015-08-10_PDF_1.1_Dissertation_Lebensverk%C3%BCrzung.docx.pdf, S. 23, gekürzt und sinnwahrend geändert

In Deutschland wird von einem Großteil der Bevölkerung immer wieder gefordert, jegliche Form der Sterbehilfe zu erlauben. Jeder Mensch habe das Recht, über sein Leben und seinen Tod selbst zu bestimmen. Jeder habe die Freiheit, über sein Leben und sein Lebensende selbst zu entscheiden. Das müsse auch dem Menschen zugestanden werden, der es selbst nicht mehr ausüben kann. Demgegenüber wendet Giovanni Maio ein: „Völlig verkannt wird hier, dass sich dahinter nichts weniger verbirgt als eine verdeckte Tendenz zur totalen Abwertung verzichtvollen Lebens, eine Tendenz zur Geringschätzung allen behinderten Lebens (...) So wie das nicht gesunde Leben schon am Anfang seines Lebens aussortiert werden darf, so wird auch später ein Leben in Krankheit nicht als ein Leben betrachtet, das besonderer Zuwendung bedarf, sondern immer mehr als ein Leben, das eigentlich gar nicht sein müsse (...) Ab dem Moment, da der einzelne gebrechlicher und angewiesener auf andere wird, wird dieses Leben automatisch zum Unleben.“[82]

Maio gehört damit zu der Gruppe von Menschen, die aus verschiedensten Gründen vor einer Entscheidung warnen, die das Töten auf Verlangen erlaubt. Viele befürchten, dass dadurch eine Tür geöffnet wird, die sich später nicht mehr schließen lässt, dass alle alten und kranken Menschen letztlich um ihr Leben fürchten müssen, weil in unserer Ökonomie betonten Gesellschaft ein solch starker sozialer Druck entsteht, dem viele nicht standhalten werden. Mehr oder weniger offen wird alten Menschen entgegengehalten: „Warum bist Du überhaupt noch am Leben, wenn Du nichts mehr leisten kannst, gepflegt werden musst, Kosten verursachst und anderen den Platz wegnimmst. Schließlich gibt es immer mehr Pflegebedürftige, immer älter werdende Menschen. Wer soll denn für die alle sorgen und das auch noch finanzieren?“

Danach dauert es nicht lange – so argumentiert die Gegenseite der Tötung auf Verlangen – dass auch Menschen mit Behinderungen das Lebensrecht abgesprochen wird und Menschen voller Angst dem Tag entgegen sehen, an dem sie pflegebedürftig werden und man von ihnen mehr oder weniger deutlich erwartet, dass sie ihrem Leben ein Ende setzen oder – wenn ihnen dazu der Mut fehlt –, sie einen Arzt oder eine Ärztin um Sterbehilfe bitten. So wie schon am Anfang des Lebens viele Untersuchungen der Pränatal-Diagnostik dazu dienen, Chromosomenanomalien zu erkennen und gegebenenfalls eine Schwangerschaft abzubrechen, damit ein Kind mit Behinderungen gar nicht erst geboren wird, so wird auch am Ende kranken und gebrechlichen Menschen das Lebensrecht abgesprochen. Was für einzelne Menschen in einer ausweglosen Situation schlimmsten Leidens und unerträglicher Schmerzen gedacht war, wird zum Normalfall. Wird das Leben wieder eingeteilt in lebenswertes und lebensunwertes Leben? Klar ist, dass der Mensch, der Suizid begehen will, sein Leben als nicht lebenswert ansieht. Wer ihm dabei Beihilfe leistet, bestätigt dieses Urteil „nicht lebenswert“. Auch bei dem Argument, dass es zur Freiheit eines Menschen gehört, den Tod wählen zu können, ist zu fragen, ob die Entscheidung zum Tod nicht die größtmögliche Unfreiheit eines Menschen bedingt, denn im Tod sind ihm wirkliche alle irdischen Möglichkeiten genommen.

Oder ist es der Wunsch, in Extremsituationen einzelne von ihrem schweren Leiden zu erlösen? Menschen in Grenzsituationen nicht allein zu lassen, sondern auch dann ihren Weg mitzugehen, wenn es der Weg in den Tod ist? Der hospizlichen Haltung entspricht es, dass der Wille der betroffenen Menschen maßgebend ist und dass die Begleitenden sie gerade in Extremsituationen nicht allein lassen. Doch rechtfertigt das eine Beihilfe zum Suizid oder gar Tötung auf Verlangen?

Die Teilnehmenden sollen sich mit der Problematik der „Tötung auf Verlangen“ auseinandersetzen und zu der Haltung in den Benelux-Staaten Stellung nehmen. Dazu sollen sie den Text „Tötung auf Verlangen in den Benelux-Staaten“ lesen.

82 Maio, Giovanni: Lieber tot als Hilfsbedürftig – Ein Plädoyer für den Hospizgedanken als Alternative zum assistierten Suizid. Bayrischer Hospiz- und Palliativverband 2015

Anschließend sollen sie in Kleingruppen die im Anhang aufgeführten Punkte bearbeiten und ihre Ergebnisse im Plenum vorstellen.

Um diese Überlegungen noch zu vertiefen, teilen sich in einem weiteren Schritt die Teilnehmenden in zwei Gruppen auf, von denen die eine die Pro-Argumente vorbringt, während die andere Contra-Argumente zur Tötung auf Verlangen anführt. Die Kursleitung kann aus den im Anhang angeführten Argumenten ergänzen.

Genauso gut ist es möglich, im Blick auf die Beihilfe zum Suizid über Pro und Contra zu diskutieren und zu ethisch verantwortlichen Entscheidungen zu kommen. Dabei sind immer sowohl die Betroffenen in den Blick zu nehmen als auch deren Angehörige und die Suizidhelfenden. Gleichzeitig sind die gesamtgesellschaftlichen Auswirkungen zu bedenken.

Anlage 7.13: Tötung auf Verlangen in den Benelux-Staaten

ENTSCHEIDUNGEN AM LEBENSENDE – ROLLENSPIELE ZU VERSCHIEDENEN PALLIATIVSITUATIONEN 7.14

Die folgenden Rollenspiele nehmen Bezug auf unterschiedliche palliative Situationen, in die die Hospizbegleiterinnen und -begleiter kommen können. Auch hier geht es darum, dass die Teilnehmenden die Betroffenen mit ihren Sorgen ernst nehmen und nicht Lösungen vorgeben, sondern die Betroffenen ihren Weg finden lassen, indem sie mit ihnen gemeinsam überlegen, wie in der jeweiligen Situation und durch wen geholfen werden könnte. Schon im Rollenspiel soll eingeübt werden, dass die Ehrenamtlichen immer Teil eines Teams sind und jederzeit die koordinierende Leitung kontaktieren können. Auf jeden Fall sollten sie sich hüten, irgendwelche medizinischen Sachverhalte zu kommentieren und Behandlungsvorschläge zu machen, beispielsweise im ersten Rollenspiel das Abschalten des Defibrillators oder die Gabe von Morphinen vorzuschlagen. Stattdessen sollten die Teilnehmenden erkennen, dass Herr Müller eigentlich ein Palliativpatient ist und das SAPV-Team eingeschaltet werden müsste, nachdem der Hausarzt eine entsprechende Überweisung ausgestellt hat.

Beim zweiten Rollenspiel wissen die Teilnehmenden, dass das Palliativ-Team nicht einfach anstelle eines Notarztes gerufen werden kann, weil es hier um einen nicht in der palliativen Versorgung befindlichen Patienten geht. Welche Möglichkeiten sehen sie, um Herrn Meier in seiner akuten Situation zu helfen, und was könnte in Zukunft sinnvoll sein?

Wird die Hospizbegleiterin oder der -begleiter im dritten Rollenspiel eine Einweisung ins Krankenhaus verhindern? Und was müssten dann die nächsten Schritte sein?

Beim vierten Rollenspiel wissen die Teilnehmenden, dass das Legen eine PEG-Sonde dem Patienten in dieser Situation weder mehr Lebensqualität bringt, noch sein Leben verlängert. Wie werden sie argumentieren, um den Sohn gut zu informieren, aber auch die Pflegfachkraft nicht zu desavouieren?

Anlage 7.14: Rollenspiele zu Palliativsituationen

7.15 SCHWIERIGE ENTSCHEIDUNG

Es wäre sicher auch möglich, verschiedene Rollenspiele zu ethischen Entscheidungen über Fortführung oder Beendigung von lebensverlängernden Maßnahmen vorzuschlagen. (Beispiele im Anhang).

Stattdessen kann in einem weiteren Schritt der Anfang des Fallbeispiels „Schwierige Entscheidung" gelesen und dann in Kleingruppen eine Fortsetzung überlegt werden, um an einem konkreten Beispiel zu zeigen, vor welchen Entscheidungen manche Familien stehen, und wie schwer es ist, wenn man persönlich betroffen ist, weil es um Leben oder Tod der eigenen Mutter geht. Die Familienmitglieder sind sich oft nicht einig, und es ist ein längerer Prozess, bis alle in einen gemeinsamen Weg einwilligen. Diesen Weg zu begleiten (und zu gestalten) ist in der Regel Aufgabe des Palliativ-Teams und nicht vorrangig der Hospizbegleiterinnen und -begleiter, aber häufig werden sie in die Entscheidungsfindung durch die begleitete Familie eingebunden.

Anlage 7.15.a: Fallbeispiel Schwierige Entscheidung
Anlage 7.15.b: Rollenspiele zu ethischen Entscheidungen

7.16 PALLIATIVE SEDIERUNG

Da in der öffentlichen Diskussion die Themen palliative Sedierung und Sterbefasten immer wieder eine Rolle spielen, soll auf beide kurz eingegangen werden, damit die Teilnehmenden wissen, was gemeint ist (und den zu Unrecht erhobenen Vorwürfen der Palliativmedizin gegenüber, dass jede Sedierung Sterbehilfe sei, adäquat begegnen können).

Diese Problematik weiter zu vertiefen, würde den Rahmen des Ausbildungskurses sprengen, kann aber Thema eines zusätzlichen Studientages sein. Material zu diesem Thema finden Sie in der Anlage.

Anlage 7.16.a: Palliative Sedierung

Ein Beispiel für den Umgang mit einem Wunsch nach Sterbehilfe und dem Hinweis auf die Möglichkeit einer palliativen Sedierung steht im Anhang und kann zur häuslichen Lektüre empfohlen werden.

Anlage 7.16.b: Fallbeispiel Sterbehilfe

7.17 FREIWILLIGER VERZICHT AUF NAHRUNG UND FLÜSSIGKEIT AM LEBENSENDE (FVNF)

Ziel der Palliativversorgung ist es, durch bestmögliche Unterstützung Menschen im Sterben mehr Leben zu geben und gleichzeitig das Sterben nicht aufzuhalten, sich somit dem „Sterben wollen" nicht entgegen zu stellen. Entsprechend ist es selbstverständlich eine wesentliche Aufgabe der Palliativmedizin, dem Patienten oder der Patientin gegenüber Offenheit zu signalisieren und diesen Menschen zu ermöglichen, über seine Todeswünsche zu sprechen. Deshalb befasst sich auch die Deutsche Gesellschaft für Palliativmedizin mit der Frage des ärztlich assistierten Suizids. In einem Resümee[83] dazu heißt es:

83 https://www.dgpalliativmedizin.de/dgp-aktuell-2014/aerztlich-assistierter-suizid-reflexionen-der-deutschen-gesellschaft-fuer-palliativmedizin.html

„Selbst bei exzellenter Palliativmedizin wird es Menschen geben, die aus der Situation ihrer schweren Erkrankung heraus Suizid begehen möchten, diesen unter Umständen aber nicht selbst durchführen können oder wollen. Die Palliativmedizin bietet aus ihrem lebensbejahenden Ansatz heraus Hilfe beim Sterben an, jedoch nicht Hilfe zum Sterben". Eine solche Hilfe könnte sein, Menschen medizinisch zu begleiten und zu unterstützen, die sich zum Sterbefasten entschlossen haben.

Immer wieder gibt es nämlich Menschen, die ihr Leben bewusst dadurch beenden möchten, dass sie aufhören zu essen und zu trinken. Im Sinne der Selbstbestimmung bis ans Lebensende hat jeder Mensch das Recht, die Aufnahme von Nahrung und Flüssigkeit zu verweigern. Viele ältere und kranke Menschen essen ohnehin weniger und trinken sogar oft auch zu wenig. Der Entschluss, gar nichts mehr zu sich zu nehmen, ist daher nur ein kleiner Schritt. Grundsätzlich gelten beim Sterbefasten die gleichen Bedingungen wie beim assistierten Suizid: Man muss mündig, urteilsfähig und nicht von Dritten beeinflusst sein, der Entschluss, sterben zu wollen, muss wohlerwogen und dauerhaft sein. Die letzten beiden Punkte lassen sich beispielsweise dadurch beweisen, dass immer ein Glas Wasser in Reichweite des Sterbenden steht und er dennoch nicht trinkt. Weitere Details zum Sterbefasten finden Sie in der Anlage.

Anlage 7.17: Freiwilliger Verzicht auf Nahrung und Trinken am Lebensende

FEEDBACK-RUNDE 7.18

Nach diesem mit Informationen und schwierigen Entscheidungen angefüllten Tag, soll vor der Feedback-Runde eine deutliche Zäsur gemacht werden, in der schweigend ein Musikstück gespielt wird und alle ihren Gedanken nachgehen können.

Erst danach soll in einer ersten Runde auf das Thema Palliative Care zurückgeschaut, in der nächsten das Thema „Ethische Entscheidungen am Lebensende" aufgegriffen und in der letzten etwas zum persönlichen Befinden gesagt werden.

ABSCHLUSS 7.19

Der Tag schließt wieder mit einem Segen oder besonderen Wünschen für die Teilnehmenden.

Anlage 7.19: Lied, Segen und Wünsche

STUDIENTAG 8

PALLIATIVE PFLEGE, HYGIENESCHULUNG UND ERSTE HILFE

NR	ZEIT	THEMA	METHODE	MATERIAL
8.1	9:00	Meditative Körperübung	siehe Studientag 2	Mitte
8.2	9:30	Befindlichkeitsrunde, Begrüßung der Palliative Care-Fachkraft	Alle Teilnehmenden stellt sich mit einer Frage zum Thema „Palliative Pflege“ vor	Mitte
8.3	9:45	Palliative Pflege Symptomkontrolle	Einführung durch die Palliative Care-Fachkraft	
8.4	10:30	Das Palliative-Care-Team bei einer erkrankten Person zu Hause	Plenum: Betrachtung des Films mit anschließende Diskussion	
8.5	11:00	Mundpflege	Praktische Übungen als Partnerschaftsübungen	Pflegestäbchen, Sprühflaschen etc.
	11:30	Pause		
8.6	11:45	Hilfen bei der Lagerung, beim Anreichen von Essen und Trinken	Praktische Übungen	
8.7	12:15	Basale Stimulation	Praktische Übungen, Alternativ: Film „Was deine Beziehung zu älteren Menschen alles bewirkt - Basale Stimulation“	
8.8	12:40	Berührung und Begegnung	Film und Diskussion im Plenum	
	13:00	Mittagessen		
8.9	13:30	Wie geht es mir, wenn ich praktische Hilfen geben soll	Spaziergang Zweiergespräch	
810	14:00	Aromatherapie	Praktische Übungen, Duftsalbe herstellen	Ätherische Öle, Duftlampe Salböl
8.11	14:45	Hygieneschulung	Wie schütze ich mich und andere vor Infektionen?	Schutzkleidung, Hygieneregeln
8.12	15:30	Erste Hilfe: Was tun bei: Atemnot, Verschlucken, Hinfallen	Praktische Übungen	Anleitung durch eine Fachkraft 8.12 Häufig vorkommende Notfallsituationen bei älteren Menschen
8.13	16:30	Feedback-Runde	Plenum	
8.14	16:55	Abschluss	Wünsche, Segen, Geschichte von den Erbsen	8.14 Segen, Wünsche, Geschichte von den Erbse

EMPFOHLENE LEKTÜRE *(siehe auch Literaturverzeichnis)*

Hartwenger, Annette: Den Körper als Ganzes spüren. Die basale Stimulation in der Pflege altersverwirrter Menschen.

Bienstein, Christel/Fröhlich, Andreas: Basale Stimulation in der Pflege. Die Grundlagen.

Buchholz, Thomas/Schürenberg, Ansgar: Basale Stimulation in der Pflege alter Menschen. Anregungen zur Lebensbegleitung.

Kayser, Hubertus/Kieseritzky, Karin/Melching, Heiner/Sittig, Hans-Bernd (Hg.): Kursbuch Palliative Care. Angewandte Palliativmedizin und -pflege.

Theierl, Stefan: Aromapflege.

weiteres siehe Studientag 7

ZIELE

- Die Teilnehmenden wissen, was palliative Pflege bedeutet.
- Die Teilnehmenden kennen die wichtigsten Symptome der Palliativpatienten.
- Die Teilnehmenden wissen, was Symptomkontrolle bedeutet.
- Die Teilnehmenden haben praktische Erfahrungen mit der Mundpflege gemacht.
- Die Teilnehmenden haben erste Kenntnisse von Basaler Stimulation und Aromatherapie.
- Die Teilnehmenden sind im Hygieneverhalten bei Covid19- und MRSA-Patienten und -patientinnen geschult.
- Die Teilnehmenden haben Erste Hilfe-Kenntnisse bei Problemen alter Menschen.

8.1 MEDITATIVE KÖRPERÜBUNG

Der Studientag beginnt wieder mit einer Körperübung wie am Studientag 2.

8.2 BEFINDLICHKEITSRUNDE MIT VORSTELLUNG DER PALLIATIVE-CARE-PFLEGEFACHKRAFT

Wenn die Kursleitung keine Palliativ-Pflegfachkraft ist, sollte dieser Studientag von einer Palliativ-Pflegefachkraft geleitet werden, die gleichzeitig Koordinierende des Hospizdienstes ist, da sie das Wissen und die praktische Erfahrung mitbringt und auch den Praxisbereich gut anleiten kann. Auf diese Weise lernt sie auch die zukünftigen Hospizbegleiterinnen und -begleiter ein wenig kennen, was für die späteren Einsätze wichtig ist. Deshalb folgt eine Vorstellungsrunde mit der Palliative-Care-Pflegefachkraft, in der alle Teilnehmenden Wünsche und Fragen bezüglich der palliativen Pflege äußern können.

8.3 PALLIATIVE PFLEGE – SYMPTOMKONTROLLE

Der Deutsche Hospiz- und PalliativVerband stellt fest: „Palliative Pflege beginnt dann, wenn Krankheitsverläufe und Symptome nicht mehr ursächlich therapiert werden können. Ziel der palliativen Pflege ist die Erhaltung bzw. die Wiederherstellung einer erträglichen, symptomfreien bzw. symptomarmen Lebensqualität des Patienten, sodass er trotz seiner Krankheit am täglichen Leben teilhaben kann“[84].

Palliativpflege ist ein strukturierter und bedürfnisorientierter Pflegeprozess, dessen Verlauf aktiv durch die Wünsche, Bedürfnisse, Möglichkeiten und die subjektive Wahrnehmung des Pflegebedürftigen und nicht durch die Bedürfnisse und Notwendigkeiten der Pflege bestimmt werden. Die zugrunde liegenden ethischen Prinzipien der Pflege haben innerhalb der palliativen Pflege einen besonderen Stellenwert.

Palliative Pflege integriert – wie schon bei der palliativ-medizinischen Versorgung beschrieben – psychische und spirituelle Aspekte und steht auch den Angehörigen und Befreundeten bei der Verarbeitung seelischer und sozialer Probleme während des Krankheitsverlaufes bis zum Tod des Patienten bzw. der Patientin zur Seite und unterstützt die Angehörigen auch nach dessen bzw. deren Tod.

Die Palliativpflege umfasst nicht nur die medizinische Versorgung der erkrankten Menschen, sondern ist eine ganzheitliche Betreuung für Menschen in ihrer letzten Lebensphase und deren Angehörige. Auch in der Palliativpflege gilt der Gedanke von Saunders, dem Patienten nicht mehr verbleibende Tage zu schenken, sondern die verbleibenden Tage so angenehm und erträglich wie möglich zu gestalten. Zur Palliativbetreuung gehört auch die Palliativberatung des Patienten und der Patientin und der Angehörigen über die letzte Lebensphase.

Das Palliativpflege-Team gibt den Angehörigen die Sicherheit, in den letzten Wochen und Monaten alles Menschenmögliche für den Sterbenden zu tun, um diesem das Sterben so weit wie möglich zu erleichtern. Dieses Bewusstsein wird bei den Hinterbliebenen manchmal erst nach dem Tod des erkrankten Menschen kommen, dann aber vielleicht umso stärker. Denn genau hier greift die Palliativpflege im Speziellen ein. Sie betreut den erkrankten Menschen genauso wie die

84 https://www.dhpv.de/themen_hospiz-palliativ_palliative-pflege.html

Angehörigen, steht unterstützend mit Gesprächen bereit, erklärt die Krankheit und die weitere Vorgehensweise der Behandlung und lässt sich auf dessen Wünsche und der der Angehörigen ein – alles zum Wohle der Sterbenden.

Hier sind noch einmal die wesentlichsten Merkmale kurz zusammengefasst:

PALLIATIVE CARE

... sieht die Betroffenen und ihre Zugehörigen im Mittelpunkt,

... respektiert ihre Wünsche und Einstellungen zum Leben,

... wahrt die Würde und die Autonomie des bzw. der Schwerkranken, auch über den Tod hinaus,

... integriert eigene und familiäre Ressourcen und bindet sie in den Pflegeprozess ein,

... nimmt nicht nur die medizinischen, sondern auch die psychosozialen und spirituellen Bedürfnisse wahr und integriert psychologische und spirituelle Aspekte der Betreuung,

... sucht mit den Betroffenen gemeinsam nach Wegen in der Therapie und Pflege,

... bejaht das Leben und erkennt Sterben als normalen Prozess an,

... beabsichtigt weder die Beschleunigung noch Verzögerung des Todes,

... bietet Unterstützung, um Patientinnen und Patienten zu helfen, ihr Leben so selbstbestimmt wie möglich bis zum Tod zu gestalten,

... bietet Angehörigen Unterstützung während der Erkrankung des Patienten und der Patientin und in der Trauerzeit,

... ist Teamarbeit, um alle Bedürfnisse der erkrankten Personen und ihrer Familien wahrzunehmen und adäquat mit ihnen umzugehen,

... ermöglicht Linderung von Schmerzen und anderen belastenden Symptomen,

... fördert Lebensqualität und kann möglicherweise auch den Verlauf der Erkrankung positiv beeinflussen,

... kommt frühzeitig im Krankheitsverlauf zur Anwendung,

... beginnt möglichst schon während der kurativen Behandlung,

... wendet den Grundsatz an: „So viel wie nötig, so wenig wie möglich" („High Touch – Low Tech"), der insbesondere die Überversorgung und die Einschränkung der Lebensqualität durch medizinische und pflegerische Maßnahmen verhindern soll.

Damit die Teilnehmenden sich ein Bild von der Arbeit der Palliativ-Pflegefachkraft machen können, wird sie an einem konkreten (natürlich anonymisierten) Fall die Versorgung eines erkrankten Menschen vom Erstbesuch an bis zu seinem Tod schildern und die dabei auftretenden Fragen der Teilnehmenden beantworten. Auch hier wird wieder deutlich, wie sehr Hospizbegleitung- und Palliativversorgung Hand in Hand gehen und dass viele Professionen eingebunden sein können, wie zum Beispiel neben den Ärzten und Ärztinnen und den Pflegenden die Fachleute der Psychologie und die Seelsorgenden, die den Sterbenden helfen, letzte Sinnfragen zu klären, Schuldgedanken zu bearbeiten oder mit einem Sterbesegen und einer Aussegnung das Ende dieses Lebens zu begleiten.

Die Pflegenden bemühen sich um so viel Lebensqualität wie möglich für die Sterbenden und ihre An- und Zugehörigen. Dazu gehört eine gute Symptomkontrolle. Schmerzen und Atemnot waren am letzten Studientag bereits Thema. Weitere Themen sind beispielsweise Übelkeit und Erbrechen, Obstipation, Unruhe oder Krampfanfälle.

Übelkeit und Erbrechen sind ebenfalls Symptome, die die Einzelnen sehr beeinträchtigen und viel Lebensqualität nehmen. Je nach Ursache können unterschiedliche Maßnahmen notwendig sein. Oft lösen schon Gerüche einen Brechreiz aus, die wir kaum wahrnehmen, deshalb ist es wichtig, die Pflegenden dafür zu sensibilisieren, dass sie alle Andeutungen in dieser Richtung sehr ernst nehmen und ihnen nachgehen. Vorbeugend könnten sie für viel Frischluft sorgen, Duftlampen aufstellen mit einem Aroma, das die Betroffenen gern mögen. Essen sollte nur in kleinen Mengen angereicht und dabei auf besondere Wünsche geachtet werden. Meistens ist zusätzlich eine medikamentöse Therapie erforderlich.

Fast die Hälfte aller Menschen in der palliativen Versorgung leiden unter Obstipation. Bei Opioid-Einnahme ohne entsprechende Prophylaxe wären es 100 %. Deshalb müssen die Pflegenden wissen, dass Laxanzien (Abführmittel) mit auf das BTM-Rezept gehören (und von der Kasse übernommen werden) und immer mit Opioiden zusammen verabreicht werden müssen, damit es nicht zur Obstipation kommt. Erschwerte oder fehlende Stuhlentleerung ist oft mit einem Völlegefühl oder Schmerzen verbunden. Eine Verbesserung der Situation durch ballaststoffreiche Nahrung, mehr Bewegung und höhere Flüssigkeitszufuhr ist in der palliativen Situation schwierig. Ziel aller Maßnahmen ist die Entlastung der Betroffenen. Es geht nicht darum, dass regelmäßige Darmentleerung nach Vorstellung der Pflegenden oder des Palliativteams stattfindet.

In einer späten Phase, wenn die Sterbenden nicht mehr orientiert sind, reagieren sie plötzlich mit großer Unruhe. Möglicherweise spüren sie den nahen Tod und kämpfen mit Gefühlen der Angst, der Verlassenheit und der Einsamkeit, der Wut oder der Ohnmacht, Trauer und Verzweiflung, haben Schmerzen (Total Pain), oder es quält sie Unerledigtes, Versäumtes oder nicht Gelungenes, und sie sind mitten in einer Identitätskrise an der Schwelle zwischen Leben und Tod. Oft tut es gut, wenn dann Menschen da sind, die sich ans Bett setzen, die Hand halten, liebevoll mit den Sterbenden reden, leise etwas singen oder Musik spielen, für sie beten und sie bestätigen (es ihnen also nicht als Unsinn oder Fantasiegebilde ausreden), wenn sie mit Menschen kommunizieren, die nicht unserer Wirklichkeit entspringen, die Sterbenden sie aber leibhaftig vor sich sehen). Oft sind es ihnen nahestehende längst Verstorbene. Auch wenn für das Umfeld solche Unruhe sehr belastend ist, sollten die Sterbenden nicht zu schnell durch Medikamente sediert werden, denn diese Unruhe gehört zum Ablöseprozess der Sterbenden und muss vielleicht (bis zu einem gewissen Grad) durchlebt werden.

„DAS PALLIATIVE-CARE TEAM BEI EINER PATIENTIN ZU HAUSE“ 8.4

Wenn es nicht möglich ist, dass eine Palliativpflege-Fachkraft diese Einheit leitet, oder wenn zusätzlich noch Zeit dafür ist, kann auch der Film „Das Palliative-Care-Team bei einer Patientin zu Hause“ gezeigt werden (https://www.youtube.com/watch?v=HDhoMmWxed8).

In diesem Kurzfilm wird sehr anschaulich, wie ein Palliativ-Team arbeitet und wie dankbar Betroffene und Angehörige sind, dass die Sterbende weitgehend schmerzfrei zu Hause und im Notfall zu jeder Tages- und Nachtzeit versorgt werden kann, so dass kein Krankenhausaufenthalt mehr nötig ist.

MUNDPFLEGE 8.5

Die Mundpflege ist bei schwerstkranken und sterbenden Menschen ein wesentlicher Bestandteil zur Erhaltung und Wiederherstellung des Wohlbefindens und ist damit ein Beitrag zur Erhaltung der Lebensqualität. Mit hoher Sensibilität soll individuell den Bedürfnissen der Betroffenen entsprechend die Mundpflege erfolgen, denn der Mund, als zentrales Sinnesorgan, gehört zum Intimbereich des Menschen und zu den wahrnehmungsstärksten Zonen des Körpers. Mit seiner im Vergleich zum Rücken mehr als hundertfachen Anzahl von Tastkörperchen stellt er eine der wahrnehmungsreichsten Zonen im Körper dar.[85] Deshalb gehört es zum achtsamen Umgang mit den Betroffenen, dass die Mundpflege nie gegen deren Willen erfolgt.

Bienstein[86] betont: „Die Patienten sollen ihren Mund – auch unter extremen Umständen – positiv erfahren können. Hierzu ist eine aktivierende und positiv stimulierende Mundpflege, welche die Ressourcen und Gewohnheiten der Patienten und Patientinnen mit den pflegerisch-therapeutischen Maßnahmen der Pflegenden vereint, notwendig“. Die Patienten sollen sich mit den Problemen bezüglich der Mundpflege wahr- und ernst genommen fühlen und mit der Mundpflege ein angenehmes Gefühl verbinden, weil Beschwerden gelindert werden. Sie führen auf Wunsch die Mundpflege mit Unterstützung (den eigenen Fähigkeiten entsprechend) selbst durch.

Menschen, die sich in der letzten Lebensphase befinden, erhalten häufig Opioide, Chemo- oder Strahlentherapie, Antidepressiva oder Neuroleptika. Die Folge dieser therapeutischen Maßnahmen ist oftmals eine schlechte Mundhygiene, die zu pathologischen Veränderungen, z. B. Soor oder anderen Infektionen führen kann. Außerdem nehmen viele Menschen in dieser Phase nicht mehr ausreichend Flüssigkeit zu sich, vollziehen keine Kaubewegungen mehr und atmen durch den geöffneten Mund. Dadurch leiden sie an Mundtrockenheit, Borken- und Belagbildung im Mund, Entzündungen der Mundschleimhaut und möglicherweise Pilzinfektionen. Ziel der Mundpflege ist es, die Mundschleimhaut feucht zu halten und den Speichelfluss anzuregen.

Mit unterschiedlichen Materialien (wie zum Beispiel Spritze, Stäbchen, Gazebausch, Fingerzahnbürste) und Mitteln (vorbeugenden und entzündungshemmenden Teesorten, mit Saft oder Eiswürfeln und gefrorenen Fruchtstückchen) soll dem Austrocknen und der Belagbildung entgegengewirkt werden. Das ebenfalls regelmäßig notwendige Eincremen der Lippen erfolgt am besten mit flüssigem Honig oder Panthenol-Salbe, nicht mit Lippenpflegestiften und Vaseline.

Die Teilnehmenden sollen eigene Erfahrungen machen, indem sie mit den Mundpflegestäbchen ihren eigenen Mund befeuchten, oder sich mit den Sprühfläschchen Wasser in den Mund sprühen.

85 Kränzle, Susanne/Seeger, Christa/Schmid, Ulrike: Palliative Care Handbuch für Pflege und Begleitung. Heidelberg 2010, 3. Auflage, Springer S. 230

86 Bienstein, Christel/Fröhlich, Andreas Basale Stimulation in der Pflege. Die Grundlagen. Bern 2016, 8. Aufl. S. 196

Dasselbe sollen sie anschließend in einer Partnerübung durchführen und dabei sehr genau auf ihre Gefühle achten. Anschließend gibt es einen Austausch im Plenum, bei dem folgende Fragen hilfreich sein können:

... Was haben Sie als angenehm, was als unangenehm oder störend empfunden?

... Wie haben Sie Ihrem Gegenüber signalisiert, dass Sie bei ihm Mundpflege machen möchten?

... Wie haben Sie Ihr Gegenüber auf das vorbereitet, was Sie tun wollten?

... Haben Sie Ihr Gegenüber ermutigt, etwas selbst zu tun?

... Haben Sie Widerstände gespürt?

... Wie sind Sie mit Widerständen umgegangen?

... Welche Gefühle hatten Sie, als eine andere teilnehmende Person bei Ihnen Mundpflege machte?

... Was empfanden Sie als angenehm, was als unangenehm?

... Welche Assoziationen hatten Sie (zahnärztliche Behandlung)?

... Haben Sie unterschiedliche Hilfsmittel benutzt (Stäbchen, Sprühflasche, Gazetuch mit Eiswürfeln)?

... Haben Sie verschiedene Geschmacksrichtungen probiert?

... Was ist Ihnen sonst noch aufgefallen?

Bei den Teilnehmenden, die nicht im Pflegebereich arbeiten, oder die noch keinen Angehörigen gepflegt haben, besteht oft eine große Unsicherheit, ob und in welchem Umfang von ihnen pflegerische Leistungen oder Handreichungen erwartet werden. Grundsätzlich gilt: Hospizbegleitende sind keine Hilfspfleger oder -pflegerinnen. Sie dürfen keine Medikamente verabreichen oder von sich aus Essen und Getränke anreichen, den Sterbenden mit irgendwelchen Salben einreiben oder ähnliches. Niemand kann von ihnen verlangen, eine Inkontinenzversorgung vorzunehmen.

Wichtig ist, klare Absprachen zu treffen. Hospizbegleitende dürfen beispielsweise Getränke oder Essen nur anreichen, wenn die (geistig fitten) Betroffenen darum bittet. Wenn sie ihre Dinge selbst nicht mehr regeln können, muss es eine ausdrückliche Anweisung oder Bitte von den Betreuenden oder den Angehörigen geben (Gefahr des Verschluckens bei gestörtem Schluckreflex).

Dasselbe gilt bei der Hilfe zum Aufstehen, beim Wechsel vom Sessel in den Rollstuhl oder aus dem Bett und ähnlichem.

HILFEN BEI DER LAGERUNG, BEIM ANREICHEN VON ESSEN UND TRINKEN 8.6

Es kann immer wieder vorkommen, dass der bettlägerige Mensch, der von einer Hospizbegleiterin oder -begleiter besucht wird, in seinem Bett zu weit nach unten gerutscht ist oder seine Lage verändern möchte, während die Hospizbegleitenden mit ihm allein sind, dass er sein Bett hoch oder runtergestellt haben möchte oder das Kissen aufgeschüttelt werden muss, auf dem er liegt, und so weiter.

Solche und ähnliche Situationen sollen jetzt unter Anleitung der Pflegefachkraft geübt werden, damit die Teilnehmenden erste Erfahrungen damit machen, wie schwer beispielsweise ein Mensch ist, der keine Muskelspannung mehr aufbauen und bei der Lageänderung nicht mehr mithelfen kann. So sollen die Teilnehmenden Sicherheit gewinnen, künftige Unfälle vermeiden und den eigenen Rücken schonen.

Sterbende müssen nicht notwendigerweise in ihren letzten Lebensstunden mehrfach umgelagert werden. Es gilt immer: Wohlbefinden ist wichtiger als Prophylaxe! Alle Maßnahmen sind den Patientinnen und Patienten anzukündigen. Geben Sie ihnen Zeit, sich darauf einzustellen. Beachten Sie ihre Vorlieben!

Auch kleine Lagewechsel erleichtern und verbessern das Wohlbefinden! Ist die Lagerung mit Schmerzen verbunden, sollten 30 Minuten vor dem Lagern Schmerzmittel verabreicht werden.

Achten Sie darauf, dass Sie eine Lagerung sicherstellen, die die Atmung erleichtert. Ein erhöhter Oberkörper erleichtert das Atmen und das Abhusten und wird deshalb meist als angenehm empfunden.

Die eingeschränkte Beweglichkeit verändert das Körpergefühl des pflegebedürftigen Menschen und führt zu einer reduzierten Körperwahrnehmung. Wird dieser vollständig immobil und erfährt keine Bewegung von außen, z. B. in Form von Lagern und passivem Durchbewegen, kommt es zum Verlust jeglichen Körpergefühls. Dies kann verängstigen und verunsichern. In einer Nestlagerung fühlen sich viele Sterbende geborgen. Dazu werden Kissen und/oder Decken eng um den Körper der sterbenden Person gelegt, ihm sozusagen ein Nest gebaut.

Lassen Kranke nur eine Rückenlage zu, dann ist eine rückenentlastende Lagerung mit zwei Decken möglich, die jeweils der Länge nach mehrmals zusammengefaltet sind. Auf die Decken wird der Betroffene gelegt. Die schmale Spalte zwischen den Decken wirkt druckentlastend.

In der Finalphase wünschen sich viele Patienten und Patientinnen jedoch maximale Ruhe, Umgebungsreize werden als störend wahrgenommen. Veränderungen der Körperlage können von ihnen dann als bedrohlich und irritierend erlebt werden und mitunter starke Unruhe auslösen. Der Wunsch nach Ruhe lässt sich auch mit dem Rückzug aus dem Leben erklären, die Wahrnehmung der Patientinnen und Patienten scheint sich in der Sterbephase nach innen zu richten und zu konzentrieren.

Im Gegensatz dazu kann es aber in der Sterbephase auch einen erhöhten Bewegungsdrang geben, der sich in häufigen Aufstehversuchen oder in fluchtähnlichen Aktivitäten äußert, die so weit gehen können, dass die sterbende Person einen anderen Sterbeort als das Bett (z. B. Rollstuhl, Sessel usw.) und eine andere Sterbeposition als das Liegen (z.B. Sitzen) sucht.

Wenn die Teilnehmenden einmal selbst in einem Rollstuhl gesessen haben, erleben sie, dass es kein schönes Gefühl ist, wenn jemand von hinten kommt und sie wortlos mit dem Rollstuhl irgendwo hinfährt. Zur Würde des anderen Menschen gehört es, dass er erst von vorn angesprochen und gefragt wird, ob man ihn zum Tisch (oder in den Garten) fahren darf und zwar auch dann, wenn er verbal nicht mehr antworten kann.

Auch alle Fragen, die mit dem Anreichen von Essen und Trinken zusammenhängen, können besprochen und gegebenenfalls geübt werden.

Ein weiterer wichtiger Bereich in der palliativen Pflege ist die Basale Stimulation.

8.7 BASALE STIMULATION

Basale Stimulation bedeutet die Aktivierung der Wahrnehmungsbereiche und die Anregung primärer Körper- und Bewegungserfahrungen sowie Angebote zur Herausbildung einer individuellen nonverbalen Mitteilungsform (Kommunikation) bei Menschen, deren Eigenaktivität aufgrund ihrer mangelnden Bewegungsfähigkeit eingeschränkt ist und deren Fähigkeit zur Wahrnehmung und Kommunikation erheblich beeinträchtigt ist, wie zum Beispiel bei bewusstlosen, oder im Koma liegenden, beatmeten und desorientierten Personen, bei Menschen mit einem Schädel-Hirn-Trauma oder mit Demenz sowie bei sterbenden Menschen. Oft ist ihnen dadurch, dass sie fast regungslos im Bett liegen, das Gefühl für die Grenzen ihres Körpers und damit auch für sich selbst verloren gegangen. Sie spüren sich nicht mehr.

Menschen nehmen ihre Umgebung, wenn überhaupt Informationen auf Dauer nur wahr, wenn ihre körperlichen Sinne wechselnd gereizt werden. Dagegen gewöhnt man sich an eintönige, also gleichförmige Reize, so dass man sie nach einiger Zeit nicht mehr wahrnimmt. Dies gilt für die Schmerz- und Temperaturwahrnehmung ebenso wie für Tasten, Riechen, Hören und Sehen. Wer so an Reizen verarmt, blendet über kurz oder lang die äußere Realität aus und verliert die Orientierung. Ein solches Schicksal droht vor allem Demenz-Kranken, die bettlägerig sind bzw. sich kaum noch bewegen können. Diese Situation spitzt sich zu, wenn die Betreffenden auch noch „super weich" gelagert und lediglich mit Flügelhemden „bekleidet" sind. Für viele Demenz-Kranke kommt hinzu, dass sie aufgrund altersbedingter Hör- und Sehbeeinträchtigungen ohnehin nur noch schlecht wahrnehmen können.

Alle Menschen, die in ihrer Fähigkeit zur Wahrnehmung, Bewegung und Kommunikation eingeschränkt oder gestört sind, brauchen körperliche Nähe, um Andere wahrnehmen zu können, jemanden, der ihnen die Umwelt auf einfachste Weise nahe bringt, Pflegende, die ihnen Fortbewegung und Lageveränderung ermöglichen, Vertrauenspersonen, die sie auch ohne Sprache verstehen und zuverlässig versorgen, sowie Geborgenheit und Sicherheit geben.

Vor diesem Hintergrund scheint es sinnvoll, wenn alte Menschen der Reizverarmung begegnen, indem sie sich selbst stimulieren. Um Informationen über den eigenen Körper und die Umwelt zu erhalten, schreiten sie gleichsam zur Selbsthilfe. Typische Beispiele sind Nestelbewegungen auf der Bettdecke, Reiben und Kratzen auf der eigenen Haut, Kratzen mit den Fingernägeln auf dem Tisch und Schaukeln mit dem Oberkörper. Nach Ansicht von A. Hartwanger[87] ist die meist monotone und häufig selbstschädigende Autostimulation ein Hilfeschrei von Menschen, die unter einem Mangel an sinnlichen Anregungen leiden. Dabei sind die Möglichkeiten der ursprünglich von A. Fröhlich entwickelten „Basalen Stimulation" mannigfaltig und einfach zu verwirklichen.

87 Hartwanger, Annette: Auf dem Weg zum Wohlbefinden: Warum die Basale Stimulation so eine große Hilfe ist. In: Altenpflege Hannover Vincentz, 1976, 28(2003), 3, Seite 44-46

Ziel der Basalen Stimulation ist es, dass die Betroffenen den eigenen Körper wahrnehmen. Denn dies ist Voraussetzung, um einen Zugang zu Mitmenschen und der Umwelt aufbauen zu können. Nonverbale, basale Kommunikation ermöglicht Austausch zwischen Menschen – über die Grenzen von Behinderungen und Beeinträchtigungen hinweg.

Die eingesetzten Mittel aktivieren die Wahrnehmung und stimulieren die Sinne. Dies kann durch den Einsatz von Gerüchen, Berührungen, Bildern oder Musik erfolgen.

... 1. **Taktil-haptische Stimulation:** Über gezielte Berührungen wird der Tastsinn angeregt. Das kann durch das Abklopfen der Körperumrisse unter der Bettdecke, die Massage mit einem Igelball o. ä. geschehen.

... 2. **Visuelle Stimulation:** Über optische Reize wird die visuelle Wahrnehmung – der Sehsinn – stimuliert (Bunte Bilder, ein Mobile o. ä. werden im Sichtfeld der Betroffenen aufgehängt).

... 3. **Auditive Stimulation:** Über Klang oder Musik wird der Hörsinn angeregt. (Mittels Klangschalen, Monochord oder auch durch gezieltes Einspielen von beispielsweise dem sterbenden Menschen besonders vertrauter Musik)

... 4. **Olfaktorische Stimulation:** Der Geruchssinn wird durch Düfte geweckt (Etwa aus der Kindheit vertraute Düfte nach frisch gebackenem Brot, einem bekannten Parfüm, nach Lavendel oder Rosen, nach Holz, Farben oder beispielsweise Schmieröl, wenn der Patient früher Automechaniker war usw.).

... 5. **Gustatorische Stimulation:** Der Geschmackssinn wird durch Geschmacksstoffe aktiviert (Lieblingsspeisen oder Getränke werden in kleinen Portionen angereicht).

... 6. **Vibratorische Stimulation:** Vibration hat das Ziel, Körpertiefe und -fülle zu erfahren und führt zu mehr Stabilität (Klangbett, Vibraphon, Klopf-Massage).

Die Pflegefachkraft leitet die Teilnehmenden bei einzelnen Übungen zur taktil-haptischen Stimulation an. Die Teilnehmenden üben paarweise und wechseln nach einigen Übungen, damit sie auch die Veränderungen durch ein anderes Gegenüber spüren. Anschließend werten sie die gemachten Erfahrungen im Plenum aus.

Je nachdem, in welchen Bereichen die Pflegefachkraft ihre Schwerpunkte hat, könnte eine auditive Stimulation mit Klangschalen, einem Vibraphon, einem Monochord oder ähnlichem erfolgen oder geeignete Musik über einen CD-Player eingespielt werden. Neuerdings wird in Pflegeheimen auch mit der Methode des Snoezelen gearbeitet. Unter Snoezelen – eine von Jan Hulsegge und Ad Verheul, zwei Zivildienstleistenden am De Hartenberg Institut in den Niederlanden, 1978 zusammengestellte Fantasieschöpfung aus den beiden niederländischen Verben „snuffelen" (etwa: kuscheln, schnuffeln) und „doezelen" (dösen) – wird der Aufenthalt in einem gemütlichen, angenehm warmen Raum verstanden, in dem bequem liegend oder sitzend, umgeben von leisen Klängen und Melodien, Lichteffekte betrachtet werden.

Das Snoezelen dient der Verbesserung der sensitiven Wahrnehmung und zugleich der Entspannung. Zur Ausstattung des Raumes gehören meist unterschiedliche Lichtquellen und Projektoren, die verschiedenartige visuelle Effekte erzeugen wie Wassersäulen, eine Farbdrehscheibe, sich an der Raumdecke langsam drehende Spiegelkugel sowie eine bequeme Sitz- und Liegelandschaft.

Der Snoezelen-Raum kann von wohlriechenden Düften durchflutet sein. Bilder zum Träumen kommen in Verbindung mit ausgewählter Entspannungsmusik zum Einsatz.

Sollte dies nicht von einer Pflegefachkraft angeleitet werden können, kann alternativ der Film „Was deine Beziehung zu älteren Menschen alles bewirkt – Basale Stimulation" angeschaut werden (https://www.youtube.com/watch?v=FUFwmaC83FA).

8.8 BERÜHRUNG UND BEGEGNUNG

In diesem Kurzfilm wird deutlich, dass Berührung nicht gleich Berührung ist, dass manche als übergriffig und unangenehm erlebt werden, und dass es ein gutes Gespür für das richtige Verhältnis von Nähe und Distanz braucht. Menschen mit Demenz sowie andere kognitiv eingeschränkte Menschen haben ebenso wie wir ein Recht darauf, dass ihre Intimsphäre beachtet wird und manche Berührungen nur engen Vertrauten zustehen. Achtsam und bewusst ausgeführte Berührungen ermöglichen dagegen eine intensive Begegnung und tun den Betroffenen gut (https://www.youtube.com/watch?v=CLo8VkKWwdc).

8.9 WIE GEHT ES MIR, WENN ICH PRAKTISCHE HILFEN GEBEN SOLL?

Beim Spaziergang soll im Zweiergespräch erörtert werden, wie es den Teilnehmenden damit geht, wenn sie praktische Hilfen geben sollen. Fühlen sie sich eher unsicher, haben sie schon Erfahrungen damit oder, wo möchten sie noch weitere Hilfen bekommen?

Zu Beginn der Nachmittagseinheit ist Gelegenheit, solche Wünsche oder Fragen im Plenum einzubringen.

8.10 8.10 AROMATHERAPIE

Manche Pflegekräfte haben auch spezielle Kenntnisse und sehr gute Erfahrungen in der Aromatherapie. Die ganz unterschiedlichen Aromen wirken behutsam auf Körper, Geist und Seele und sind somit eine gute Unterstützung zur medizinischen Therapie und zur Steigerung des Wohlbefindens. Außerdem können sie helfen, unangenehme (und dem erkrankten Menschen oft peinliche) Gerüche zu überdecken.

Ätherische Öle sind unterschiedlich stark duftende hochkonzentrierte organische Essenzen, die aus Pflanzen produziert werden. Über den Geruchssinn wirken sie auf das Limbische System. Das Limbische System steuert das emotionale Verhalten, ist Zentrum der Gefühle und mit anderen Zentren des Gehirns am Gedächtnis beteiligt. Da das Limbische System zudem einige Vitalfunktionen des Körpers wie Atmung, Herztätigkeit, Hormonhaushalt sowie Kreativität mit beeinflusst, wirken sich Öle auf die Gefühle, Stimmungen und damit auf das allgemeine Wohlbefinden günstig aus. Düfte wecken Erinnerungen, deshalb kann es sehr wertvoll sein, wenn man aus der Biografiearbeit weiß, welche Vorlieben die Betroffenen hatten. Soll der Duft beispielsweise Erinnerungen an schöne Ferientage am Meer wecken oder die Lavendelfelder in Südfrankreich oder den Duft der eigenen Rosenzucht in Erinnerung rufen?

Viele ätherische Öle nehmen Einfluss auf die jeweilige Stimmung. Wir unterscheiden anregende Öle wie Bergamotte, Grapefruit, Zitrone, Minze, Rosmarin und Eukalyptus von beruhigenden wie Lavendel, Rose, Melisse und Sandelholz. Darüber hinaus gibt es desinfizierend wirkende Öle wie beispielsweise Fenchel, Thymian und Nelke. Diese Öle können in Duftlampen verwendet, zur Massage genutzt oder als Badezusatz eingesetzt werden. Mit ihnen können Wickel und Auflagen gemacht und sie können in schwimmenden Kerzen ebenso verwendet werden wie auf Duftsteinen. Ein Tropfen auf dem Waschlappen kann eventuell Widerstände auflösen und das morgendliche Waschen zu einem positiven Erlebnis werden lassen.

Stefan Theierl betont: „Wohltuende Einreibungen, aromatische Waschungen, Zimmer-Beduftung oder Aromakompressen vermitteln Wohlbehagen und menschliche Nähe. Sie geben Begleitenden die Möglichkeit, mit den Zugehörigen und Betroffenen in Kontakt zu stehen und deren Stress zu mindern. Die Begleitenden erleben die Erleichterung oft darin, dass sie auch in angespannten Situationen die Möglichkeit haben, zu handeln und der Hilflosigkeit aller ein Ende setzen können."[88]

Bei Menschen mit Atemwegsproblemen oder Allergien ist Vorsicht geboten. Hospizbegleitende sollten nie ungefragt, sondern immer in Absprache mit den Angehörigen oder im Pflegeheim mit dem Personal Duftlampen aufstellen, Sterbenden mit Duftsalben Hände oder Füße massieren oder überhaupt Duftstoffe einsetzen.

Die Pflegefachkraft stellt verschiedene Aromastoffe vor, lässt die Teilnehmenden selbst eine Duftcreme herstellen, die sie bei sich selbst oder bei ihrem Gegenüber ausprobieren dürfen. Sie erklärt, warum und mit welchen Mitteln sie eine Auflage vorbereitet, oder wie man einen Wickel anlegt. Sie lässt an den verschiedensten Aromastoffen riechen und erklärt deren Wirkungen.

Ein Bereich der Aromatherapie ist auch die Bindung oder Neutralisation von unangenehmen Gerüchen. Das kann im Raum durch Kaffeepulver (in Bewohnendennähe) und/oder Waschpulver (z. B. kleine Schale unter das Bett stellen) geschehen. Je nach Vorliebe der betroffenen Personen kann auch eine Raumbeduftung mit einer Duftlampe durch herbe, frische Düfte, wie z. B. Kiefer, Thymian, Eukalyptus, Zitrone Pfefferminze (5–8°) oder als Raumspray (80 % Alkohol, 15 % dest. Wasser und 5 % ätherische Öle) erfolgen.

HYGIENE-SCHULUNG 8.11

Seit der Corona-Pandemie sehe ich es als notwendig an, eine Hygiene-Schulung in die Qualifizierungskurse aufzunehmen. Die Hospizbegleiterinnen und -begleiter kommen immer wieder mit Menschen zusammen, deren Immunsystem geschwächt ist, und die dadurch für Infektionen aller Art anfällig sind. Außerdem begegnen ihnen Menschen mit multiresistenten Keimen oder ansteckenden Erkrankungen, bei denen sie sich selbst infizieren könnten. Zurzeit hat es viele Informationen zum richtigen Tragen eines Mund-Nasen-Schutzes, zu Händedesinfektion, zu Schutzkleidung und weiteren hygienischen Maßnahmen gegeben, doch das kann im nächsten Jahr wieder in Vergessenheit geraten, ist aber bei hoch infektiösen Patienten und Patientinnen notwendig und sollte deshalb Teil der Ausbildung sein.

Die Hygieneschulung sollte von einer entsprechend ausgebildeten Fachkraft durchgeführt werden.

88 Theierl, Stefan: Aromapflege. Esslingen 2017, 2. Auflage, der hospiz verlag

8.12 ERSTE HILFE BEI ALTEN UND PFLEGEBEDÜRFTIGEN MENSCHEN

Die meisten Teilnehmenden haben wahrscheinlich im Zusammenhang mit dem Erwerb des Führerscheins einen Erste-Hilfe-Kurs absolviert, aber danach das erworbene Wissen weder angewandt noch aufgefrischt. Damit sie in einer Krisensituation den von ihnen begleiteten Menschen helfen können, sollen sie die Erste-Hilfe-Maßnahmen noch einmal üben, die während einer Begleitung eventuell notwendig werden können.

Was muss ich tun, wenn die begleitete Person sich etwa verschluckt hat, wenn diese keine Luft bekommt, hyperventiliert, gestürzt ist oder einen Herzstillstand erleidet (und keine Patientenverfügung hat, die eine Reanimation verbietet)?

Es geht also nicht um einen Standardkurs für Sofortmaßnahmen am Unfallort, sondern um gezielte Informationen und praktische Übungen bei Notfällen im häuslichen Bereich der Begleiteten.

Auch dieser Teil sollte von einer dafür vorgebildeten erfahrenen Fachkraft angeleitet werden. Deshalb sollen hier nur ein paar grundsätzliche Dinge festgehalten werden:

Wenn die hospizliche Begleitung in einem Pflegeheim oder Krankenhaus erfolgt, ist in einem Notfall sofort das Personal zu benachrichtigen. Im häuslichen Bereich kann es sein, dass die Hospizbegleitenden mit dem Pflegebedürftigen allein sind. Da ist es wichtig, vorher mit den Angehörigen abzusprechen, wo und wie sie im Notfall zu erreichen sind (Handy-Nr.), ob der Notarzt oder die Notärztin oder das Palliativ-Team informiert werden soll, und ob eine Reanimation gewünscht ist, oder ob in einer Patientenverfügung eine Reanimation abgelehnt wird.

Wenn keine Patientenverfügung vorhanden ist und die betreute Person plötzlich das Bewusstsein verliert, ist folgendermaßen vorzugehen[89]:

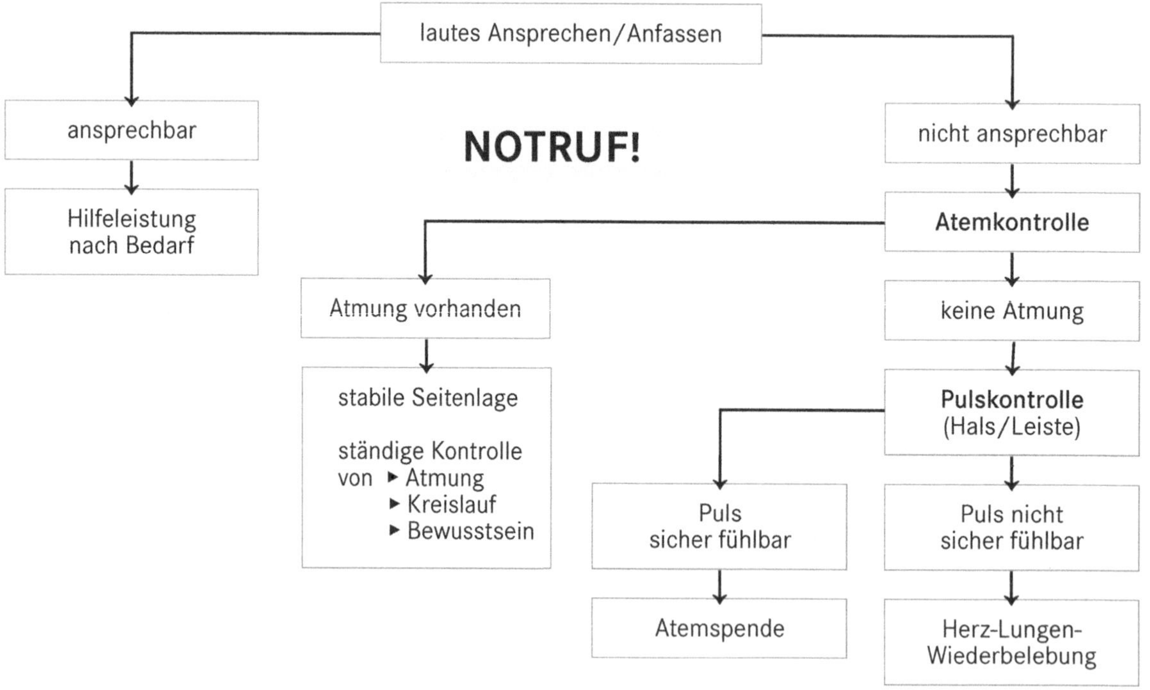

89 aus Tagespflege aktuell „Standard: Auffinden einer Person" Newsletter vom 5.9.2020

Ein Atemstillstand ist an der fehlenden Atemtätigkeit zu erkennen, d.h. es gibt keine hör- oder fühlbare Atemluftbewegung und keine Brustbewegung, außerdem eine blau-rote (zyanotische) Hautverfärbung.

Ein Kreislaufstillstand zeigt sich an der Pulslosigkeit der großen Arterien (in den Leisten oder an der Halsschlagader), ohne messbaren Blutdruck, mit einer blassgräulichen Hautverfärbung.

Ganz wichtig ist, die Betroffenen nicht allein zu lassen. Selbst wenn sie nicht bei Bewusstsein sind, spüren sie die Nähe als wohltuend und angstmindernd. Außerdem muss ständig beobachtet werden, ob sich ihr Zustand verändert. Hospizbegleitende sollen in solchen Krisensituationen Ruhe bewahren und sich fachliche Hilfe holen.

Sollten Sie den ärztlichen Notdienst anfordern (Tel. Nr. 112 oder 110, beide gehen auf die Leitstelle) sollten Sie die folgende Angaben zu machen:

Wer?
meldet den Notfall?

Wo?
Genaue Adresse (ggf. mit Hinweisen zu Seiteneingang, Aufzug usw.)

Was?
Kurze, möglichst genaue Darstellung der Notfallsituation

Welche?
Krankheitszeichen, Art der Verletzung, Vorerkrankungen

Wie viele?
Anzahl der zu behandelnden Personen

Nachdem die obigen Angaben gemacht sind, bitte nicht sofort auflegen, sondern abwarten, ob der Disponent oder die Disponentin in der Leitstelle noch weitere Rückfragen hat.

Ziel aller Rettungsdienste ist es, in Notsituationen innerhalb von 10 bis 15 Minuten vor Ort zu sein, was ihnen in einem Großteil der Fälle auch gelingt, obwohl wartende Angehörige oder Helfende immer das Gefühl habe, es, dauere „eine Ewigkeit“, bis endlich Rettungsdienst oder Notarzt vor Ort sind. Deshalb ist es sinnvoll, nach dem Telefonat auf die Uhr zu schauen und sich den Zeitpunkt zu merken.

Im Anhang finden Sie einige Beispiele für häufig vorkommende medizinische Notfallsituationen bei älteren Menschen und Tipps zur Ersten Hilfe.

Anlage 8.12: Häufiger vorkommende Notfallsituationen bei älteren Menschen

Bei vielen kleineren Problemen wird kein Notarzt oder keine Notärztin nötig sein. Aber es ist gut, wenn die Teilnehmenden wissen, wie sie einem Menschen, der gestürzt ist, aufhelfen und vieles mehr.

8.13 FEEDBACK

In der Feedback-Runde sollen alle Teilnehmenden sagen, wie es ihnen jetzt geht, wie sie mit den praktischen Übungen zurechtgekommen sind, was ihnen vielleicht noch fehlt und ob eventuell Fragen offen geblieben sind.

8.14 ABSCHLUSS

Der Studientag schließt diesmal mit einer Geschichte und/oder mit einem Segen.

Anlage 8.14: Segen, Wünsche, Geschichte von den Erbsen

STUDIENTAG 9

BESTATTUNG, RITUALE IN DER STERBE- UND TRAUERBEGLEITUNG

NR	ZEIT	THEMA	METHODE	MATERIAL
9.1	9:00	Ankommen bei der Bestattung, Begrüßung, Vorstellung	Alle Teilnehmenden stellen sich vor und äußern eigene Fragen	Geschenk
9.2	9:10	Einführung in das Thema Bestattung	Plenum: Die Bestattenden berichten über Veränderungen in der Bestattungskultur	
9.3	9:20	Aufgaben eines Bestatters oder einer Bestatterin	Besichtigung des Bestattungsunternehmens über deren Aufgaben anhand eines typischen Falls	9.3.a Verfahren bei ungeklärter Todesursache 9.3.b Checkliste für den Sterbefall
9.4	10:30	Bestattungsformen	Plenum: Diskussion, Alternativ zum Bericht des Bestattungsunternehmens über Bestattungsformen kann der Film „Die neue Bestattungskultur“ angeschaut und diskutiert werden	Film 29:29 Min, Beamer
	11:00	Rückfahrt/Pause		
9.5	11:20	Rückblick auf den Besuch im Bestattungsunternehmen	Plenum: Was war mit wichtig? Was möchte ich noch wissen?	9.5 Asche verstreuen – wo ist da der Ort zum Trauern
9.6	11:40	Rituale geben Sicherheit und schaffen Verbindung	Film: „Den Tod annehmen - Rituale in der Sterbebegleitung“	Film Beamer
9.7	12:00	Symbole und Rituale	Einführung: Plenum Kurzvortrag durch die Kursleitung, Wozu Symbole? Was sind Rituale?	
9.8	12:30	Rituale vor und nach dem Tod	Einzelarbeit: Teilnehmende schreiben auf Karten alle Rituale, die sie im Zusammenhang mit dem Sterben kennen	Karten 9.8 Trauerrituale
	13:00	Mittagessen		
9.9	13:30	Besondere Eindrücke von Beerdigungen	Spaziergang in Zweiergruppen, ein Symbol mitbringen	
9.10	14:00	Gebet am Sterbebett, Gebet am Totenbett	Plenum: Gespräch über die Symbole, Zweiergruppen: eigene Gebete formulieren und vorstellen im Plenum	9.10 Gebet zur Aussegnung und Abschiedsworten
9.11	14:30	Kirchliche Formen der Vorbereitung auf das Sterben (Viaticum)	Plenum: Einführung durch die Kursleitung in Beichte, Krankensalbung, Versehgang, evtl. Durchführung eines Salbungsrituals	9.11 Salbungsritual
9.12	15:15	Christliche und „neutrale“ Abschiedsrituale, Sterbesegen, Aussegnung „Wenn der Sarg hinausgetragen wird“	Plenum: Text „Abschied von Christine“ abschnittsweise lesen, Bedeutung der einzelnen Textteile klären, Kleingruppen: eigene Abschiedssituationen überlegen, Abschiedsworte formulieren	9.12 a Abschied von Christine 9.12 b Abschied von NN
	16:30	Pause		
9.13	16:40	Abschied und Beerdigung	Kleingruppen Rollenspiele vorbereiten Plenum: Vorspiel und Diskussion	9.13 Rollenspiele zum Thema Bestattung
9.14	16:55	Rituale in der Trauer: Loslassen	Plenum: Meditation mit Seidentüchern Teilnehmende halten Seidentücher in den Händen	9.14 Meditationstext
9.15		Feedback-Runde		
9.16		Abschluss		9.16 Segen

EMPFOHLENE LEKTÜRE *(siehe auch Literaturverzeichnis)*

ACHTUNG: für den nächsten Studientag als häusliche Lektüre die drei Fallbeispiele zum Thema Schuld verteilen!

Klie, Thomas (Hg.): Praktische Theologie der Bestattung.

Fischer, Norbert/Herzog, Markwart (Hg.): Nekropolis: Der Friedhof als Ort der Toten und der Lebenden.

Happe, Barbara: Der Tod gehört mir. Die Vielfalt der heutigen Bestattungskultur und ihre Ursprünge.

Heuerding, Barbara/Berger-Zell, Carmen: Niemand soll vergessen sein: Bestatten Gedenken – Erinnern.

Gutmann, Hans-Martin: Mit den Toten leben – eine evangelische Perspektive.

Thieme, Frank: Bestattung zwischen Wunsch und Wirklichkeit – Eine soziologische Studie zum Wandel des Bestattungsverhaltens in Deutschland.

Roth, Fritz: Einmal Jenseits und zurück – Ein Koffer für die letzte Reise.

Die Feier der Krankensakramente. Die Krankensalbung und die Ordnung der Krankenpastoral in den katholischen Bistürmern des deutschen Sprachgebietes. Katholisches Bibelwerk.

Lamp, Ida/Küpper-Popp, Karolin: Abschied nehmen am Totenbett: Rituale und Hilfen für die Praxis.

Fischedick, Heribert: Die Kraft der Rituale. Lebensübergänge bewusst erleben und gestalten.

Fischer, Norbert: Totengedenken und Trauerkultur. Geschichte und Zukunft des Umgangs mit Verstorbenen.

ZIELE

- Die Teilnehmenden kennen die Aufgaben eines Bestattungsunternehmens.
- Die Teilnehmenden kennen unterschiedliche Bestattungsformen und die rechtlichen Vorgaben.
- Die Teilnehmenden wissen, welche Schritte nach einem Sterbefall nötig sind.
- Die Teilnehmenden wissen um die Bedeutung von Ritualen in der Sterbe- und Trauerbegleitung.
- Die Teilnehmenden kennen verschiedene Rituale, Gebete und Segenshandlungen.
- Die Teilnehmenden formulieren eigene Gebete oder Texte.

9.1 ANKOMMEN BEI DER BESTATTUNG

Da dieser Studientag bei der Bestattung beginnt, fällt die meditative Eingangsübung weg. Der Tag beginnt mit einer Vorstellungsrunde beim Bestatter bzw. bei der Bestatterin. Hier dürfen alle Teilnehmenden bereits erste Fragen äußern, die der Bestatter bzw. die Bestatterin im Rahmen des Vortrags beantworten wird. Ihm bzw. ihr ist es überlassen, ob am Anfang oder Ende eine Besichtigung der Räumlichkeiten erfolgt.

9.2 EINFÜHRUNG IN DAS THEMA BESTATTUNG

Die Bestattungskultur hat sich in den letzten Jahrzehnten in Deutschland erheblich verändert. Früher war es (zumindest im ländlichen Raum) Aufgabe der Familie, den Verstorbenen (eventuell gemeinsam mit der „Totenfrau") zu waschen, anzukleiden und zuhause aufzubahren, damit Verwandte, Nachbarschaft und Befreundete Abschied nehmen konnten. Der örtliche Schreiner (Tischler) zimmerte den Sarg, der Totengräber hob das Grab aus, Befreundete und Nachbarn trugen den Sarg, und der Ortspfarrer gestaltete die Trauerfeier für die Erdbestattung in der von der Familie geschmückten Friedhofskapelle, an der mindestens eine Person aus jedem Haus des Dorfes teilnahm. Um alle administrativen Aufgaben kümmerte sich die Familie. Heute ist das Bestattungswesen stark kommerzialisiert: Bestattungsunternehmen bieten eine „Rundumversorgung" an, kümmern sich um den Leichnam, das Einsargen, die Trauerfeier (manchmal sogar in den Räumen des Bestattungsinstituts), das anschließende Kaffeetrinken und alle Formalitäten. Sie sorgen gegebenenfalls für die Überführung ins Krematorium und die Beisetzung der Urne.

Diese Veränderungen haben unterschiedliche Gründe, hängen aber auch mit der Entkirchlichung und der Tabuisierung des Todes in unserer Gesellschaft zusammen. Der Tod wurde immer weniger als Teil des Lebens verstanden, sondern als etwas Fremdes und zu Bekämpfendes angesehen, das Angst machte. Die Beerdigung ist schon lange nicht mehr ein Ereignis der christlichen Gemeinde und des ganzen Dorfes, an dem alle teil- und anteilnahmen, sondern Privatsache der Familien. Immer mehr Menschen starben und sterben im Krankenhaus und werden dort von den Bestattungsinstituten direkt übernommen. Das hat Auswirkungen bis heute.

Ein weiteres Problem kommt hinzu: Für viele Menschen ist in unserer mobilen Gesellschaft die Grabpflege zum Problem geworden: Längst leben die Kinder weit entfernt, vielleicht sogar im Ausland, oder es gibt keine Angehörigen oder Befreundete, die das Grab pflegen könnten. Außerdem sind die Kosten für eine Bestattung dermaßen in die Höhe geschnellt, dass sich viele Menschen eine Erdbestattung kaum noch leisten können. Nicht zuletzt deshalb wurden und werden neue Bestattungsformen gesucht und andere teils virtuelle Orte des Gedenkens in den Blick genommen. Oft wollen alte Menschen ihren Kindern keine Last sein und ihnen keine Grabpflegeverpflichtungen auferlegen. Manchmal ist der Zusammenhalt der Familie nicht mehr stark genug, um solche Verpflichtungen zu tragen, und sie wählen deshalb die anonyme Bestattung. Allerdings ist es seelsorgerlich und psychologisch nachgewiesen und tritt faktisch auch immer wieder ein, dass Hinterbliebene, die einer anonymen Beerdigung zugestimmt haben, später erhebliche Probleme mit der „Ortlosigkeit der Trauer" bekommen. Ein konkreter Erinnerungsort, ein identifizierbarer Grabstein, ja schon ein umgrenzter Bereich auf einem Friedhof haben für nicht wenige Menschen zentrierende und darum heilende Bedeutung. Die christlichen Kirchen stehen auch deswegen den anonymen Bestattungen kritisch gegenüber.

AUFGABEN DES BESTATTERS ODER DER BESTATTERIN 9.3

Viele Menschen sind der Meinung, sie müssten sofort ein Bestattungsinstitut rufen, nachdem jemand gestorben ist. Oft ist dann die tote Person schon abgeholt, bevor die Angehörigen überhaupt begriffen haben, was geschehen ist. Dabei braucht es Zeit, bis die Tatsache, dass ein geliebter Mensch gestorben ist, auch emotional erfasst wird. Anfangs gibt es immer das Gefühl des Unwirklichen, selbst wenn das Sterben miterlebt wurde. Deshalb sollten die Teilnehmenden wissen, wie wichtig es ist, sich Zeit für den Abschied zu lassen. Dieser Moment kommt so nie wieder! Die Bestattung kann auch noch am nächsten Tag beauftragt werden. Es muss lediglich die Frist von 36 Stunden eingehalten werden, die die Verstorbenen noch zuhause aufgebahrt sein können.

Das sehen Bestattungen oft ganz anders. Sie wollen die Toten so schnell wie möglich abholen. Manche lassen es sich dann teuer bezahlen, wenn Angehörige im Bestattungsinstitut die Toten noch einmal sehen und von ihnen Abschied nehmen wollen. Deshalb hat die Kursleitung sich bewusst für den Besuch im Bestattungsinstitut entschieden, damit die Bestattung nicht nur mit dem Blick der Kursleitung, also zum Beispiel der Pfarrerin und Hospizseelsorgerin, sondern auch mit dem eines professionellen Bestattungsunternehmens betrachtet wird, und die Teilnehmenden sich ein eigenes Bild machen können, nachdem sie dort auch einmal „hinter die Kulissen geschaut" haben, Särge und Urnen betrachten konnten und Kühl-, Wasch- und Aufbahrungsraum gesehen und Informationen über die verschiedensten Bestattungsformen erhalten haben.

Je nach Bestattung wird der Bericht sehr unterschiedlich ausfallen. Bei den einen spürt man deutlich ihr großes Engagement, die Liebe zu ihrem Beruf und den achtsamen Umgang mit den Verstorbenen sowie großes Einfühlungsvermögen den Angehörigen gegenüber, während bei anderen das Geschäftsinteresse im Vordergrund steht. Sie führen ihre Beerdigungen korrekt aus und erledigen alle Formalitäten genauso gewissenhaft, möchten aber ihre Auftraggebenden auch gern davon überzeugen, dass für die lieben Verstorbenen nichts gut genug sein kann und man sich doch lieber für den etwas teureren Sarg entscheiden möge. Die meisten beginnen ihren Bericht damit, dass sie bei einem Todesfall möglichst umgehend gerufen werden sollen und sie sich dann um alles kümmern werden.

Sollte ein Besuch bei der Bestattung nicht möglich sein, dann können auch die Filme zum Wandel der Bestattungskultur und über die Aufgaben eines Bestattungsunternehmens gezeigt werden: „Die neue Bestattungskultur | [W] wie Wissen"[90] oder „Vom Tod leben - Portrait eines Bestatters"[91].

Wenn ein Mensch zu Hause verstorben ist, muss ein Arzt bzw. eine Ärztin benachrichtigt werden, der oder die die verstorbene Person untersucht und den Totenschein ausstellt. In der Regel wird der Hausarzt informiert, der die erkrankte Person gekannt hat, und nicht der Notarzt über die Leitstelle angefordert. Sollte der Tod am Wochenende eingetreten sein, wird der ärztliche Bereitschaftsdienst gerufen. Das sollte frühestens eine Stunde nach Eintritt des Todes erfolgen, damit die Todeszeichen deutlich erkennbar sind. Dann wird der Arzt bzw. die Ärztin die Todesursache feststellen und einen natürlichen Tod bescheinigen. Gerade bei Palliativpatienten und -patientinnen mit einer lebensverkürzenden Erkrankung wird das keine Schwierigkeiten machen.

In der Anlage finden Sie eine Darstellung dessen, was bei nicht natürlicher oder nicht feststellbarer Todesursache erfolgt.

Anlage 9.3.a: Verfahren bei ungeklärter Todesursache

90 www.youtube.com/watch?v=xclz2Jbir3Q
91 www.youtube.com/watch?v=9aWQx3s5pwI

In der Regel werden die nächsten Angehörigen sofort nach Eintritt des Todes benachrichtigt. Sollte das noch nicht geschehen sein, ist jetzt die Zeit dazu, damit alle, die das möchten, von der toten Person noch zu Hause Abschied nehmen können. Bei Menschen, die einer christlichen Kirche angehören, ist der Ortspfarrer oder die Pfarrerin zu informieren, damit er bzw. sie zu einer Aussegnung kommt, ein Gebet und einen Sterbesegen spricht und die Angehörigen in der Zeit des Abschiednehmens begleitet.

Nur wenige Menschen wissen, dass sie den Verstorbenen bis zu 36 Stunden auch noch einmal aus dem Krankenhaus nach Hause holen und dort aufbahren dürfen. Diese Zeit, in der die verstorbene Person noch zuhause ist, kommt so nie wieder und sollte genutzt werden, um ganz in Ruhe noch einmal all das auszusprechen, was man dieser gerne noch sagen möchte, sei es der Dank für die gemeinsame Zeit und all das, was die Angehörigen von der verstorbenen Person an Liebe, Verständnis und Nähe erfahren haben, sei es die Bitte um Vergebung oder die Zusage: „Ich bin dir nicht mehr gram, es soll wieder gut sein zwischen uns."

Bevor die Angehörigen mit dem Bestattungsinstitut über die Bestattung reden, sollten die Hinterbliebenen prüfen, ob eine Bestattungsverfügung vorhanden ist, damit die Wünsche des beziehungsweise der Verstorbenen hinsichtlich der Bestattung berücksichtigt werden können. Auch sollten sie folgende Dokumente bereithalten:

den Personalausweis des oder der Verstorbenen, Geburtsurkunde, gegebenenfalls die Heiratsurkunde oder das Familienstammbuch und bei Verwitweten die Sterbeurkunde des Ehepartners bzw. der Ehepartnerin, oder bei Geschiedenen das Scheidungsurteil, außerdem die Krankenversicherungskarte.

Wenn der Arzt oder die Ärztin den Totenschein ausgestellt hat, kann die Bestattung gerufen werden, damit er den Verstorbenen abholt. Das muss keinesfalls sofort oder noch in der Nacht geschehen, lediglich die Frist von 36 Stunden, die der Verstorbene noch zu Hause bleiben kann, ist einzuhalten. Immer mehr Beerdigungsunternehmen bieten eine ausführliche Beratung an, weisen auf die unterschiedlichsten Bestattungsmöglichkeiten neben der traditionellen Erdbestattung auf dem heimischen Friedhof hin und beraten, wie die Grabpflege für die gesamte Liegezeit geregelt werden kann.

Wenn Angehörige es wünschen, können sie mit dem Bestatter bzw. der Bestatterin gemeinsam den Toten waschen, ankleiden und einsargen. Sie können aber auch die Kleidung mitgeben, in der die verstorbene Person beerdigt werden soll, oder sich für ein vom Bestattungsunternehmen angebotenes Totenhemd entscheiden.

Die meisten Bestattungsinstitute haben eigene Abschiedsräume, in denen Angehörige auch später noch am offenen Sarg Abschied nehmen können.

Haben sich die Angehörigen für eine Feuerbestattung entschieden, erfolgt im Krematorium vor der Verbrennung noch eine Leichenschau durch einen Gerichtsmediziner.

Bestattungen sind bereit, alle Formalitäten zu erledigen, wenn die Angehörigen sich nicht selbst darum kümmern wollen. Dazu gehören das Drucken und Versenden von Trauerkarten, das Aufgeben von Traueranzeigen, die Absprachen mit dem Friedhofsamt und der Floristik sowie die Terminierung der Bestattungsfeier mit allen Beteiligten (Friedhofsamt, Redende oder Pfarrer, Orgelspielende, Sargträger usw.) und die Vorbereitung der Bestattung, für die die Angehörigen den Sarg (einschließlich Ausstattung) oder die Urne, genauer gesagt: das Schmuckgefäß, in dem die eigentliche Urnenkapsel dann bestattet wird, auswählen müssen.

Schließlich organisiert die Bestattung – wenn gewünscht – auch den anschließenden „Leichenschmaus“ oder den Beerdigungskaffee. Außerdem kümmert sie sich um die Meldung des Todesfalls beim Standesamt für die Beantragung der Sterbeurkunde, die dann für die Meldung bei der Kranken- und Rentenversicherung und die Beantragung eines Erbscheins vorliegen muss und für die Bestattung notwendig ist, denn kein Pfarrer darf jemanden ohne gültige Sterbeurkunde beerdigen.

Zu den Aufgaben, die erledigt werden müssen, gehören weiterhin: die Meldung des Todesfalls beim Arbeitgebenden, gegebenenfalls bei der Lebensversicherung oder der Sterbekasse, um eine Auszahlung zu beantragen und beim Nachlassgericht, um die Erbscheine zu bekommen. Es müssen der Antrag auf Rentenfortzahlung (ein Vierteljahr) beim Rententräger gestellt werden und gegebenenfalls die Abmeldungen beim Sozialamt oder Versorgungsamt erfolgen, Versicherungen, Vereinsmitgliedschaften, Organisationen, Bånken und Post müssen über den Todesfall benachrichtigt, laufende Zahlungen eingestellt und Mietverhältnisse, Telefon- und Handyverträge gekündigt werden.

Anlage 9.3.b: Checkliste für den Sterbefall

BESTATTUNGSFORMEN 9.4

In Deutschland herrscht „Friedhofspflicht“, das heißt alle Erdbestattungen müssen in dafür eigens ausgewiesenen, meist durch Mauern umgebenen Arealen, also auf Friedhöfen[92], innerhalb von fünf Tagen in einem Sarg erfolgen. Urnen dürfen auch in bestimmten, gekennzeichneten Waldstücken, sogenannten Bestattungswäldern, Friedwäldern oder Ruheforsten oder in einem Kolumbarium oder einer Urnenwand beigesetzt werden. Daneben ist noch eine Seebestattung (der Urne) möglich, allerdings auch dort nur in amtlich zugelassenen Gebieten durch bestimmte Reedereien. Alle anderen Formen wie Luft-, Fels-, Gletscher- oder Almwiesenbestattung, das Aufbewahren der Urne auf dem heimischen Kaminsims oder das Verstreuen der Asche im eigenen Garten oder von einem Fesselballon aus sind in Deutschland nicht zulässig[93]. Auf den Friedhöfen sind neben Familien- oder Reihengräbern auch die Bestattung auf einer Rasenfläche, eine Baumbestattung oder die anonyme Beisetzung erlaubt. Oft wünschen Menschen die anonyme Bestattung, wenn sie keine Angehörigen mehr haben oder ihnen die Mühe der Grabpflege ersparen wollen.

Der Wunsch mancher Menschen, die Urne bei sich zuhause aufzustellen, ist zwar über den Umweg einer Kremation im Ausland möglich, stellt aber in Deutschland eine Ordnungswidrigkeit dar. Abgesehen davon, dass es in manchen Familien Streit geben wird, wer die Urne bekommen darf, ist auch zu bedenken, dass der tote Mensch einem nie allein gehört. Auch Befreundete, Arbeitskollegen -und kolleginnen usw. haben das Recht, sich von einem Verstorbenen zu verabschieden oder seine letzte Ruhestätte zu besuchen. Für die eigene Trauer hat es außerdem eine wichtige Funktion, dass man zum Friedhof gehen, ihn aber auch wieder verlassen kann, dass man also nicht wie bei der Urne auf dem Kaminsims jederzeit an den toten Menschen erinnert wird.

Das Bestattungsrecht ist in Deutschland Ländersache, doch besteht in den meisten Bundesländern die Bestattungspflicht für Urnen innerhalb von sechs Wochen nach dem Tod. Durch Sondergenehmigung kann davon abgewichen werden. Doch solange die Toten nicht ihren endgültigen Ort gefunden haben, also bestattet sind, haben viele Hinterbliebene das Gefühl, dass sie mit ihrer

92 Friedhöfe haben ihren Namen nicht daher, dass man auf ihnen in Frieden ruht, sondern weil es umfriedete, also mit Zaun oder Mauern umschlossene Areale sind.

93 Inzwischen gibt es in Bremen gewisse Ausnahmen. Einzelne Friedhöfe haben auch muslimische Gräberfelder ausgewiesen, in denen nach islamischem Ritus im Leintuch und nach Mekka ausgerichtet bestattet werden darf.

Trauer nicht beginnen können, sondern immer noch „irgendwo dazwischen hängen", wie eine Trauernde sagte, die wegen eines Krankenhausaufenthaltes der Mutter die Urnenbeisetzung ihres Vaters immer wieder verschoben hatte.

Inzwischen gibt es auch die Möglichkeit, sich aus einem Teil der Asche der verstorbenen Person einen Diamanten pressen oder sich Asche in eine Miniatur-Urne abfüllen zu lassen, die man dann mit nach Hause nehmen kann.[94]

Ob Erd-, Feuer- oder Seebestattung, alles wird von Bestattungsinstituten organisiert und professionell durchgeführt. Das gibt den Angehörigen, die meistens wenig oder gar keine Erfahrungen mit Beerdigungen haben, Sicherheit.

Die Trauerfeier versteht sich als Ritual, das einen sozialen Übergang vollzieht und eine gemeinschaftliche Kommunikation ermöglicht.[95] Ähnlich wie in anderen Übergangssituationen des Lebens, wünschen immer noch viele Menschen eine kirchliche Begleitung. Der Tod einer angehörenden Person stellt immer eine Krisensituation dar, in der auch Menschen nach dem Beistand der Kirche fragen, die der Kirche sonst längst den Rücken gekehrt haben. Es liegt in der evangelischen Kirche im seelsorgerlichen Ermessen des Pfarrers oder der Pfarrerin, ob er oder sie auch Menschen beerdigt, die aus der Kirche ausgetreten sind. Die katholische Kirche beerdigt in der Regel nur Katholiken. Inzwischen haben sich viele Bestatter und Bestatterinnen zu Trauerrednern und -rednerinnen ausbilden lassen und führen Abschiedsfeiern – manchmal sogar in ihren eigenen Räumen – ohne kirchlichen Beistand durch.

Viele Bestattungsinstitute bieten nicht nur das Drucken von Trauerkarten und die Veröffentlichung in der örtlichen Zeitung an, sondern weisen die Angehörigen auch auf die Möglichkeiten im Internet hin. Auf digitalen Gedenkseiten können Angehörige Texte, Bilder, Videos und Musik online stellen, um an den verstorbenen Menschen zu erinnern. Die Gestaltungsmöglichkeiten auf digitalen Gedenkseiten verschiedener Anbieter sind vielfältig. Gedenken an Verstorbene können von jedem Ort der Welt aus über das Internet geteilt werden. Für Menschen, die nicht in der unmittelbaren Nähe ihrer Familien leben und deshalb beispielsweise nicht an Gedenkgottesdiensten für verstorbene Familienmitglieder teilnehmen können, ist das eine große Hilfe. Denn digitale Gedenkseiten geben ihnen die Möglichkeit, an den geliebten Menschen zu erinnern und selbst für ihre Erinnerung einen jederzeit und überall zugänglichen (virtuellen) Ort zu haben.

9.5 RÜCKBLICK AUF DEN BESUCH IM BESTATTUNGSUNTERNEHMEN

Nach dem Besuch im Bestattungsunternehmen gibt es einen Rückblick darauf mit Gelegenheit für weitere Fragen der Teilnehmenden und Ergänzungen durch die Kursleitung.

Zur häuslichen Lektüre kann das Fallbeispiel „Asche verstreuen – wo ist da der Ort zum Trauern" mitgegeben werden.

Anlage: 9.5: Asche verstreuen - wo ist da der Ort zum Trauern

94 Wer sich über weitere Bestattungsarten informieren möchte, kann das nachlesen in: Heinke Geiter: Vorsorgetreffen, damit das Leben gelingt. Esslingen 2018 S. 40 ff der hospiz verlag

95 So Weyel, Birgit/Weimer, Tobias/Hoffmann, Carmen: Biographie und Eschatologie. Eine Umfrage zur Bestattungspredigt in Württemberg, in: PThI 33 (2013), 61–75.

RITUALE GEBEN SICHERHEIT UND SCHAFFEN VERBINDUNG 9.6

Film: Den Tod annehmen – Rituale in der Sterbebegleitung[96]

In diesem Film berichtet ein älterer Mann im Hospiz von seinen Gedanken und Gefühlen im Blick auf den nahen Tod. Durch Meditation und Atemtherapie bekämpft er seine Angst vor dem Tod und ist dankbar für die Rituale, die er im Hospiz erlebt und auch mit Befreundeten feiern kann.

So bietet der Film einen ersten Einstieg in das Thema Rituale.

SYMBOLE UND RITUALE 9.7

Viele Alltagsgegenstände können zum Symbol werden. Im Zusammenhang mit dem Tod sind es oft Kerzen, Blumen, Kränze, Engelsfiguren oder Kreuze, ein Schmetterling als Sinnbild für Verwandlung und neues Leben oder eine Rose von Jericho, die wie tot aussieht und dennoch wieder grünt, sobald sie angefeuchtet wird, ein Luftballon, der zum Himmel steigt, bunt schillernde Seifenblasen oder sprühende Wunderkerzen als letzte Grüße und vieles mehr. Solche Symbole helfen uns, an Erfahrungen und Erwartungen anzuknüpfen, sie sind offen für verschiedene Deutungen, weil das Auge des betrachtenden Menschen ihre Bedeutung mit bildet. Sie werden immer neu gefüllt, wenn ein anderer Mensch sie sieht.

Rituale begleiten und unterstützen Schwellensituationen und Übergänge im Kreislauf des Lebens und des Jahres. Sie helfen, Altes hinter sich zu lassen und das Neue vorzubereiten, zielen also auf Transformation, auf Wandlung. Deshalb gehören Rituale ebenso zu einem Abschied wie zur Neuorientierung und Erweiterung des eigenen Horizonts auf die Möglichkeit eines Neuanfangs hin. Bei Ritualen wird das Stammhirn aktiviert und so Verbindung mit kollektivem, altem Menschheitswissen hergestellt. Rituale, rituelle Handlungen und Abläufe haben eine äußere Struktur und einen Rahmen, die dem inneren Erleben einen Ausdruck erlauben und wiederum nach innen wirken. Sie geben emotionale Entlastung und Halt und haben damit eine Tragfähigkeit auch angesichts des Todes und heftiger Umbrucherfahrungen, angesichts von Schmerz und Angst und jenseits von rein sprachlicher Kommunikation.

Vorgegebene traditionelle Rituale vermitteln Struktur, Sicherheit und Halt in unstrukturierten Situationen der Unsicherheit und Orientierungslosigkeit. Sie stiften eine gewisse Ordnung in Zeiten inneren Ungleichgewichts und haben eine stabilisierende Funktion, was oft gerade im Zusammenhang eines Trauerfalles besonders notwendig ist. Bilder, Symbole und zeichenhafte Handlungen können die Wahrnehmung erweitern und verändern, lassen eine andere Wirklichkeit vorstellbar werden und geben uns die Kraft, auch den schweren letzten Weg im Vertrauen auf helfende Begleiterinnen und Begleiter zu wagen.

Einfache symbolische Handlungen, die Menschen miteinander vollziehen, erfüllen über das bereits Gesagte hinaus ein wesentliches Merkmal jeden Rituals: sie stellen Verbundenheit und Beziehung her und lassen eine Ansammlung von ganz unterschiedlichen Menschen für kurze Zeit zu einer Gemeinschaft werden. Denn die Rituale schließen den Einzelnen mit den anderen Feiernden zu einer Gemeinschaft zusammen. Sie wirken gegen Vereinzelung und Vereinsamung, können das Bedürfnis nach menschlicher Nähe und Gemeinschaft stillen. Als kranker Mensch erlebe ich z.B. im Salbungsritual, dass ich bei Gott und den Mitfeiernden geborgen bin. Als

96 https://www.swr.de/odysso/rituale-des-sterbens/-/id=1046894/did=15158766/nid=1046894/1mcitt1/index.html

Angehörige oder Mitarbeitende erfahre ich Halt und weiß, dass ich mit meinen Gefühlen und Gedanken nicht alleine bin. Die Trauernden erleben beim Ritual die Verbundenheit mit anderen, spüren eine tragende Gemeinschaft, auch wenn der Tod sie hat einsam werden lassen.

Jedes bewusst vollzogene Ritual weist über sich hinaus und eröffnet so einen Kanal, durch den die geistige Welt in die materielle einströmen kann, um dort ihre Kräfte zur Wirkung zu bringen. Besonders an den Übergängen von einer Lebenssituation in eine neue gibt es Rituale, sogenannte Passage-Riten, die Sicherheit vermitteln und den Übergang gelingen lassen.

Rituale sind Symbole in Aktion, symbolische Handlungen, die man eigentlich in ihren Wirkungen nicht beschreiben kann, sondern die man im lebendigen Vollzug erleben muss. Sie vermitteln Sicherheit, Orientierung und Gemeinschaft und geben so Vertrauen und Halt, helfen bei der Bewältigung von Gefühlen und Krisen, indem sie Ängste reduzieren und einen kontrollierten Umgang mit den Gefühlen ermöglichen. Sie setzen der Ohnmacht Handlungsfähigkeit entgegen und stellen die einzelnen in einen größeren Zusammenhang und in die Gemeinschaft mit anderen, denn andere haben vor ihnen dasselbe Ritual vollzogen und andere werden es nach ihnen tun, und zwar in immer gleicher Ordnung. So gab es bei einem Sterbefall viele Jahre lang feste Ordnungen und bestimmte Rituale, die allen vertraut waren und Sicherheit gaben, weil man genau wusste, was zu tun war, und wie man sich zu verhalten hatte, zum Beispiel: Augen der Verstorbenen schließen, Fenster öffnen, Uhr anhalten, Kerzen anzünden, schwarze Kleidung tragen, dem verstorbenen Menschen am offenen Sarg die letzte Ehre erweisen, an der Beerdigung teilnehmen, kondolieren usw. Auch die Beerdigung mit all ihren symbolischen Gesten (Herunterlassen des Sarges, Erdwurf) dient dazu, die Endgültigkeit dieses Abschieds zu begreifen und den Wandel vom Angehörigen zum Hinterbliebenen, von der Ehefrau zur Witwe usw. erfahrbar werden zu lassen.

9.8 RITUALE VOR UND NACH DEM TOD

Die Teilnehmenden sollen in Einzelarbeit Karten beschriften mit allen Ritualen vor und nach dem Sterben, die sie kennen. Anschließend werden sie im Plenum vorgelesen und gegebenenfalls durch die Kursleitung aus den eben Genannten ergänzt. Eine Liste möglicher Rituale finden Sie in der Anlage.

Anlage 9.8: Trauerrituale

9.9 BESONDERE EINDRÜCKE VON BEERDIGUNGEN

Während des Spaziergangs sollen sich die Teilnehmenden über besondere Eindrücke von Beerdigungen austauschen. Was hat sie besonders berührt? Wo gab es über die normale Bestattungsliturgie hinaus die Menschen ansprechende Rituale oder die Beteiligung von Befreundeten und Angehörigen? Welche neuen Formen (zum Beispiel ohne Beteiligung der Kirchen) haben sie erlebt?

Außerdem bittet die Kursleitung alle Teilnehmenden, einen Gegenstand von ihrem Spaziergang mitzubringen, der ein Symbol sein könnte. Egal, ob ein welkes Blatt, ein Schneckenhaus, ein Stein, eine Blume, eine Scherbe oder ganz etwas anderes gewählt wird, alles soll nach dem Spaziergang präsentiert werden. Dadurch erleben die Teilnehmenden, wie ein Gegenstand durch die

Interpretation derer, die ihn mitbringen und derer, die ihn betrachten, zu ganz unterschiedlichen Symbolen werden kann.

Mit einem Gespräch über die mitgebrachten Gegenstände beginnt die Nachmittagseinheit.

GEBET AM STERBEBETT 9.10

Da es immer wieder vorkommt, dass Hospizbegleitende, wenn sie in der Sterbestunde dabei sind, gefragt werden, ob sie noch ein Gebet sprechen können, sollten die Teilnehmenden auf diese Situation vorbereitet sein.

Das Vaterunser ist wohl noch den meisten Menschen bekannt und könnte deshalb von allen gemeinsam gesprochen werden. Auch der 23. Psalm eignet sich gut. Persönlicher ist jedoch ein selbst formuliertes Gebet. Deshalb sollen die Teilnehmenden in Kleingruppen zusammen einen kurzen Text formulieren, der einen Dank für das zu Ende gegangene Leben enthält, und die Bitte, dass der oder die Verstorbene bei Gott Frieden und Geborgenheit finden möge. Schließlich kann der Text ergänzt werden durch eine Bitte um Trost für die Trauernden und Begleitung auf ihrem Trauerweg. Darüber hinaus ist es den Teilnehmenden freigestellt, noch ganz andere Gedanken oder Bitten anzufügen, wie zum Beispiel die Bitte um Vergebung.

Anschließend werden die Gebete im Plenum vorgelesen und eventuell später für alle kopiert.

Wenn einzelne Teilnehmende kein Gebet formulieren wollen, können sie auch andere Abschiedsworte formulieren, in denen sie dem oder der Verstorbenen für die gemeinsame Zeit danken, an besondere Ereignisse erinnern, ihr oder ihm Frieden wünschen und um Verzeihung bitten für alles, was sie an Liebe schuldig geblieben sind. Einige Beispiele finden Sie in der Anlage.

Anlage 9.10: Gebet zur Aussegnung und Abschiedsworte

KIRCHLICHE FORMEN DER VORBEREITUNG AUF DAS STERBEN (VIATICUM) 9.11

Der dreiminütige Kurzfilm „Krankensalbung: Zeichen der Stärkung“[97] gibt Auskunft über Sinn und Bedeutung der Krankensalbung.

Die Krankensalbung ist nach katholischer Lehre eines der sieben Sakramente und darf nur von einem Priester vollzogen werden. Sie geht vor allem auf die Aufforderung Jesu an seine Jünger zurück: „Heilt Kranke, weckt Tote auf, macht Aussätzige rein, treibt Dämonen aus! Umsonst habt ihr empfangen, umsonst sollt ihr geben.“ (Mt. 10, 8). Und im fünften Kapitel des Jakobusbriefes heißt es in Vers 14-15: „Ist einer von euch krank? Dann rufe er die Ältesten der Gemeinde zu sich; sie sollen Gebete über ihn sprechen und ihn im Namen des Herrn in Öl salben. Das gläubige Gebet wird den Kranken retten, und der Herr wird ihn aufrichten; wenn er Sünden begangen hat, werden sie ihm vergeben.“

In der evangelischen Kirche wird das Krankenabendmahl gefeiert, dem eine persönliche Beichte des sterbenden Menschen vorangehen kann, wenn er das gerne möchte. Außerdem kennen die

97 https://www.youtube.com/watch?v=59dcshzhb-s

evangelischen Kirchen den Sterbesegen und nach dem Tod die Aussegnung. Auch ein Salbungsritual bei Kranken und Sterbenden ist möglich und wird immer wieder einmal gewünscht. Auch wenn dieses nach evangelischer Auffassung von jedem Christen vollzogen werden kann, haben Hospizbegleitende jederzeit die Möglichkeit, den für die Hospizarbeit zuständigen Pfarrer oder die Pfarrerin um eine solche Segenshandlung zu bitten oder mit ihm bzw. ihr gemeinsam ein Ritual zu gestalten.

Da Sinn und Bedeutung von Ritualen sich erst im Vollzug für alle erschließen, kann die Gruppe – wenn es zeitlich möglich ist – ein Salbungsritual vollziehen, um dabei Zusammengehörigkeit im gemeinsamen Tun, Wertschätzung durch die persönliche Zuwendung und den durch die Salbung körperlich spürbaren Segen zu erfahren. Eine Anleitung dazu findet sich in der Anlage.

Anlage 9.11: Salbungsritual

9.12 CHRISTLICHE UND NEUTRALE ABSCHIEDSRITUALE, STERBESEGEN UND AUSSEGNUNG

Als Beispiel für einen Sterbesegen sollen die Teilnehmenden den Text „Abschied von Christine“[98] gemeinsam lesen und überlegen, ob sie ein solches Ritual vollziehen möchten oder eventuell eigene Formulierungen finden. Vielleicht entspricht es einigen Teilnehmenden auch eher, einen ganz weltlichen Text zu formulieren, weil sie selbst keinen Bezug zum christlichen Glauben haben. Wichtig ist, dass in der Gruppe Toleranz und Offenheit herrschen und Haltungen nicht bewertet werden.

Anlage 9.12.a: Abschied von Christine

Da auch die Bitte um eine Aussegnung immer wieder einmal an die Hospizbegleiterinnen und -begleiter herangetragen werden kann, sollen sie für solche Situationen eine Vorlage haben, die sicher nicht 1 zu 1 übernommen werden soll, aber die Möglichkeit bietet, daran entlang Eigenes zu formulieren. Im folgenden Text sind die einzelnen Gedanken deshalb als Bausteine gedacht, die in der jeweils passenden Situation eingesetzt werden können. Den 23. Psalm wähle ich vor allem dann, wenn er den Anwesenden vertraut ist und vielleicht schon in der Sterbephase eine Rolle gespielt hat. Andere Psalmen sind genauso möglich oder können ganz wegfallen. In der schlichten Form bedarf es auch keiner Schriftlesung. Je nach kirchlicher Sozialisation und Wunsch der Beteiligten können natürlich auch Choräle gesungen werden (allerdings muss ich die anstimmen und sicher durchhalten können). Gemeinsames Singen oder auch das gemeinsame Sprechen von Psalm und Vaterunser stärken das Zusammengehörigkeitsgefühl und geben so Halt. Da die wenigsten Menschen Erfahrung damit haben, in einer solchen Situation öffentlich etwas zu sagen, müssen sie dazu ausdrücklich ermutigt werden. Wenn es gelingt, dass mehrere sich mit ihren persönlichen Gedanken, Erinnerungen oder Wünschen einbringen, bereichert das eine solche Aussegnung sehr und wird von den Beteiligten als positiv empfunden.

Anlage 9.12.b: Abschied von NN

98 Aus Heinke Geiter: Hospizarbeit in stationären Pflegeeinrichtungen. Esslingen 2018, der hospiz verlag

ABSCHIED UND BEERDIGUNG 9.13

Im **ersten Rollenspiel** bittet die Familie die Hospizbegleiterin mit ihnen gemeinsam von der eben verstorbenen Frau Sommer Abschied zu nehmen und noch ein Gebet zu sprechen. Was tut die Teilnehmende in der Rolle der Hospizbegleiterin, als sie den Raum betritt? Gestaltet sie die Situation oder hält sie sich eher im Hintergrund? Lässt sie der Familie Zeit zum Abschiednehmen? Fühlt sie sich in der Bitte um ein Gebet überfordert? Formuliert sie frei oder wählt sie ein gemeinsames Vaterunser?

Im **zweiten Rollenspiel** gibt es zwischen Großmutter und Mutter einen Dissens darüber, ob die fünfjährige Enkelin an der Beerdigung des Großvaters teilnehmen soll. Ergreift die Hospizbegleiterin Partei oder versucht sie erst einmal, beide Einstellungen zu würdigen? Gelingt es ihr, zu einer einvernehmlichen Lösung zu kommen, mit der alle gut leben können?

Im **dritten Rollenspiel** kommt die Hospizbegleiterin dazu, während der Bestatter den verstorbenen Herrn Winter abholen möchte. Frau Winter bittet die Hospizbegleiterin dazubleiben. Die Teilnehmende in der Rolle der Hospizbegleiterin weiß, dass dies immer ein besonders schmerzlicher Moment ist, wenn der Sarg aus dem Haus getragen wird. Sie ahnt auch, dass der Transport des Sarges durch das enge Treppenhaus schwierig werden dürfte und es meistens besser ist, wenn die Familie dabei nicht zuschaut. Wie kann sie die Familie in dieser Situation unterstützen? Überlegt sie mit der Familie, ob es schön wäre, wenn in der Wohnung am offenen Sarg noch Abschiedsworte gesprochen werden? (Das könnte ein Gebet sein, könnte aber auch ganz ohne religiösen Bezug ein Abschieds- und Friedenswunsch für den Verstorbenen sein.) Möchte die Familie, wenn der Sarg im oder am Auto ist, noch einmal dazukommen? Dann wäre auch dort ein Abschiedswort hilfreich, damit das Auto nicht so sang- und klanglos davonfährt.

Im **vierten Rollenspiel** möchte Frau Herbst wissen, was sie nach dem Tod ihres Mannes tun muss. Wird die Teilnehmende die richtigen Sachinformationen geben, ohne ein bestimmtes Bestattungsunternehmen zu empfehlen? Und wie unterstützt sie Frau Herbst emotional?

Alle vier Rollenspiele sind Beispiele aus der Praxis. Im Spiel sollen Informationen aus dem zuvor Gehörten einfließen, doch geht es nicht in erster Linie um die Weitergabe von Informationen, sondern um emotionale und spirituelle Begleitung und darum, ein gutes Gespür für die Wünsche nach Nähe und Distanz zu haben und die Trauernden in diesen Situationen gut zu begleiten.

Auch hier sollen erst die Spielenden sagen, wie sie sich in ihren jeweiligen Rollen gefühlt haben, was für sie stimmig war und wo sie Schwierigkeiten empfanden. Dann dürfen alle übrigen Teilnehmenden dazu Stellung nehmen. In den wenigsten Fällen gibt es ein „richtig“ oder „falsch“, aber manchmal die Überlegung, was angemessener gewesen wäre, oder was man stattdessen oder zusätzlich hätte tun oder sagen können.

Anlage 9.13: Rollenspiele zum Thema Bestattung

9.14 RITUALE IN DER TRAUER – LOSLASSEN UND NEUES GEWINNEN

Da nach wie vor das Thema Loslassen in der Begleitung Trauernder eine große Rolle spielt (Ruth Marijke Smeding hat sogar in einem Vortrag in Karlsruhe von der „Loslass-Peitsche“ gesprochen, die immer noch geschwungen wird), soll mit einer meditativen Symbolhandlung noch einmal anschaulich gemacht werden, dass Loslassen nicht bedeutet, sich die Erinnerungen an den Verstorbenen verbieten, ihn vergessen und so weiterleben, als ob es ihn nie gegeben hätte, sondern, dass es um ein Freigeben geht, durch das der oder die Verstorbene in einer neuen Weise präsent bleibt.

Der Text der Meditation muss langsam und mit großen Pausen vorgelesen werden, während die Teilnehmenden das Seidentuch fest in ihren Händen halten. Sie spüren den Druck und erleben, dass beim Öffnen der Hände das Tuch in seinen schönsten Farben über die Hände fließt.

Anlage 9.14: Meditationstext. Ich halte in meinen Händen

9.15 FEEDBACK-RUNDE

Alle Teilnehmenden fassen ihre Eindrücke von dem Besuch im Bestattungsinstitut in ein, zwei Sätzen zusammen und sagen in einer zweiten Runde, wie es ihnen mit den Ritualen und dem Erstellen von eigenen Texten ergangen ist.

9.16 ABSCHLUSS

Anlage 9.16: Segen

STUDIENTAG 10

DEMENZ UND BIOGRAFIEARBEIT

NR	ZEIT	THEMA	METHODE	MATERIAL
10.1	9:00	Meditative Übung	Plenum: Atemübungen mit Bewegungen	Mitte
10.2	9:15	Befindlichkeitsrunde mit Sprichwörtern	Plenum: Sprichwort auswählen, Alle sagen etwas über sich anhand eines ausgewählten Sprichworts	10.2 Sprichwörter
10.3	9:45	Menschen mit dementiellen Erkrankungen in der Sterbebegleitung	Plenum: Einführung durch die Kursleitung	10.3 Sterbesegen für einen Menschen mit Demenz
10.4	10:15	Demenz im Erleben von Betroffenen und Angehörigen	Plenum: 2 Gedichte zur Demenz zur Einstimmung auf das Thema	10.4.a Gedanken, 10.4.b Der lange Abschied von einem dementiell erkrankten Menschen
10.5	10:30	Was fällt mir beim Wort Demenz ein?	World-Café	Karten, Stifte
	11:00	Pause		
10.6	11:15	Was ist Demenz?	Plenum: Powerpoint-Präsentation durch die Kursleitung	10.6.a Was ist Demenz?, 10.6.b Demenz (PPTX), Laptop, Beamer
10.7	12:15	Verhaltensregeln einem demenziell Erkrankten gegenüber	Lesen und diskutieren der Regeln	10.7.a Grundsätze im Umgang mit dementiell erkrankten Menschen, 10.7.b Zwölf personenzentrierte Ansätze
10.8	12:30	Validation	Plenum: Kurzvortrag durch die Kursleitung, Übungen	10.8 Geschichte: Auf dem Marktplatz in Kairo
	13:00	Mittagessen		
10.9	13:30	Erfahrungen mit Demenz	Spaziergang in Zweiergruppen, Text zum Nachdenken	10.9 Wenn ich dement werde
10.10	14:00	Umgang mit dementiell Erkrankten und Angehörigen	Rollenspiele zum Thema Demenz	10.10 Rollenspiele zum Thema Demenz
10.11	14:45	Schmerzen erkennen bei Demenz	Zweiergruppen, Übungen mit den BESD-Bögen	
10.12	15:05	Biografiearbeit	Eigene Biografie-Bögen ausfüllen, ergänzende Fragen	10.12 Fragen zur Biografiearbeit
10.13	15:45	Lebenslinie	Einzelarbeit, Malen, Schreiben	DIN A3 Bögen, Stifte, Farben
10.14	16:15	Was hat mich geprägt?	Zweiergespräch zur Auswertung der Lebenslinien	10.14 Anleitung zur Lebenslinie
10.15	16:30	Das bin ich	Selbstreflexion	
10.16	16:45	Feedback-Runde		
10.17	16:55	Abschluss	Plenum	10.17 Wünsche und Segen

EMPFOHLENE LEKTÜRE *(siehe auch Literaturverzeichnis)*

Feil, Naomi: Validation – Ein Weg zum Verständnis verwirrter alter Menschen.

Richard, Nicole/Richard, Monika: Integrative Validation nach Richard – Menschen mit Demenz wertschätzend begegnen.

Müller-Hergl, Christian/Kitwood, Tom: Demenz. Der person-zentrierte Ansatz im Umgang mit verwirrten Menschen.

Geiter, Heinke: Abschied vor dem Ende.

Müller, Dagmar/Schesny-Hartkorn, Heike: Biographiegestützte Arbeit mit verwirrten alten Menschen: ein Fortbildungsprogramm.

Ruhe, Hans-Georg: Methoden der Biografiearbeit. Lebensspuren entdecken und verstehen.

Osborn, Caroline/Schweitzer, Pam/Trilling, Angelika: Erinnern: Eine Anleitung zur Biographiearbeit mit älteren Menschen.

Gatterer, Gerald/Croy, Antonia (Hg.): Leben mit Demenz: Praxisbezogener Ratgeber für Pflege und Betreuung.

ZIELE

- Die Teilnehmenden kennen verschiedene Krankheitsbilder von Demenz.
- Die Teilnehmenden verstehen, was es für die Betroffenen und ihre Angehörigen bedeutet, an Demenz zu erkranken.
- Die Teilnehmenden kennen Regeln für den Umgang mit demenziell erkrankten Menschen.
- Die Teilnehmenden kennen die Methode der Validation nach Feil und Richard.
- Die Teilnehmenden kennen Methoden zur Schmerzerkennung bei Menschen, die sich nicht mehr verbal äußern können.
- Die Teilnehmenden kennen die Biografiearbeit.
- Die Teilnehmenden können beim Zeichnen ihrer Lebenslinie ihr eigenes Leben mit seinen Höhen und Tiefen reflektieren.

10.1 MEDITATIVE KÖRPERÜBUNG:

Alle sitzen entspannt auf den Stühlen, die Füße fest auf dem Boden. Die Augen geschlossen. Die Kursleitung sagt: „Wir sind ganz entspannt. Wir atmen tief ein. Wir atmen aus. Wir spüren, wie unser Atem fließt. Ein, aus ... Gedanken kommen, Gedanken gehen. Wir lauschen unserem Atem ein ... aus, ein ... aus. Wir spüren unsere Füße auf dem Boden. Sie geben uns Halt. Wir streichen mit beiden Händen an unserem Körper entlang. Wir recken die Arme zur Decke und atmen dabei ein. Wir lassen sie in weitem Bogen wieder sinken und atmen dabei aus. Wir lassen die Schultern kreisen und recken die Arme. Mit laut hörbarem Ausatmen lassen wir sie sinken, das Wiederholen wir mehrmals. Dann öffnen wir die Augen und kehren in die Gegenwart zurück".

10.2 BEFINDLICHKEITSRUNDE

Zum Einstieg in diese Runde hat die Kursleitung unterschiedliche Karten mit Sprichwörtern vorbereitet (oder eine entsprechende Liste an die Wand projiziert). Alle Teilnehmenden sollen ein Sprichwort auswählen. Sicher wird die Frage gestellt werden, warum dieser Einstieg gewählt wird. Die Teilnehmenden werden im Laufe dieser Einheit die Validation kennenlernen, eine Methode, mit der die Kommunikation mit demenziell erkrankten Menschen gelingen kann. Dabei werden Sprichwörter eine wichtige Rolle spielen.

Anlage 10.2: Sprichwörter

Alle Teilnehmenden sagen anhand des ausgewählten Sprichworts etwas über sich und die eigene Befindlichkeit, über das, was seit dem letzten Kurstag geschehen ist, oder was sie noch beschäftigt, ohne dass das Gesagte kommentiert wird. Wenn eine teilnehmende Person ihre Karte abgelegt hat, ist die nächste dran.

10.3 MENSCHEN MIT DEMENTIELLEN ERKRANKUNGEN IN DER STERBEBEGLEITUNG

Nachdem immer mehr hospizliche Begleitungen in einem Pflegeheim stattfinden, begegnen die Hospizbegleiterinnen und -begleiter häufig Menschen mit dementiellen Erkrankungen. Um diese Menschen später gut begleiten zu können, müssen die Teilnehmenden über Demenz umfassend informiert sein, die Auswirkungen der Erkrankung auf die Betroffenen und ihr Umfeld kennen und im Umgang mit dementiell erkrankten Menschen geschult sein.

Anders als bei orientierten Sterbenden erleben wir nicht, dass die Betroffenen ihr Leben bilanzieren und sich gedanklich mit dem nahen Tod auseinandersetzen. Das Hier und Jetzt sind der ganze Erlebenshorizont. Er umfasst wenige Sekunden bis Minuten, um dann im „ewigen Vergessen" zu versinken und durch einen neuen Augenblick ersetzt zu werden. Auf diese Weise können die Menschen mit Demenz sich nicht kognitiv mit ihrem Zustand als Sterbende befassen – das Sterben als gedankliche Auseinandersetzung kommt nicht vor.

Ein Mensch mit Demenz wird nicht wissen, dass er ein Sterbender ist, aber es ist zu vermuten, dass das Sterben eine eigene Gefühlsqualität hat. Diese Gefühlsqualität wird ebenfalls in den ewigen Augenblick hineinreichen – nicht als Wissen, sondern als Emotion. Als Konsequenz führen die Hospizbegleiterinnen und -begleiter bei einem Menschen mit Demenz auch keine Sterbebegleitung durch, sondern eine Lebensbegleitung im ewigen Augenblick.

Mit zunehmender Demenz erleben wir eine vermehrte emotionale Ansprechbarkeit der erkrankten Person. Besonders über das Limbische System im Gehirn (hier werden die Gefühle gebildet) versucht diese, das „Unverständliche" emotional zu erfassen. Deshalb können sich möglicherweise in der akuten Sterbephase Ängste verstärken und der Wunsch, nicht allein gelassen zu werden, alles andere dominieren.

Ich habe auch die Erfahrung gemacht, dass Menschen mit Demenz in Todesnähe plötzlich unruhig werden, sich aber sehr entspannen, wenn ich ihnen die Hände auflege und einen Sterbesegen spreche, leise ein vertrautes Lied summe, oder eine leise, beruhigende Musik einspiele. Besonders die aus der Kindheit vertrauten Weihnachtslieder wecken Erinnerungen an die Geborgenheit im Elternhaus an glückliche Zeiten, an Wärme, Verständnis und Geliebt-Werden. Manchmal scheint ein Vaterunser, wenn es das ganze Leben lang vertraut war und regelmäßig gebetet wurde, die Menschen noch zu erreichen, denn Atem und Hautfarbe verändern sich plötzlich während des Betens. Ähnliches habe ich auch beim Beten des 23. Psalms erlebt. Dieses Gebet vom guten Hirten ist vielen Menschen von ihren Kindertagen an vertraut und oft auch bei hochgradiger Demenz in der Sterbestunde noch abrufbar, denn plötzlich verändern sich auch hierbei Gesichtsfarbe und Tonus und die Lippen werden bewegt, als wolle der sterbende Mensch diese Worte mitsprechen. Manchmal spürt man auch keine Reaktion mehr, und die Sterbenden hören einfach auf zu atmen.

Ein Beispiel für einen Sterbesegen für einen Menschen mit Demenz finden Sie im Anhang.

Anlage 10.3: Sterbesegen für einen Menschen mit Demenz

DEMENZ IM ERLEBEN VON BETROFFENEN UND IHREN ANGEHÖRIGEN 10.4

Zum Einstieg in das Thema sollen zwei Gedichte dienen, die die emotionale Situation von Menschen mit Demenz und ihren Angehörigen beschreiben.

Anlage 10.4.a: Gedanken

Die Gedichte lösen oft beim ersten Hören Betroffenheit bei den Teilnehmenden aus, wecken Erinnerungen an ähnliche Situationen mit den eigenen Eltern oder Großeltern oder Menschen im Bekanntenkreis und laden zu spontanen Äußerungen ein.

Genauso ist es möglich, an den Anfang ein Fallbeispiel[99] zu stellen, das einen Rückblick aus der Sicht eines oder einer Angehörigen auf die Zeit der Erkrankung seiner Frau von der Diagnose bis zum Tod gibt. Dieses Beispiel zeichnet die verschiedenen Stadien einer dementiellen Erkrankung nach. Sie gibt erste Anhaltspunkte dafür, wie ambivalent die Gefühle der Angehörigen in der Sterbephase und nach dem Eintritt des Todes eines dementiell erkrankten Menschen sein können. Da gab es die Entfremdung und den Tod der Beziehung schon vor dem Sterben, da gab es aber auch die irre Hoffnung, dass sich alles wieder ändern könnte und Verstehen wieder möglich würde. Da gab es auf Seiten meines Gesprächspartners viel Hilflosigkeit, Wut, Ohnmachts- und Schuldgefühle und eine große Einsamkeit, obwohl die beiden noch zusammen, aber eben doch

99 Der lange Abschied von einem dementiell erkrankten Menschen, aus Heinke Geiter: Weil der Tod zum Leben gehört eines oder einer Ludwigsburg 2014 S. 123 ff

nebeneinander lebten, da gab es seinen Wunsch, bis zum Ende für die Kranke zu sorgen, da litt er unter der Situation und stellte trotzdem eigene Lebensträume zurück. Dieses ganze Wirrwarr an unterschiedlichen Gefühlen, Gedanken und Entscheidungen gilt es, in den Blick zu nehmen.

Anlage 10.4.b: Der lange Abschied von einem dementiell erkrankten Menschen

Eines zeigt dieses Fallbeispiel ebenfalls: Menschen mit einer Demenz haben ein feines Gespür für Stimmungen und eine gesteigerte Sensibilität für emotionale Signale. Sie nehmen ihre Umwelt nicht wie die meisten anderen Menschen hauptsächlich über die Kognition, sondern über die Emotionen wahr. Auch wenn wir versuchen, uns unsere Gefühle nicht anmerken zu lassen – die Körpersprache lügt nicht. Und sofort springt (als Wirkung der sogenannten Spiegelneuronen) unsere schlechte Stimmung auf den Menschen mit einer dementiellen Erkrankung über (Seine versteckte Wut machte Hannelore aggressiv).

Da dementiell erkrankte Menschen im fortgeschrittenen Stadium ihrer Erkrankung kein Zeitgefühl mehr haben und Vergangenheit und Zukunft nicht mehr kennen, sondern nur im Augenblick leben, ist ihnen auch nicht bewusst, dass sie sterben müssen oder dass sie bereits im Sterbeprozess sind. Sie spüren vielleicht emotional, dass ihr Leben zu Ende geht, auf jeden Fall spüren sie deutlich die veränderten Reaktionen ihrer Angehörigen und spiegeln deren Verhalten, übernehmen gegebenenfalls deren Angst und Verunsicherung angesichts des nahen Todes.

Für viele Angehörige ist das Sterben ihres dementiell Erkrankten mit ambivalenten Gefühlen verbunden: Da streiten Erleichterung und Schuldgefühle miteinander, da sind Gefühle der Überforderung und (meist unterdrückter) Wut ebenso da, wie Dankbarkeit und Liebe.

Während bei Sterbebegleitungen, bei denen der sterbende Mensch bis zum Ende seines Lebens bei Bewusstsein ist, Angehörige und Sterbende in einem längeren Prozess noch Dinge regeln, eventuell sich miteinander versöhnen, miteinander Lebensbilanz ziehen und voneinander Abschied nehmen können, ist bei Menschen mit Demenz diese Möglichkeit nicht gegeben, denn solange der dementiell erkrankte Mensch noch gut kommunizieren kann, ist sein Sterben kaum im Blick, denn er ist ja noch nicht sterbend. Später gibt es die Möglichkeit der verbalen Kommunikation nicht mehr. Dennoch tut es sicher auch den Menschen mit Demenz gut, wenn Angehörige ihnen noch einmal danken und wertschätzend auf das Leben zurückschauen.

Besonders wenn eine lange Zeit der Pflege vorausgegangen ist und die Demenz so weit fortgeschritten ist, dass der an Demenz erkrankte Mensch seine Angehörigen nicht mehr erkennt, empfinden viele Angehörige den Tod auch als Erlösung. Ihnen wird die schwere Last der Pflege abgenommen, und sie müssen nicht mehr mit dem Zwiespalt leben, dass einerseits ihr Familienmitglied so, wie sie ihn kannten, ihn geliebt und mit ihm das Leben geteilt haben, schon lange nicht mehr da ist, aber andererseits ja noch lebt, sie eigentlich ja „noch nicht trauern dürften". Ja, manchmal wünschen sie sich, „dass endlich alles zu Ende" ist, und der bzw. die Kranke stirbt, weil sie mit der Dauerbetreuung überfordert sind und keine Kraft mehr haben. Doch zugleich haben sie dann erhebliche Schuldgefühle und Selbstzweifel und halten sich für lieblos und egoistisch.

Für Hospizbegleitende bedeutet das: Entlastung schaffen. Das heißt vor allem, die Betreuenden wertschätzend wahrnehmen (denn was sie leisten, ist enorm!), sich Zeit für Gespräche nehmen, mit ihnen über ihre Schuldgefühle reden (sie ihnen nicht ausreden, denn die Gefühle sind da, auch wenn ihnen keine normative Schuld entspricht). Entlastung schaffen! Das geschieht auch, indem wir Betreuung, Tagespflege, Heimunterbringung u. ä. anbieten. Manchmal reichen schon feste Zeiten, in denen eine im Umgang mit dementiell Erkrankten geschulte Hospizbegleiterin oder ein Hospizbegleiter die Betreuung übernimmt und der oder die Angehörige Zeit bekommt, etwas für sich zu tun.

WAS FÄLLT MIR BEIM WORT „DEMENZ" EIN? WORLDCAFÉ 10.5

Im Rahmen eines World-Cafés sollen die Teilnehmenden an vier Tischen spontan ihre Gedanken zu den folgenden vier Themen äußern:

Demenz – Welches Wissen, welche Gedanken und Gefühle verbinde ich damit?

Demenz – Was heißt das für die Betroffenen?

Demenz – Was bedeutet das für die Angehörigen?

Demenz – Was heißt das für mich, wenn bei mir Demenz diagnostiziert wird?

Nach ca. 6 Minuten wechseln sie zum nächsten Plakat, lesen, was die anderen geschrieben haben, ergänzen es, schreiben Kommentare und Fragen dazu.

Wenn alle an allen vier Tischen waren, werden die Plakate aufgehängt und im Plenum besprochen, ohne jedoch weitergehende Informationsfragen an dieser Stelle schon im Detail zu klären.

WAS IST DEMENZ? POWERPOINT-PRÄSENTATION 10.6

Zu den einzelnen Folien soll die Kursleitung in freier Form unter Heranziehung des Textes „Was ist Demenz" und eigener Beispiele referieren und den Teilnehmenden Gelegenheit für Fragen geben.

Es ist auch gut möglich, eine Expertin oder einen Experten für Demenz aus dem eigenen Netzwerk um einen solchen Vortrag zu bitten. Wichtig ist auf jeden Fall, dass diejenige Person eigene Erfahrungen im Umgang mit dementiell erkrankten Menschen hat.

Anlage 10.6.a: Was ist Demenz
Anlage 10.6.b: Demenz Powerpoint-Präsentation

VERHALTENSREGELN EINEM ODER EINER DEMENTIELL ERKRANKTEN GEGENÜBER 10.7

Die nächste Aufgabe der Teilnehmenden ist es, in Kleingruppen die 24 Grundsätze zu lesen und kritisch zu hinterfragen. Dazu können die folgenden Fragen hilfreich sein:

... 1. Ist Demenz eine Krankheit, die behandelt werden muss, oder eine Behinderung, mit der wir lernen müssen, adäquat umzugehen?

... 2. Warum halten Expertinnen und Experten gerade die in diesen Sätzen enthaltenen Aufforderungen für den Umgang mit dementiell erkrankten Menschen für so wichtig?

... 3. Welches Menschenbild steckt hinter diesen Leitsätzen?

... 4. Was bedeutet es, wenn sie fordern, dass wir Gesunden uns der Welt des Menschen mit Demenz anpassen sollen, also versuchen in ihre Realität zu kommen?

Abschließend werden die Ergebnisse der Kleingruppen im Plenum diskutiert.

Anlage10.7.a: Grundsätze im Umgang mit dementiell erkrankten Menschen

Alternativ könnten auch „Die 12 personenzentrierten Ansätze" nach Tom Kitwood besprochen werden.

Anlage 10.7.b: Die 12 personenzentrierten Ansätze

10.8 VALIDATION

Ein Weg, um mit Menschen mit Demenz gut umzugehen, ist die Validation. Validation bedeutet „unbedingte Wertschätzung" und ist eine Umgangstechnik sowie eine Kommunikationstechnik im Umgang mit dementiell erkrankten Menschen. Sie soll das Wohlbefinden und die Autonomie des Menschen mit Demenz durch das Normalitätsprinzip fördern, d.h. die subjektive Wirklichkeit des Gegenübers wird so angenommen, wie sie vorherrscht. Ziel der Validation ist es, über die Gefühlswelt der von Demenz betroffenen Menschen unter Berücksichtigung ihrer Biografie, einen Zugang zu ihrer Erlebniswelt zu ermöglichen. Validation unterscheidet sich von den meisten anderen in der Geriatrie verwendeten Methoden und Konzepten dadurch, dass sie für die Erkrankten keine Ziele festlegt, keine Anforderungen an die Betroffenen stellt und von ihnen keine Fortschritte erwartet. Validierende Begleitung möchte den Kranken Angst, Unsicherheit und Einsamkeit ersparen und sie so annehmen, wie sie sind. Das entspricht genau unserer hospizlichen Haltung. Deshalb ist es sinnvoll, sich im Rahmen des Qualifizierungskurses damit auseinanderzusetzen und die Grundsätze der Validation kennenzulernen.

Mit Hilfe der Validation gelingt es, eine Beziehung zu knüpfen, dementiell erkrankten Menschen näherzukommen und hellhörig für ihre Bedürfnisse zu werden. Ziel ist die Wiederherstellung des Selbstwertgefühls und die Reduktion von Stress bei den Menschen mit Demenz. Außerdem soll so verhindert werden, dass sie sich immer mehr zurückziehen, weil sie sich unverstanden fühlen und schließlich nur noch dahinvegetieren. Naomi Feil formuliert dies bildlich: „Wir müssen lernen, in den Schuhen des anderen zu gehen".[100] Menschen, die dies versuchen, streben danach, die Bedürfnisse zu erkennen, die hinter einer Aussage oder einem Verhalten stecken mögen. So kann sich zum Beispiel im Konkreten – wenn auch irritierenden – Wunsch „nach Hause zu wollen", obwohl sich der Alzheimer-Patient oder die -Patientin zu Hause befindet, das Bedürfnis nach Geborgenheit ausdrücken. Validation nimmt die Gefühle der Betroffenen positiv wahr und kann in belastenden Situationen Spannungen reduzieren und Beziehungen ermöglichen. Es geht dabei um das Bestätigen einer als wahrhaftig empfundenen und erlebten Realität der Menschen mit Demenz, die allerdings verschieden ist von derjenigen, die wir erleben. Wir empfinden das, was

100 Feil, Naomi: Validation – Ein Weg zum Verständnis verwirrter alter Menschen. Reinhardt Verlag 2005. S. 8

der Mensch mit Demenz als Wirklichkeit postuliert oft als Wahnvorstellung, die jeder Realität entbehrt und sind schnell mit abwertenden Beurteilungen bei der Hand, bezeichnen das Gesagte als Fantasiegebilde oder Lüge. Naomi Feil sagt dagegen: „Es gibt immer einen Grund hinter dem Verhalten von desorientierten, sehr alten Menschen“. Als Begleitende müssen wir versuchen, das hinter einer verwirrten Äußerung oder Handlung liegende Gefühl, z. B. Angst, Trauer etc. zu erkennen, zu respektieren und darauf einzugehen, anstatt es zu bagatellisieren und den Betroffenen ausreden zu wollen. Dahinter steht die Erkenntnis: „Wenn Gefühle nicht ernst genommen werden, bauen sie sich stärker auf. Wenn Gefühle anerkannt, benannt und gewürdigt werden, können sie ‚gehen‘“[101]. Deshalb widerspricht man einem verwirrten Menschen nie, sondern lässt sich auf seine Welt ein, indem man sich von den Bedürfnissen und Gefühlen leiten lässt, die die verwirrten Menschen signalisieren, und nicht von deren Aussagen.

Kurz zusammengefasst geht es Naomi Feil um:

... Wiederherstellen des Selbstwertgefühls,

... Abbau von Stress,

... Rechtfertigung des gelebten Lebens,

... Lösen der ausgetragenen Konflikte aus der Vergangenheit,

... Reduktion des Medikamentenkonsums und von physischen Zwangsmaßnahmen,

... Verbesserung der verbalen und nonverbalen Kommunikation,

... Verhinderung eines Rückzuges ins Vegetieren,

... Verbesserung des Gehvermögens,

... Verbesserung des körperlichen Wohlbefindens.

Naomi Feil hat immer wieder beobachtet, wie einschneidende Erlebnisse, wenn sie in früheren Jahren nicht verarbeitet werden konnten, in der Demenz noch einmal durchlebt werden, und dass sehr alte Menschen das dringende Bedürfnis haben, alle unerledigten Aufgaben noch zu erfüllen. Mit Hilfe der Validation bekommt der alte Mensch jetzt noch die Möglichkeit, Schmerz, Trauer, Angst, Panik, Scham und andere, seinerzeit verdrängte Gefühle endlich zu zeigen, z. B. indem er heute die Tränen weint, die er vor Jahrzehnten nicht weinen konnte. Ähnlich ist es mit dem Bedürfnis, alte Rechnungen zu begleichen und Ordnung in das Seelenleben zu bringen, um dann in Frieden sterben zu können. Dies zeigt sich bei einem desorientierten Menschen beispielsweise, indem er Personen der Vergangenheit durch Menschen aus der Gegenwart ersetzt. Er kann diesen Menschen so erneut begegnen und seinen Schmerz, seine Verletzung oder seine Beschämung ihnen gegenüber zum Ausdruck bringen.[102]

Nicole Richard hat diese Methode weiterentwickelt, ohne das Thema der Lebensaufgaben aufzunehmen und versteht unter der sogenannten „Integrativen Validation“ eine Kommunikations- und Umgangsmethode, die eine Begegnung mit Menschen mit Demenz auf „Augenhöhe“ ermöglicht. Mit anderen Worten: Die Integrative Validation ist eine ressourcenorientierte, wertschätzende, die Individualität und Würde des Menschen in den Mittelpunkt stellende Methode der Begeg-

101 Ebd. S. 3
102 Ebd. 33 ff

nung und Kommunikation mit Menschen mit Demenz. Nicole Richard betont[103]: „Jeder Mensch hat ein Recht auf Wertschätzung. Nicht die Erkrankten müssen sich anpassen, die Welt müsse lernen, mit Menschen mit Demenz umzugehen." Eines der Hauptziele der Integrativen Validation ist die Unterstützung der Ich-Identität und des Gefühls von Zugehörigkeit. Da mehrere Aspekte in die Validation nach Richard hineinfallen, wie die biografische Arbeit, das Erkennen von Antrieben und das Wahrnehmen von Gefühlen, wird von einer integrativen Validation gesprochen. Die integrative Validation stellt die Ressourcen (Kräfte, Fähigkeiten, Möglichkeiten zur Bewältigung von Lebenssituationen), die Gefühle (wie zum Beispiel Freude, Wut, Angst, Ärger oder Trauer) und Antriebe (wie zum Beispiel Pflichtbewusstsein, Ordnungssinn, Fleiß, Genauigkeit, Fürsorge, Treue, Harmoniebestreben und Pünktlichkeit) der erkrankten Person bewusst in den Mittelpunkt, erklärt sie für gültig und bestätigt sie, lobt also beispielsweise den Fleiß oder das Pflichtbewusstsein mit direkten kurzen Sätzen wie „Sie sind eine fleißige Frau", „Sie kennen sich aus" oder „Schön, dass sie so pflichtbewusst sind" usw.. Durch bekannte Redensarten und Sprichwörter wird das Gesagte noch einmal unterstrichen „Ohne Fleiß kein Preis (allgemein validiert)" und wenn irgend möglich mit der Biografie verbunden: „Weil Sie immer so pflichtbewusst waren, haben Sie es in Ihrem Beruf auch so weit gebracht." Damit fühlt sich der an Demenz erkrankte Mensch verstanden und mit seinen Gefühlen angemessen wahrgenommen und wertgeschätzt.

Diese Form der Integrativen Validation findet oft im „Vorübergehen" statt, d. h. dass eventuell nur kurze Sätze den dementen Personen gesagt werden, um wie bereits beschrieben, den Menschen mit Demenz ein Zugehörigkeitsgefühl zu geben und deren Gefühle und Antriebe wahrzunehmen. Ein Beispiel hierfür kann Folgendes sein: Ein älterer Herr räumt persönliche Utensilien immer von A nach B und wieder zurück. Eine Art der Verbalisierung kann hier sein: „Ordnung ist das halbe Leben!" oder „Sie haben alles genau im Blick."

Oft ist es für Außenstehende schwer vorstellbar, dass das, was die Menschen mit Demenz erleben, für sie Realität ist, und dass es wenig nützt, ihnen zu erklären, dass es Unsinn sei, dass die Mutter auf sie wartet, denn die sei ja schon 20 Jahre tot. In der Realität dieses an Demenz erkrankten Menschen kann das gar nicht stimmen und muss gelogen sein, denn sie sei ja (ihrer Wahrnehmung nach) noch am Morgen bei ihrer Mutter gewesen. Dass es auch nicht immer hilfreich ist, die Menschen mit Demenz ablenken zu wollen, damit sie von einem bestimmten Vorhaben ablassen, können Sie an dem in der Anlage aufgeführten Beispiel auch emotional nachvollziehen.

Anlage 10.8: Geschichte auf dem Markt von Kairo

Solche Situationen erleben die Menschen mit Demenz tagtäglich, denn ebenso wenig wie sie an der Tatsache gezweifelt haben, dass sie unbedingt den Bus erreichen müssen, ebenso wenig zweifelt der Mensch mit Demenz daran, dass beispielsweise die Mutter tatsächlich auf ihn wartet.

Nach einem einführenden Vortrag durch die Kursleitung oder einer Demenz-Fachkraft und einem praktischen Bespiel einer Validation, sollen die Teilnehmenden in zwei Gruppen die Validation üben. Das heißt als erstes, das Gefühl und den Wunsch des Menschen mit Demenz erkennen, ihn wertschätzend wahrnehmen, auf eine allgemeine Ebene heben (Redensart oder Sprichwort) und in seiner Biografie positiv verankern.

103 Richard, Nicole, Richard, Monika: Integrative Validation nach Richard Menschen mit Demenz wertschätzend begegnen. 2. Aufl. 2016 S. 5

Einfache Beispiele dafür könnten sein:
... Frau Frühling möchte nach Hause, weil sie für die Familie kochen muss.

... Herr Sommer möchte eilig ins Büro gehen, weil er eine wichtige Sitzung hat.

... Frau Herbst will trotz Regen spazieren gehen, weil der Hund doch raus muss.

... Frau Winter beklagt sich, dass all ihre Kleider gestohlen sind.

Sicher haben die Teilnehmenden viele weitere Ideen.

In Zweiergruppen (teilnehmende Person und Mensch mit Demenz) sollen sie ausprobieren, ob die oder der Betroffene sich verstanden fühlt und sich überzeugen lässt.

EIGENE ERFAHRUNGEN MIT DEMENZ 10.9

Während des mittäglichen Spaziergangs in Zweiergruppen sollen die Teilnehmenden sich über eigene Erfahrungen mit dementiell erkrankten Menschen austauschen. Wenn eigene Erfahrungen fehlen, können sie auch über den Text „Wenn ich dement werde" sprechen. Er sollte an alle verteilt und entweder auf dem Spaziergang oder später zuhause gelesen werden.

Anlage 10.9: Wenn ich dement werde

UMGANG MIT DEMENTIELL ERKRANKTEN UND ANGEHÖRIGEN – ROLLENSPIELE ZUM THEMA DEMENZ 10.10

In fünf sehr unterschiedlichen Rollenspielen sollen sich die Teilnehmenden mit dem Thema Demenz auseinandersetzen und Kommunikationswege zu den unterschiedlich stark durch die Demenz geprägten Menschen finden.

Im **ersten Rollenspiel** geht es darum, dass die Tochter bei ihrer Mutter deutliche Anzeichen von Demenz wahrnimmt, ohne sie jedoch als solche zu deuten. Es könnten Trauerreaktionen sein, wie die Tochter vermutet. Wie wird die Hospizbegleiterin reagieren? Sie weiß, dass die Diagnose „Demenz" für viele Menschen ein Schock ist und eine Welt zusammenstürzen lässt. Sie weiß auch, dass es sinnvoll ist, die Situation ärztlich abklären zu lassen. Wie beginnt sie das Gespräch?

Im **zweiten Rollenspiel** geht es um eine typische Situation: Die an Demenz erkrankte Frau Meier möchte nach Hause, weil ihre Mutter wartet. Die Hospizbegleiterin weiß, dass Frau Meier hier zuhause ist und die Mutter schon lange nicht mehr lebt. Wie wird die Hospizbegleiterin auf Frau Meiers Vorhaben eingehen oder sie vielleicht davon abbringen?

Im **dritten Rollenspiel** geht es darum, dass die Tochter der an Demenz erkrankten Frau Bauer den Eindruck hat, ihre Mutter sei bestohlen worden. Das Personal des Pflegeheims behauptet aber, dass die Mutter die Kleidung mit einer Nagelschere zerschnitten habe und sie sie deshalb wegwerfen mussten. Wie geht die Hospizbegleiterin mit der Situation um? Schlägt sie sich auf eine Seite? Gibt es ein gemeinsames Gespräch mit Verantwortlichen des Pflegeheims – eventuell mit Verabredungen für künftiges gemeinsames Vorgehen?

Im **vierten Rollenspiel** steht die Angst der an Demenz erkrankten Frau Walker im Mittelpunkt. Frau Walker spricht von fremden Männern unter dem Bett und im Schrank. Was tut die Hospizbegleiterin? Versucht sie, ihr das auszureden? Lässt sie sie unters Bett und in den Schrank schauen oder vertreibt sie mit energischen Worten die (imaginären) fremden Männer aus dem Zimmer und macht die Tür zu. Welche Ideen hat sie sonst noch, damit Frau Walker beruhigt allein bleiben kann?

Im **fünften Rollenspiel** besucht die Hospizbegleiterin die hochgradig demente Frau Gerber, die fest im Bett liegt und nicht mehr verbal kommuniziert. Wie nimmt die Hospizbegleiterin Kontakt zu ihr auf? Wie gestaltet sie den weiteren Besuch? Wie deutet sie die veränderte Haltung (Stöhnen und Jammern) von Frau Gerber? Und was unternimmt sie?

Anlage 10.10: Rollenspiele zum Thema Demenz

Bei der Auswertung der Rollenspiele im Plenum sollen (jeweils nachdem eine Gruppe vorgespielt hat) erst die Spielenden sagen, wie sie sich gefühlt haben. Die Rolle eines Menschen mit Demenz zu übernehmen, kann für den einen oder die andere durchaus angstbesetzt sein, weil viele Menschen befürchten, selbst einmal dement zu werden. Für die Teilnehmenden, die im Pflegeheim arbeiten, gehört der Umgang mit Menschen mit Demenz zu ihrem Alltag, während anderen jegliche Erfahrung fehlt und sie unsicher sind, was sie sagen und tun können, wenn jemand nicht mehr verbal kommunizieren kann oder Wahnvorstellungen hat und sich von seinen Vorhaben durch logische Argumente nicht abbringen lässt. Gemeinsames Üben und von den Erfahrungen der anderen zu profitieren, hilft den einzelnen Teilnehmenden und stärkt die Gruppe.

In einer zweiten Runde kommentieren die Zuschauenden das Gesehene und ergänzen mit eigenen Ideen.

10.11 SCHMERZEN ERKENNEN BEI MENSCHEN MIT DEMENZ

Ein besonderes Thema im Umgang mit dementiell erkrankten Menschen ist das Thema Schmerz. Für die Wahrnehmung und das Verständnis von Schmerzen ist es von großer Bedeutung, ob und wie weit die Betroffenen sich noch verbal äußern können. Menschen mit Demenz empfinden oft Schmerzen, können sie aber schlecht einordnen oder beschreiben. Besonders bei eingeschränkter verbaler Kommunikation ist es wichtig, dass nonverbale Schmerzäußerungen wie Unruhe, Ängstlichkeit, Anklammern, Blässe, Übelkeit, Herzrasen, Atemveränderungen, angespannte oder verkniffene Mimik, Tränen ebenso erkannt werden wie Schmerzäußerungen durch Schreien, Weinen, Stöhnen oder Jammern. Auch ängstliches Rufen, ständiges Schellen, geballte Fäuste, angezogene Knie, Abwehr der Pflege oder Festhalten der waschenden Hand, Schwitzen und erhöhter Muskeltonus, blasse Gesichtsfarbe und das Fehlen jeglicher Reaktion auf Trost und Zuspruch können alles Zeichen für eine Schmerzproblematik sein.

Manchmal ist es schwierig zu unterscheiden, ob es physische Schmerzen sind, die durch Medikamente wirksam behandelt werden können, oder ob es psychische Schmerzen sind, weil jemand sich nicht verstanden fühlt, große Ängste aussteht oder unter Einsamkeit leidet und vieles mehr. Schmerz und seine Behandlung bei Menschen mit Demenz sind wichtige und lange Zeit vernachlässigte Themen, die spezielle Kenntnisse erfordern. Angehörige sind vielleicht die wichtigste Informationsquelle bei der Einschätzung von Schmerzen, wenn der oder die Betroffene diese selbst nicht mehr verbalisieren kann. Sie haben langjährige Erfahrungen mit dem an Demenz erkrankten Menschen und können unter Umständen am besten einschätzen, ob ein möglicher Schmerz vorhanden ist. Sie gehen im Vergleich zu Pflegekräften eher von Schmerzen aus und schätzen diese tendenziell auch als stärker ein.[104]

Damit die Teilnehmenden ein Gespür dafür bekommen, woran sie Schmerzen erkennen können und welche Beobachtungsschritte dafür notwendig sind, sollen sie in einer Partnerübung eine Beurteilung von Schmerzen (die möglichst deutlich simuliert werden) nach dem Beurteilungsschema BESD (Beurteilung von Schmerzen bei Demenz) durchführen.

Vielleicht erinnern sie sich dabei an die Übungen aus dem dritten Studientag, als es darum ging, Gesichtsausdrücke zu interpretieren. Auch hier wird es wieder Fehldeutungen geben. Trotzdem kann die Methode helfen, Schmerzen zu erkennen und dann entsprechend zu lindern (allerdings niemals, indem der Hospizbegleiter oder die -begleiterin selbst nach eigener Einschätzung Schmerzmittel verabreicht!).

Unter dem Stichwort „Beurteilung von Schmerzen bei Demenz“ (BESD) finden Sie beispielsweise von der Deutschen Gesellschaft Zum Studium des Schmerzes e. V. entsprechende Formulare im Internet.

Im anschließenden Plenum sollen die Teilnehmenden sich über ihre Erfahrungen austauschen.

BIOGRAFIEARBEIT 10.12

Jeder Mensch, der auf Pflege und Betreuung angewiesen ist, hat Anspruch darauf, dass auf seine Bedürfnisse, Vorlieben und Abneigungen individuell eingegangen wird. Die Berücksichtigung dieser Individualität und der Respekt vor dem Lebensentwurf des Pflegebedürftigen helfen, seine Würde zu bewahren. Sie sind ein entscheidendes Kriterium für gute Pflege und Betreuung und sind selbstverständlich auch in der hospizlichen Begleitung von immenser Bedeutung.

Um diesem Anspruch gerecht zu werden, benötigen Pflegekräfte, Betreuende, Hospizbegleiterinnen und Hospizbegleiter umfassende Informationen über das bisherige Leben der zu betreuenden Menschen, über bedeutsame Ereignisse, Werte, Vorlieben, Abneigungen, aber auch darüber, was für diese Person aktuell von Bedeutung ist.

Biografiearbeit beschränkt sich also nicht auf den Blick in die Vergangenheit, sondern fragt, welche Bedeutung das Erinnerte für die Gegenwart hat. Dabei ist unwichtig, ob die Dinge sich objektiv so ereignet haben, wichtig ist, wie sie subjektiv erlebt wurden, den Menschen geprägt haben und wie sie bis in die Gegenwart das Leben dieses Menschen bestimmen. In der Biografiearbeit wird die persönliche Lebensgeschichte eines Menschen auf vielfältige Weise aktivierend in Erinnerung und Erfahrung gebracht. Die Stationen seines Lebensweges, z. B. Elternhaus, Kindheit, Schulausbildung, Arbeitsleben, Familie und Befreundete, Freizeitgestaltung, einschneidende und prägende Erlebnisse, Interessen und Fähigkeiten, Bedürfnisse und Gewohnheiten, Vorlieben und Wünsche, aber auch Ängste, Enttäuschungen, Verluste und Schmerzen werden wahrgenommen und – wenn die betroffene Person selbst nicht mehr verbal kommunizieren kann oder sich an vieles nicht mehr zu erinnern vermag – mit Hilfe der Angehörigen dokumentiert.

Biografiearbeit geschieht immer mit Respekt vor der Person und ihrem Leben und nicht aus detektivischer Neugierde, sondern mit Achtung vor dem, worüber der oder die Betroffene spricht, und

104 Becker, S.: Das Heidelberger Instrument zur Erfassung von Lebensqualität bei Demenz. Zeitschrift für Gerontologie und Geriatrie, 2005 Heft 38, S. 7

vor dem, worüber er oder sie nicht sprechen möchte. Nur so kann sie dazu beitragen, dass sich jemand nicht als „Fall“ oder „Nummer“ fühlt. Der Mensch wird nicht auf eine Krankheit oder ein momentanes Verhalten reduziert, sondern als ganze Person gewürdigt.

„Nur wer sich erinnern kann, weiß, wer er ist.“[105] Durch Erinnern und Erzählen können die Betroffenen die eigene Lebensleistung sehen und würdigen und dem Leben immer wieder rückblickend einen Sinn geben. Biografiearbeit kann schöne Erinnerungen wecken, aus denen Kraft für Gegenwart und Zukunft geschöpft werden kann. Belastende und vielleicht lange verdrängte Ereignisse können ausgesprochen, betrauert und vielleicht geklärt werden. So dient die Biografiearbeit auch der Integration von Schattenseiten des Lebens oder der Lebensführung. Wenn jemand belastende Erlebnisse von sich aus mitteilt, ist ihm das wahrscheinlich ein Bedürfnis. Keinesfalls sollte die begleitende Person ihr Gegenüber mit Fragen bedrängen oder auf Themen beharren, die der oder die Betroffene bewusst umgehen möchte. Der betroffene Mensch allein entscheidet, was er erzählen und worüber er schweigen möchte.

Biografiearbeit kann auch Lebensverstrickungen und Lebenshaltungen zu Tage fördern, die die Begleitenden gegen die Person einnehmen könnten, sodass sie geneigt sind, sie zu verurteilen, zum Beispiel wegen ihrer Nazi-Vergangenheit, Gewalt in der Ehe oder wegen brutaler Erziehungsmethoden den Kindern gegenüber. Begleitende müssen sich klarmachen: Sie haben nicht darunter gelitten. Sie müssen nicht anklagen oder richten. Biografiearbeit braucht deshalb die Bereitschaft der Begleitenden, eine Person immer wieder neu zu sehen. Welche Seiten hat sie noch? Wie könnte ich ein Verhalten auch anders sehen oder deuten? Und wie kann ich trotz dieser Vergangenheit gut mit diesem Menschen umgehen?

Biografiearbeit kann über das menschliche Mitfühlen hinaus in den Begleitenden einen Sog des „Mitleidens“ oder besser gesagt „Selbstleides“ auslösen. Die Begleiterinnen oder Begleiter müssen sich immer wieder klarmachen: Was geht ihnen besonders nahe? Was löst Ohnmacht, Angst, Ärger, Wut, Mitleid bei ihnen aus? Welche Zusammenhänge gibt es vielleicht dazu in meinem Leben? Je besser sie ihre eigene Situation reflektieren können, desto mehr sind sie davor geschützt, eigene Gefühle auf die andere Person zu übertragen oder deren Erleben nur durch die eigene Projektion zu sehen oder die belastenden Erfahrungen des bzw. der anderen als eigene Last zu übernehmen.

Nicht zuletzt trägt die Biografiearbeit dazu bei, dass die Begleitenden Eigensinn oder rätselhaftes Verhalten eher verstehen können. Sie erleben den dementiell Erkrankten als einen Menschen mit seiner ganz eigenen Geschichte, an der er sie teilhaben lässt. Dadurch wachsen Vertrauen und eine positive Beziehung zueinander. Das gelingt, wenn nicht nur Daten abgefragt werden, sondern deutlich wird, welche Bedeutung die Vergangenheit für Gegenwart und Zukunft hat, wie also das Erlebte den Menschen geprägt und ihm Ressourcen an die Hand gegeben hat, um mit seiner jetzigen Situation gut zu leben. Viele uns unverständliche Aussagen und Handlungsweisen von an Demenz erkrankten Menschen werden uns erst verständlich, wenn wir die Biografie kennen.

Das in der Anlage aufgeführte Beispiel[106] gibt Anregungen, wie ein solches Gespräch in der hospizlichen Begleitung aussehen könnte, wenn man es frei gestalten, also nicht anhand eines Biografiebogens führen möchte. Natürlich ist es sinnvoll, sich dabei Notizen zu machen, aber sagen Sie bitte den Betroffenen, was Sie warum aufschreiben!

105 Caroline Osborn/Pam Schweitzer/Angelika Trilling: Erinnern: Eine Anleitung zur Biographiearbeit mit älteren Menschen Lambertus 1993

106 Bayer, Bernhard u.a. Hg: Sterbende begleiten lernen, © Gütersloher Verlagshaus, Gütersloh, 2018, S. 308

Anlage 10.12: Fragen zur Biografiearbeit

Genauso gut kann man auch die sogenannte „biographisch-narrative Gesprächsführung“[107] wählen, das heißt, dass hier nicht nach den Eckdaten der Biografie gefragt wird, sondern durch das Erzählen der eigenen Biografie werden die subjektiven Sinnzusammenhänge erfasst. Das Gespräch verfolgt dabei keinen zeitlich-linearen Verlauf, sondern enthält zeitliche Rückgriffe und Sprünge, beinhaltet Querverbindungen zwischen einzelnen Erzählaspekten, verbindet Vordergründiges und Hintergründiges und verknüpft die Erinnerungen mit Gefühlen.

Zum Einstieg in die Biografiearbeit ist es leichter, mit einem Biografiebogen zu arbeiten. Außerdem ist es sinnvoll, dass die Teilnehmenden dieses Instrument kennen und damit eigene Erfahrungen machen, da es beispielsweise in vielen Pflegeheimen verwendet wird. Unter dem Stichwort „Biografiebogen“ finden Sie im Internet zahlreiche unterschiedliche Angebote. Wählen Sie den aus, mit dem Sie am besten arbeiten können.

Alle Teilnehmenden bekommen einen Biografiebogen, den sie in Partnerarbeit ausfüllen sollen. Dabei geht es nicht darum, die einzelnen Punkte einfach aufzurufen und auszufüllen, sondern so miteinander ins Gespräch zu kommen, dass das Interesse am anderen deutlich wird und er oder sie sich wertgeschätzt wahrgenommen fühlt.

Nach 10 Minuten wechseln sie die Rollen (egal wie weit sie mit dem Bogen gekommen sind). Anschließend wird im Plenum besprochen, wie die Einzelnen sich dabei gefühlt haben, ob sie sich ausgefragt oder gar verhört fühlten oder das Interesse des Gegenübers deutlich wahrnahmen, ob auf besondere Erinnerungen intensiver eingegangen wurde und gegebenenfalls Linien bis in die Gegenwart gezogen wurden.

Anschließend bekommen alle ihren eigenen Bogen, um ihn in der häuslichen Nacharbeit für sich fertig auszufüllen.

LEBENSLINIE ZEICHNEN 10.13

Bei dieser Übung geht es um die eigene Biografie. Die Teilnehmenden sollen ihre Lebenslinie zeichnen und dort die wichtigsten Stationen, Höhe- und Tiefpunkte, prägende Begegnungen, Abschiede oder Brüche eintragen. Die Teilnehmenden werden ermutigt, sich für einzelne Stationen in ihrem Leben Zeit zu lassen, um Gefühle wie Freude, Stolz, Trauer und Wut wirklich noch einmal zu fühlen und sich ihrer Gefühle bewusst zu werden, damit sie sie in der Begleitung Sterbender nicht behindern, sondern ihnen helfen, andere zu verstehen, ohne deren Gefühle mit ihren eigenen zu vermischen.

Manche Teilnehmende erinnern sich an das, was ihnen von ihrer Geburt erzählt wurde. Gab es Komplikationen, die ihr Leben bedrohten? Waren sie willkommen? Wie ging ihr Leben weiter? Welche Höhepunkte sind ihnen besonders in Erinnerung? Wo spüren sie Widerstand, oder wo kommen den Teilnehmenden die Tränen, wenn sie sich daran erinnern? Welche Ereignisse würden sie am liebsten verschweigen und worüber mit Freude erzählen?

Die Teilnehmenden sollen sich dabei nicht nur an einzelne Ereignisse erinnern, sondern auch an das, was sie geprägt, was sie ermutigt oder enttäuscht und verletzt hat. Welche „Botschaften“

107 Grossmann, Konrad Peter: Der Fluss des Erzählens Narrative Formen der Therapie. Heidelberg 2000 Carl Auer-Systeme Verlag

haben sie im Ohr, wenn sie an ihre Kindheit denken? Sind es Sätze wie: „Du schaffst das! Probiere es aus! Fehler sind zum Lernen da. Toll, dass du das probierst! Versuch es noch einmal, dann klappt es bestimmt. Lass Dich nicht entmutigen! Manchmal muss man es mehrmals versuchen, aber irgendwann gelingt es, du kannst es!“

Oder sind es eher Sätze wie: „Dazu bist du noch zu klein. Das kannst du doch nicht. Das machst du falsch. Du hast zwei linke Hände. Du bist und bleibst ein Tollpatsch! Pass auf! Sei vorsichtig! Das mache ich lieber selbst, du machst sowieso alles kaputt. Ich habe doch gleich gesagt, dass du das nicht schaffst.“ Je deutlicher den Teilnehmenden solche Prägungen sind, desto besser können sie für sich die Verantwortung übernehmen und gegen alte Prägungen neue Erfahrungen setzen, vielleicht von jetzt an viel deutlicher die ermutigenden Sätze hören und mehr Vertrauen in sich selbst und die eigenen Fähigkeiten gewinnen. Denn wer mit sich selbst im Einklang ist, strahlt das auch anderen gegenüber aus. Wenn Menschen das Vertrauen in die eigenen Stärken fehlt und sie durch derartige Negativbotschaften sich klein gemacht und nicht wertgeschätzt fühlen, werden sie dazu neigen, auch andere kleinmachen und abhängig halten zu wollen (siehe Studientag 3). Das aber widerspricht der hospizlichen Haltung, in der jedem Menschen mit Respekt, Wertschätzung und Empathie begegnet werden soll.

Die Teilnehmenden bezeichnen auf der Zeitleiste jeweils Wendepunkte, besondere Erlebnisse, Abschiede, Bereicherungen, Qualifizierungen, Begegnungen, Höhe- und Tiefpunkte (einfach alles, was den Teilnehmenden jetzt aus ihrem Leben wichtig ist. Gerne können sie dafür einfache Symbole verwenden).

Wenn sie in der Gegenwart angekommen sind, schauen die Teilnehmenden noch einmal intensiv auf ihr Leben zurück. Danach wagen sie einen Blick in die Zukunft: Wer steht an meiner Seite? Welche Träume und Visionen sollen sich noch erfüllen? Welche Veränderungen erwarte oder fürchte ich? Mit wem habe ich noch etwas zu klären? Was und wen brauche ich, um über die letzte Grenze zu gehen? Auf was hoffe ich jenseits des Todes?

Dieser Bogen ist erst einmal nur für die Teilnehmenden selbst bestimmt. Sie entscheiden, was sie davon den anderen mitteilen möchten und welche Symbole sie gegebenenfalls verschlüsselt lassen.

10.14 WAS HAT MICH GEPRÄGT

Erfahrungsgemäß werden die Teilnehmenden unterschiedlich viel Zeit benötigen. Wenn eine Person fertig ist, kann sie leise mit seinem Bogen den Raum verlassen und sich mit der nächsten Person, die auch fertig ist, über ihre Lebenslinie austauschen. Abschließend werden im Plenum mit allen die gemachten Erfahrungen reflektiert.

Anlage 10.14: Anleitung zur Lebenslinie

10.15 DAS BIN ICH

Alternativ dazu können die Teilnehmenden sich die auf DIN A3 ausgedruckte Grafik „Das bin ich“ nehmen und die einzelnen Felder beschriften. Das regt noch einmal zur Selbstreflexion an, um über ganz unterschiedliche Bereiche im eigenen Leben nachzudenken.

Anlage 10.15: Das bin ich

Vor der abschließenden Feedback-Runde beenden wir den Tag mit einem einfachen Schreittanz.

FEEDBACK-RUNDE 10.16

In der Feedback-Runde soll jede und jeder Teilnehmende sagen, was für ihn oder sie neu oder wichtig war und mit welchen Gedanken und Gefühlen sie jetzt nach Hause gehen.

Erfahrungsgemäß gibt es beim Thema Demenz häufig Teilnehmende, denen schlagartig klar wird, dass ihr Vater oder ihre Mutter deutliche Anzeichen von Demenz erkennen lassen, die Teilnehmende das nur bislang nicht zur Kenntnis genommen oder richtig gedeutet haben. Das wird dann manchmal in der Feedback-Runde thematisiert oder anschließend in einem persönlichen Gespräch mit der Kursleitung angesprochen.

ABSCHLUSS 10.17

Zum Abschluss gibt es wieder einen Segen oder gute Wünsche, die einem irischen Segen nachempfunden sind.

Anlage 10.17: Wünsche und Segen

STUDIENTAG 11

PATIENTENVERFÜGUNG UND VORSORGEVOLLMACHT, SCHULD UND VERGEBUNG

NR	ZEIT	THEMA	METHODE	MATERIAL
11.1	9:00	Meditative Übung	Plenum: Fantasiereise	11.1 Fantasiereise
11.2	9:10	Befindlichkeitsrunde	Plenum: Alle Teilnehmenden sagen kurz, wie es ihnen geht und stellen ggf. Fragen zum letzten Kurstag	
11.3	9:20	Patientenvorsorge – Einführung	Plenum: Vortrag durch die Kursleitung, Vorsorgeplanung (Advance Care Planning)	
11.4	10:00	Vorsorgevollmacht und Betreuungsverfügung	Plenum oder Kleingruppen: Besprechung eines Formulars zur Vorsorgevollmacht	Formular Vorsorgevollmacht
11.5	10:20	Patientenverfügung	Plenum: Einführung durch die Kursleitung, Einzelarbeit: Beantwortung der Fragen zur Lebensqualität, Plenum: Besprechung eines Formulars für eine Patientenverfügung	11.5.a Entscheidungsfindung 11.5.b Fragen zur Lebensqualität
	11:00	Pause		
11.6	11:15	Sinn und Grenzen der Patientenverfügung	Plenum: Vortrag der Kursleitung	
11.7	11:30	Bestattungsvorsorge	Einzelarbeit: Meine Bestattungsverfügung, Ausfüllen des Bestattungsbogens, Diskussion: Warum ist eine Bestattungsverfügung sinnvoll?	Bestattungsverfügung
11.8	12:00	Patientenvorsorge	Kleingruppen: Rollenspiele zur Patientenvorsorge, Vorspiel im Plenum	11.8 Rollenspiele zur Vorsorgeplanung
	13:00	Mittagessen		
11.9	13:30	Eigene Patientenverfügung	Spaziergang in Zweiergruppen: Meine eigene Patientenverfügung	
11.10	14:00	Organspende	World-Café zum Thema Organspende	4 Plakate
11.11	14:45	Schuld und Vergebung	Plenum: Einführung durch die Kursleitung, Gestaltung eines Rituals	11.11.a Schuldzuweisungen 11.11.b Vergebung
11.12	15:00	Rituale zu Schuld und Vergebung	Plenum: Gestaltung eines Rituals mit Steinen oder dem Verbrennen von Schuldscheinen	Steine, eventuell Feuerschale
	15:30	Pause		
11.13	15:40	Schuld und Vergebung anhand von Fallbeispielen	Anstelle der folgenden 3 Fallbeispiele können auch die Rollenspiele durchgeführt werden; Diskussion erst in Kleingruppen, danach im Plenum	11.13.a Fallbeispiel: Kriegserlebnisse, 11.13.b Fallbeispiel: Das Kind, das nicht leben durfte, 11.13.c Fallbeispiel: Vagabundierende Schuld
11.14	17:00	Alternative zu Fallbeispiel zum Thema Schuld	Rollenspiele	11.14 Rollenspiele zum Thema Schuld
11.15	17:00	Feedback-Runde	Der Gegenstand wird dreimal herumgegeben mit den Themen: 1.Patientenvorsorge, 2.Schuld, 3.Eigene Befindlichkeit	
11.16	16:55	Abschluss	Segen und Wünsche	11.16 Gute Wünsche

EMPFOHLENE LEKTÜRE *(siehe auch Literaturverzeichnis)*

Coors, Michael/Jox, Ralf/In der Schmitten, Jürgen: Advance Care Planning – Von der Patientenverfügung zur gesundheitlichen Vorsorgeplanung.

Grimm, Carlo/Hillebrand, Ingo: Sterbehilfe: rechtliche und ethische Aspekte.

Paul, Chris: Schuld – Macht – Sinn: Arbeitsbuch für die Begleitung von Schuldfragen im Trauerprozess.

ZIELE

- Die Teilnehmenden kennen die Bedeutung von guter Vorsorgeplanung. (Advance Care Planning)
- Die Teilnehmenden kennen die Instrumente: Vorsorgevollmacht und Betreuungsverfügung.
- Die Teilnehmenden haben sich mit den Problemen und Chancen einer Patientenverfügung auseinandergesetzt.
- Die Teilnehmenden haben sich mit den Themen Schuld und Vergebung in der Sterbe- und Trauerbegleitung auseinandergesetzt.

11.1 MEDITATIVE ÜBUNG – FANTASIEREISE

Die Kursleitung lädt die Teilnehmenden ein zu einer Fantasiereise. Die Teilnehmenden sitzen entspannt im Stuhlkreis und haben die Augen geschlossen.

Anlage 11.1: Fantasiereise

11.2 BEFINDLICHKEITSRUNDE

Die Teilnehmenden sagen anschließend in ein bis zwei Sätzen, was die Fantasiereise in ihnen ausgelöst hat, wie es ihnen seit dem letzten Kurstag ergangen ist, wie und mit welchen Erwartungen sie heute hier sind.

11.3 EINFÜHRUNG IN DAS THEMA PATIENTENVORSORGE

In der hospizlichen Begleitung begegnen uns besonders in den Pflegeheimen immer wieder Menschen, die anfangs noch ihre Dinge selbst regeln können, dann aber immer stärker dement werden und irgendwann nicht mehr selbst über ihr Leben entscheiden können. Damit sie aber bis zum Ende ihres Lebens die medizinische Behandlung erfahren, die sie sich wünschen, sollten sie dies rechtzeitig in einer Patientenverfügung festlegen und einen Menschen ihres Vertrauens bevollmächtigen, der bereit ist, ihre Vorstellungen der Ärzteschaft gegenüber zu vertreten und gegebenenfalls durchzusetzen.

Es kann außerdem immer wieder geschehen, dass Menschen ganz plötzlich durch einen Unfall, durch eine schwere Erkrankung oder besondere gesundheitliche Probleme nicht mehr „Herr Ihrer Sinne“ sind und nicht mehr verantwortlich ihr eigenes Leben regeln können. Wenn sie nicht möchten, dass andere dann für sie entscheiden, müssen sie vorsorgen und ihre Vorstellungen von dem, was sie sich für einen solchen Fall an Behandlungsmaßnahmen wünschen, in einer Patientenverfügung festlegen. Kann weder eine schriftliche Willensäußerung noch der mutmaßliche Wille festgestellt werden, gilt in dubio pro vita, solange lebensverlängernde Maßnahmen indiziert sind. Das heißt, es wird alles getan, um die Patientinnen und Patienten am Leben zu erhalten, auch wenn das ein Leben mit schwersten Hirnschädigungen oder zum Beispiel mit Dauerbeatmung oder ein Leben im Wachkoma bedeutet.

Zwar meinen viele Menschen „Dafür habe ich doch meinen Ehepartner bzw. meine Partnerin oder meine Kinder, die werden dann sagen, was zu tun ist“, aber es ist in Deutschland ganz klar geregelt, dass auch Angehörige nicht automatisch füreinander Entscheidungen treffen dürfen, ja, dass sie streng genommen nicht einmal Auskunft bekommen dürften über die gesundheitliche Situation des bewusstlosen Ehepartners, der eigenen Eltern oder der mündigen Kinder. Wenn rechtsverbindliche Erklärungen oder Entscheidungen gefordert sind, können der Ehepartner bzw. die Ehepartnerin oder die Kinder nur in zwei Fällen entscheiden oder Erklärungen abgeben: Entweder aufgrund einer rechtsgeschäftlichen Vollmacht oder wenn sie gerichtlich bestellte Betreuende sind. Deshalb ist es für jeden Menschen vom 18. Lebensjahr an wichtig, eine Vorsorgevollmacht zu erstellen.

VORSORGEVOLLMACHT UND BETREUUNGSVERFÜGUNG 11.4

Eine Vorsorgevollmacht[108] ist eine durch die verfassende Person für den Fall, dass sie nicht mehr selbst entscheiden kann, eingeräumte Vertretungsvollmacht, die sie einer oder mehreren Personen erteilen kann. Dabei hat die verfassende Person, solange sie im Vollbesitz ihrer geistigen Kräfte ist, jederzeit die Möglichkeit, die Vollmacht auf andere Personen zu übertragen, wenn sich zum Beispiel die Lebensumstände geändert haben. Die bevollmächtigte Person kann als Vertretende in allen Gesundheits- und Vermögensfragen eingesetzt oder aber auch nur für einzelne, festgelegte Bereiche bevollmächtigt werden, das heißt der oder die Vollmachtgebende muss individuell festlegen, in welcher Lebens- und Behandlungssituation die Vorsorgevollmacht greifen soll. Sie kann sich auf Fragen der Gesundheitssorge und der Pflegebedürftigkeit erstrecken, Aufenthalt und Wohnungs-Angelegenheiten regeln, die Vertretung vor Gericht und bei Behörden, Versicherungen u. ä. ermöglichen und sich auf die Vermögenssorge sowie Post, Fernmeldeverkehr und Daten im Internet erstrecken.

Eine Vorsorgevollmacht tritt in Kraft, sowie der oder die Vollmachtnehmende das Original der Urkunde in Händen hält. Das ist für die gesundheitlichen Fragen kein Problem, denn solange der oder die Vollmachtgebende selbst entscheiden kann, wird er oder sie gefragt werden und entscheidet, egal, was er oder sie der vollmachtnehmenden Person zuvor gesagt hat. In anderen Fragen kann jedoch eine bevollmächtigte Person (natürlich unter Missbrauch der Vollmacht) Geschäfte tätigen, die der vollmachtgebenden Person schaden (z. B. dessen Wohnung heimlich kündigen oder Dinge veräußern). Deshalb ist es sinnvoll, in der Vorsorgevollmacht festzulegen, dass sie beginnt, wenn die vollmachtgebende Person nicht mehr in der Lage ist, ihre Geschäfte selbständig zu regeln. Außerdem ist es sinnvoll, sich zu überlegen, ob sie nicht auch über den Tod hinaus gelten soll, da auch z. B. Wünsche für die Bestattung Teil der Vollmacht sein können.

Allerdings gibt es Situationen, in denen eine Vorsorgevollmacht allein nicht ausreicht, sondern das Betreuungsgericht angerufen werden muss: Die bevollmächtigte Person kann nämlich an Stelle des oder der Vollmachtgebenden einer ärztlichen Untersuchung, einer Heilbehandlung oder einem medizinischen Eingriff nicht zustimmen, wenn hierbei Lebensgefahr besteht (etwa bei einer Herzoperation) oder wenn ein schwerer, länger andauernder Gesundheitsschaden zu erwarten ist (z. B. bei einer Amputation). Die bevollmächtigte Person kann die Ablehnung oder den Widerruf der Einwilligung in eine ärztliche Untersuchung, eine Heilbehandlung oder einen medizinischen Eingriff nicht erklären, wenn hierbei Lebensgefahr besteht oder ein schwerer, länger andauernder Gesundheitsschaden zu erwarten ist. Die bevollmächtigte Person kann also insbesondere nicht die Fortsetzung lebenserhaltender oder lebensverlängernder Maßnahmen ablehnen und damit den Abbruch dieser Maßnahmen herbeiführen. Die bevollmächtigte Person kann anstelle der Betroffenen ebenso wenig in eine zu deren Schutz notwendige geschlossene Unterbringung, in eine ärztliche Zwangsmaßnahme oder in eine andere freiheitsbeschränkende Maßnahme (etwa ein Bettgitter) oder in eine Organspende einwilligen. Dies ist allein dem oder der Betroffenen selbst vorbehalten, die das in einer Patientenverfügung eindeutig festlegen muss, oder das Betreuungsgericht muss eingeschaltet werden, das dann entscheidet.

Oft sind aber gerade die Angst davor, hilflos und ohne Bewusstsein an Schläuchen zu hängen und durch Apparate am Leben erhalten zu werden und der Wunsch, in solchen Situationen keine lebensverlängernden Maßnahmen mehr zu wollen, bestimmend dafür, dass eine Vorsorgevollmacht erstellt wird. Deshalb ist es so wichtig, auch den nächsten Schritt zu tun und eine Patientenverfügung zu verfassen. Sie ist gleichzeitig das wichtigste Instrument, mit dem die be-

108 http://www.bmjv.de/DE/Themen/VorsorgeUndPatientenrechte/Betreuungsrecht/Betreuungsrecht_node.html

vollmächtigte Person die Behandlungswünsche oder die Wünsche auf Unterlassung bestimmter Maßnahmen durchsetzen kann.

Doch woher weiß ein Arzt oder eine Ärztin, ob Vorsorgevollmacht und Patientenverfügung vorliegen, wenn jemand beispielsweise nach einem Unfall ins Krankenhaus gekommen ist? Abgesehen davon, dass es sinnvoll ist, einen Hinweis auf die Patientenverfügung und die Telefonnummer des oder der Bevollmächtigten bei seinem Personalausweis mit sich zu führen, gibt es die Notfalldose, die mit allen wichtigen Informationen im eigenen Kühlschrank aufbewahrt wird. Ein Aufkleber an der Eingangstür weist den Rettungsdienst darauf hin.

Darüber hinaus können alle Menschen bei dem Zentralen Vorsorgeregister der Bundesnotarkammer[109] ihre Vorsorgevollmacht und den Namen der bevollmächtigten Person/en registrieren lassen. Wird ein Betreuungsgericht um eine Betreuerbestellung gebeten, kann es dort nachfragen und erhält so die Auskunft, dass es eine bevollmächtigte Person gibt. Damit wird vermieden, dass eine betreuende Person nur deshalb bestellt wird, weil das Betreuungsgericht von einer Vollmacht nichts wusste.

Eine Betreuungsverfügung ist eine für das Betreuungsgericht bestimmte Willensäußerung einer Person für den Fall, dass eine Betreuung angeordnet werden muss. Dies geschieht beispielsweise dann, wenn ein erkrankter Mensch infolge einer Krankheit seine Angelegenheiten ganz oder teilweise nicht mehr selbst besorgen kann, niemand aus der Familie die Betreuung mittels einer Vorsorgevollmacht übernehmen kann oder soll und deshalb ein Betreuer oder eine Betreuerin bestellt werden muss.

Diese berechtigt nicht zur Vertretung bei Rechtsgeschäften. In ihr werden vielmehr Wünsche festgelegt für den Fall, dass eine betreuende Person bestellt werden muss, z. B. weil keine Vorsorgevollmacht erteilt wurde. Der Betreuer oder die Betreuerin erlangt die erforderliche Vertretungsmacht durch die gerichtliche Bestellung und ist dem Gericht gegenüber rechenschaftspflichtig.

Nach dieser Einführung wird das Formular zur „Vorsorgevollmacht" verteilt, mit dem der eigene Hospizdienst arbeitet,[110] und gemeinsam besprochen (Das kann auch in Kleingruppen erfolgen).

11.5 PATIENTENVERFÜGUNG

Für jeden medizinischen Eingriff, also eine Untersuchung, und eine Behandlung muss die Einwilligung der Patientinnen und Patienten vorliegen. Solange der Patient und die Patientin entscheidungsfähig sind, werden sie, nachdem die Diagnose gestellt ist und verschiedene Therapiemöglichkeiten aufgezeigt wurden, sich für eine entscheiden (oder weitere Informationen – eventuell eine Zweitmeinung – einholen). Auf jeden Fall darf der Arzt oder die Ärztin ohne ihre Einwilligung nicht tätig werden (außer bei akuter Lebensgefahr, in der keine Zeit bleibt, den Willen der erkrankten Person zu eruieren). Grimm stellt dazu ergänzend fest: „Was den einwilligungsfähigen Patienten betrifft, so besteht heute Einigkeit darüber, dass im Zusammenhang mit medizinischer Behandlung das Selbstbestimmungsrecht Vorrang vor der Unversehrtheit des Lebens besitzt. Der Arzt hat den aktuell geäußerten Willen des angemessen aufgeklärten Patienten zu beachten, selbst wenn sich dieser Wille nicht mit der aus ärztlicher Sicht gebotenen Diagnose oder Therapiemaßnahme deckt. Dies gilt auch für die Beendigung bereits eingeleiteter Maßnahmen."[111]

109 www.vorsorgeregister.de

110 Bewährt haben sich beispielsweise die Formulare des Bundesjustizministeriums sowie der Palliativstiftung Auch die Hospizbewegung im Idsteiner Land e. V. hat ein eigenes Formular erstellt www.hospiz-idstein.de

111 Grimm, Carlo/Hillebrand, Ingo: Sterbehilfe: rechtliche und ethische Aspekte. Freiburg 2009 Alber S. 14

Die Willensäußerungen, die in der Patientenverfügung festgehalten werden, können von den erkrankten Personen jederzeit widerrufen, verändert oder ergänzt werden. Sie sind rechtsverbindlich für alle ohne Ausnahme. Der Deutsche Bundestag hat dies im Jahre 2009 im Gesetz zur Verbindlichkeit von Patientenverfügungen verankert. Das Urteil des Bundesgerichtshofs vom 25. Juni 2010 hat eindrucksvoll bestätigt, was straf- bzw. arztrechtlich immer schon als Grundsatz galt: „Jede medizinische Maßnahme (wenn sie begonnen oder auch wenn sie fortgesetzt wird), bedarf der Einwilligung des betroffenen Patienten bzw. seines rechtlichen Vertreters (Bevollmächtigter oder Betreuer). Jede Heilbehandlung und jeder Eingriff gegen den Willen des Patienten bzw. seines rechtlichen Vertreters stellt sich juristisch als Eingriff in die körperliche Unversehrtheit gemäß Art. 2 Abs. 1 Grundgesetz dar und kann laut § 223 Strafgesetzbuch den Tatbestand der Körperverletzung erfüllen."[112]

Falls Patienten oder Patientinnen nicht mehr entscheidungsfähig sind, vor allem ihren Willen nicht mehr äußern können und keine Patientenverfügung vorliegt, müssen eine bevollmächtigte Person oder ein Betreuer bzw. eine Betreuerin für sie entscheiden. Ist weder eine bevollmächtigte Person noch eine betreuende Person bestellt, müssen bei eilbedürftigen Maßnahmen der Arzt oder die Ärztin nach dem „mutmaßlichen Willen" des Patienten bzw. der Patientin handeln. Bei nicht eilbedürftigen ärztlichen Behandlungen muss gegebenenfalls durch das Gericht ein Betreuer oder eine Betreuerin bestellt werden. Der mutmaßliche Wille der Patienten und Patientinnen ist maßgebend für jede ärztliche Behandlung, wenn sie sich selbst nicht mehr äußern können. Es muss – gegebenenfalls von der bevollmächtigten Person – ermittelt werden, wie der Patient oder die Patientin sich in der gegebenen Situation entscheiden würden, wenn sie ihren Willen noch kundtun könnten. Weitergehende Informationen dazu finden Sie in der Anlage.

Anlage 11.5.a: Entscheidungsfindung

Wenn Angehörige über weitere medizinische Maßnahmen entscheiden (indem diese Maßnahmen als mutmaßlicher Willen des Patienten und der Patientin bezeichnet werden), ist stets sorgfältig zu recherchieren, welche Motive hinter den Entscheidungen der Angehörigen stehen. Geben sie wirklich die Wünsche der betroffenen Person wieder, oder ist die Angst der Angehörigen vor dem Tod bestimmend, um eine Lebensverlängerung um jeden Preis anzustreben? Können und wollen die Angehörigen das Leiden nicht länger mit ansehen und plädieren deshalb für lebensverkürzende Maßnahmen? Sind sie vielleicht einfach am Ende ihrer Kraft und können die Pflege nicht mehr leisten? Stehen wirtschaftliche Interessen im Hintergrund? Ist man beispielsweise auf die Rente des oder der Sterbenden angewiesen, um die Raten für das Haus bezahlen zu können? Möchte man schneller an das Erbe kommen? Oder fühlt man sich einfach nur überfordert? So verständlich und nachvollziehbar manche dieser Überlegungen auch sein können, so dürfen sie doch nicht ausschlaggebend für die Entscheidungen sein, denn es zählt allein der Patientenwille, und den gilt es, möglichst genau festzustellen.

Selbst wenn jemand in der Patientenverfügung detailliert festgelegt hat, welche Maßnahmen er möchte und welche er ablehnt, also beispielsweise, wie bei einem Herzstillstand verfahren werden soll, ob eine Reanimation gewünscht ist, ob der Patient oder die Patientin bei Nierenversagen an die Dialyse angeschlossen werden möchte, was nach einem Schlaganfall passieren soll und wie in einer Krise entschieden wird, wenn der Patient oder die Patientin hochgradig dement ist, so kann doch niemand alle zukünftigen Erkrankungen voraussehen noch wissen, welche Therapiemöglichkeiten es in der Zukunft gibt. Zwar soll die Patientenverfügung regelmäßig aktualisiert werden, aber sie wird nie alle möglichen Situationen erfassen können. Deshalb ist es wichtig,

112 http://www.bundesverfassungsgericht.de/entscheidungen/rk20020130_2bvr145101.html| internetquelle| hrsg= Bundesministerium der Justiz : Referat Presse- und Öffentlichkeitsarbeit

dass die gebende Person der Vorsorgevollmacht mit dem oder der Bevollmächtigten ausführlich bespricht, welche Werte zu seiner Identität gehören, unter welchen Bedingungen er sein Leben als lebenswert ansieht und wann er keine lebensverlängernden Maßnahmen mehr wünscht, denn nur so kann der oder die Bevollmächtigte später in konkreten Situationen, die zur Zeit der Abfassung der Patientenverfügung vielleicht noch gar nicht im Blick waren, entscheiden, was der mutmaßliche Wille des oder der Patientin ist[113].

Die in einer Patientenverfügung festgelegten Anordnungen zum Ob und Wie ärztlicher Maßnahmen in kritischen Krankheitssituationen beruhen meist auf persönlichen Wertvorstellungen, Lebenshaltungen, religiösen Anschauungen, Hoffnungen oder Ängsten. Um die Festlegungen in einer Patientenverfügung besser nachvollziehen zu können, ist es für das medizinische Behandlungsteam ebenso wie für Bevollmächtigte, Betreuerin oder Betreuer hilfreich, die persönlichen Auffassungen der Verfassenden dazu zu kennen. Das ist insbesondere dann wichtig, wenn es in Bezug auf den Patientenwillen Auslegungsprobleme gibt oder wenn die konkrete Situation nicht genau derjenigen entspricht, die sie in der Patientenverfügung beschrieben haben. Insofern kann die schriftliche Festlegung eigener Wertvorstellungen eine wichtige Ergänzung einer Patientenverfügung sein.

Die Teilnehmenden werden gebeten, in einer Einzelarbeit die Fragen zu den Wertvorstellungen für sich selbst zu beantworten. Damit erfolgt noch einmal eine konkrete Auseinandersetzung mit den eigenen Vorstellungen über das Lebensende. Zugleich wird spürbar, wie schwierig das Erstellen einer Patientenverfügung ist und dass man gut beraten ist, dies mit Unterstützung durch eine kompetente Gesprächsbegleitung zu tun.

Anlage 11.5.b: Fragen zur Lebensqualität

11.6 SINN UND GRENZEN DER VORSORGEPLANUNG

Niemand ist verpflichtet, eine Patientenverfügung zu erstellen, alle Patientinnen und Patienten können damit rechnen, dass im Krisenfall alles getan wird, um ihr Leben zu erhalten und dass lebensverlängernde Maßnahmen nicht beendet werden, solange sie medizinisch sinnvoll sind. Wenn keine Patientenverfügung vorliegt, wird nach dem mutmaßlichen Willen des Patienten bzw. der Patientin gefragt. Dieser ist aber schwierig festzustellen, wenn die medizinische Versorgung und die Behandlungswüsche vorher nie Gesprächsthema waren.

Wenn der Hospizdienst Hilfe bei der Erstellung von Patientenverfügung und Vorsorgevollmacht anbietet, sollte er die dafür benötigten Gesprächsbegleiter und -begleiterinnen gut ausbilden, damit sie im Rahmen der von ihnen geleiteten Gespräche neben den medizin-ethischen und rechtlichen Fragen auch existentielle und spirituelle Themen am Lebensende ansprechen.

Das Erstellen von Vorsorgevollmacht und Patientenverfügung eröffnet manchen Familien oft erstmalig die Möglichkeit, dass Ehepartner und -partnerinnen oder Eltern und Kinder miteinander darüber ins Gespräch kommen, wie sie sich ihre letzte Lebenszeit vorstellen, unter welchen Bedingungen sie gerne weiterleben und wann sie lieber sterben möchten, wo sie sterben wollen, ob zuhause, im Krankenhaus oder im Hospiz, wer sie dabei begleiten soll, und natürlich, was ihnen an Behandlung wichtig ist und wann sie gegebenenfalls nicht weiter behandelt werden wollen. Auch die Frage, wie und wo möchte ich bestattet werden, wird in diesem Zusammenhang oft

113 Vgl. dazu: Coors M, Jox RJ, Schmitten J (Hrsg.): Advance Care Planning. Von der Patientenverfügung zur gesundheitlichen Vorausplanung, Kohlhammer Verlag, 2015

zum ersten Mal erörtert, denn für viele Menschen bedeutet es immer noch einen Tabubruch, wenn diese Themen diskutiert werden und der eigene Tod oder der der Eltern Gesprächsthema ist.

Die Auseinandersetzung mit dem eigenen Ende und den damit verbundenen Gefühlen, sowie das Gespräch mit den Angehörigen über deren Ende fallen vielen Menschen schwer. Sie schaffen aber auch Vertrauen und Nähe und ermöglichen es, in einer nicht vom nahen Tod bedrohten Situation mit Zeit und Ruhe auf das eigene Lebensende zu schauen, Wünsche zu äußern, Dinge zu klären und Vorstellungen miteinander zu diskutieren. Dies kann eine große Hilfe sein, wenn später die Angehörigen oder Hinterbliebenen Entscheidungen fällen müssen. Deshalb ist es in der Regel sinnvoll und notwendig, mehrere Gespräche zu führen, bis am Ende eine gut zu verantwortende Vorsorgeplanung steht.

BESTATTUNGSVORSORGE 11.7

In den Gesprächen über die Patientenvorsorge sollte auch das Thema Bestattung angesprochen werden. Da viele Menschen sich scheuen, ihre Angehörigen nach ihren Wünschen für ihre Beerdigung zu fragen oder von sich aus über die eigenen Vorstellungen zu reden, ist oft unklar, ob sich der oder die Verstorbene eine Erdbestattung gewünscht hat oder verbrannt und in einem Urnengrab oder einer Urnenwand beigesetzt werden möchte, sich eine Ruheforst- oder Seebestattung wünscht oder an noch eine ganz andere Möglichkeit denkt. Ausgangspunkt für ein solches Gespräch kann eine Bestattungsverfügung sein, wie sie zum Beispiel die Deutsche Palliativ-Stiftung anbietet[114].

PATIENTENVORSORGE 11.8

In unterschiedlichen Rollenspielen sollen die Teilnehmenden das über Patientenverfügung und Vorsorgevollmacht Gelernte umsetzen. Dabei ist es wichtig, dass die Teilnehmenden in der Rolle der Hospizbegleitenden sachlich richtige Auskünfte geben oder auf die Fachleute im Hospizteam verweisen. Ebenso wichtig ist, wie sie ihr Gegenüber wahrnehmen und auf deren spezielle Fragen, Probleme oder Statements eingehen.

Dabei ist es sicher nicht sinnvoll (und würde auch den zeitlichen Rahmen sprengen), alle sieben Rollenspiele durchzuführen. Die Kursleitung kann eine Auswahl treffen oder diese den Teilnehmenden überlassen.

Anlage 11.8: Rollenspiele zur Vorsorgeplanung

MEINE EIGENE PATIENTENVERFÜGUNG 11.9

Während des Spaziergangs sollen sich die zwei Teilnehmenden jeweils darüber austauschen, ob sie eine Patientenverfügung haben, die auf dem neuesten Stand ist, oder ob sie jetzt eine erstellen beziehungsweise die alte gemäß der neuesten Rechtsprechung verändern wollen. Vielleicht möchte auch jemand keine Patientenverfügung erstellen und hat gute Gründe dafür.

114 https://www.palliativstiftung.de/images/downloads/vorsorgemappe/vorsorgemappe_bestattungsverfgung_web_08_04_2021.pdf

11.10 ORGANSPENDE

In manchen Formularen für eine Patientenverfügung wird auch danach gefragt, ob der Verfasser oder die Verfasserin seine Organe spenden möchte. Deshalb soll an dieser Stelle kurz auf dieses Thema eingegangen werden.

Rund 10.000 Menschen warten in Deutschland aktuell auf ein Organ, weil das eigene Herz, die Niere, die Bauchspeicheldrüse oder andere lebenswichtige Organe nicht mehr richtig funktionieren. An jedem Tag sterben drei Menschen, die durch ein Spenderorgan möglicherweise hätten am Leben erhalten werden können (Sie sterben nicht, wie in der Werbung für Organspende immer wieder gesagt wird, weil kein Spenderorgan zur Verfügung steht, sondern weil ihr eigenes Organ nicht mehr funktioniert!).[115]

Im Transplantationsgesetz ist eindeutig festgelegt, dass als Voraussetzung für die Organentnahme der Hirntod von zwei unabhängigen Ärzten oder Ärztinnen festgestellt werden muss. Gleichzeitig ist klar, dass nur lebende Organe transplantiert werden können, also beim Eintreten des Hirntodes die übrigen Organe sofort künstlich am Leben erhalten werden müssen. Deshalb kommen für eine Transplantation nur die Menschen in Betracht, die unter intensivmedizinischen Bedingungen versterben[116]. Das bedeutet, wenn bei einem Menschen der Hirntod[117] festgestellt wurde, muss er umgehend auf einer Intensivstation versorgt und an eine Herz-Lungenmaschine angeschlossen werden, um die Sauerstoffversorgung zu gewährleisten. Die Angehörigen erleben ihn dann als einen Menschen, der rosig aussieht, und dessen Brustkorb sich beim Atmen hebt und senkt. Der Puls von Hirntoten ist noch zu tasten, ihr Herzschlag und ihre Atmung auch; sie sind warm, einige können schwitzen, ausscheiden, verdauen, es gibt also noch einen Stoffwechsel. Die Angehörigen bekommen dadurch das Gefühl, dass sie sich von einem Lebenden verabschieden, den sie begleiten können, bis er zur Organentnahme in den Operationssaal gefahren wird. Aber das ist deutlich etwas anderes als das Sterben mitzuerleben und in Ruhe Abschied nehmen zu können. Ein späteres Abschiednehmen ist selbstverständlich möglich, da der Leichnam wieder verschlossen und zur Aufbahrung entsprechend hergerichtet wird.

Klar ist, dass der Hirntod nicht rückgängig zu machen ist, und deshalb ist er juristisch als der Zeitpunkt des Todes definiert. Für den Kardiologen Paolo Bavastro[118] aus Stuttgart beispielsweise ist die Sache hingegen nicht so einfach und bereits der Begriff Hirntod eine „arglistige Täuschung". Es handelt sich bei „Menschen im Hirnversagen um schwerstkranke, sterbende Menschen, aber noch keine Toten. Aus einem toten Menschen könnten wir keine lebensfähigen Organe entnehmen. Wir brauchen lebendige Organe aus einem noch lebenden Organismus." Der Fall des „Erlanger Babys" 1992 zeige zudem, dass der Fetus im Bauch einer hirntoten Schwangeren fünf Wochen weiterwuchs.

Dies spricht nicht gegen eine Organspende, sondern für einen ehrlichen Umgang mit dem Thema, denn ich kann ja für den Fall, dass mein Leben zu Ende geht, mich bewusst für eine Organspende entscheiden. Es bleibt die Tatsache: Der Hirntod ist nicht umkehrbar. Der Mensch stirbt und kann mit der Spende seiner Organe vielleicht ein anderes Menschenleben retten.

In Deutschland gilt die Entscheidungslösung, das heißt: Organe und Gewebe dürfen nur dann nach dem Tod entnommen werden, wenn die verstorbene Person dem zu Lebzeiten zugestimmt hat. Liegt keine Entscheidung vor, werden die Angehörigen nach einer Entscheidung gefragt.

115 https://www.vivantes.de/unternehmen/organspende/

116 Die Hornhaut bildet da eine Ausnahme, da sie auch toten Spendern entnommen werden kann.

117 Der Hirntod ist die „irreversibel erloschene Gesamtfunktion des Großhirns, des Kleinhirns und des Hirnstamms".

118 https://www.sueddeutsche.de/gesundheit/todeszeitpunkt-und-organspende-wie-tot-sind-hirntote-1.1299076

Damit Menschen bei ihrer Entscheidungsfindung unterstützt werden, sollen sie in regelmäßigen Abständen Informationsmaterial zugesandt bekommen.

Im Ausland gelten andere gesetzliche Regelungen. Weit verbreitet sind die (erweiterte) Zustimmungslösung und die Widerspruchslösung, das heißt Organe dürfen dann entnommen werden, wenn der oder die Betroffene dem nicht ausdrücklich widersprochen hat. Verstirbt eine Person im Ausland, so greift die Regelung des jeweiligen Landes, nicht die des Heimatlandes. Deshalb ist es ratsam, sich vor einem Auslandsaufenthalt über die dort geltende Regelung zu informieren.

Manche Menschen bestätigen in ihrer Patientenverfügung durch Ankreuzen, dass sie ihre Organe spenden wollen, legen aber zugleich fest, dass sie am Ende ihres Lebens nur noch palliativ versorgt werden möchten. Sie lehnen alle lebensverlängernden Maßnahmen durch die Intensivmedizin, wie z. B. künstliche Beatmung und Reanimation ab und möchten im Kreis ihrer Familie sterben und den Angehörigen ein friedliches Abschiednehmen ermöglichen. Dabei ist vielen Menschen nicht bewusst, dass sich das ausschließt. Ihre Patientenverfügung müsste dann folgenden Zusatz enthalten: „Für den Fall, dass ich nach Einschätzung des mich in der Krisensituation behandelnden Arztes als Organspender in Frage kommen könnte, können alle Maßnahmen vorgenommen werden, die die Feststellung des Hirntodes und die Organspende ermöglichen. Entgegenstehende Regelungen der Patientenverfügung gelten bis zum Abschluss der Organentnahme nicht. Ich stimme der Organspende ausdrücklich zu." Ergänzend kann die potenziell organspendende Person hinzufügen, dass die Organentnahme innerhalb einer bestimmten Frist (z. B. fünf Tage) erfolgt sein muss.

Die Teilnehmenden sollen sich mit der Frage nach einer Organspende persönlich auseinandersetzen. In einem Worldcafé sollen die Teilnehmenden auf dem ersten Plakat alle Argumente aufschreiben, die ihnen für eine Organspende einfallen, auf dem zweiten alle Argumente, die dagegensprechen, auf dem dritten alle Argumente, die für die Zustimmungslösung sprechen und auf dem vierten Plakat alle Argumente für die Widerspruchslösung.

Nachdem alle Teilnehmenden alle vier Stationen durchlaufen haben, werden die Plakate mit den Argumenten für alle sichtbar aufgehängt und im Plenum diskutiert.

SCHULD UND VERGEBUNG 11.11

Bei der Begleitung von Menschen in ihrer letzten Lebensphase habe ich immer wieder die Erfahrung gemacht, dass sie nicht sterben können, wenn Schuld sie belastet, sie sich mit Angehörigen oder Befreundeten zerstritten haben oder ein Konflikt noch nicht gelöst ist. Dabei ist es sekundär, ob die Betroffenen sich „nur" schuldig fühlen oder ob eine reale Schuld festzustellen ist. In jedem Fall belastet die Schuld die Beziehungen zwischen den Menschen, die einander schuldig geworden sind. Viele Schwerkranke wünschen, im Frieden mit sich und anderen Menschen sterben zu können. Sicher wird eine Versöhnung nicht immer möglich sein, weil beispielsweise der vor langer Zeit hinausgeworfene Sohn sich ihr verweigert, aber auch dann kann es hilfreich sein, wenn die Sterbenden noch einen Brief schreiben, in dem sie ihre Beweggründe erklären und gegebenenfalls Fehler eingestehen, um Verzeihung bitten und den Wunsch nach Versöhnung formulieren. Oft ist es sehr befreiend, wenn dann jemand da ist, der oder die dem sterbenden Menschen im Namen Gottes Vergebung zuspricht.

Häufig kommen in der letzten Lebensphase wieder Dinge und Ereignisse ins Gedächtnis zurück, die lange verdrängt waren und die aus den verschiedensten Gründen nicht aufgearbeitet wurden.

Menschen, die im Krieg traumatische Situationen erlebt hatten, die danach aus Scham schwiegen oder mit ihren Schuldbekenntnissen auf taube Ohren stießen und in der Nachkriegszeit sich dem Klima des Verdrängens angepasst haben und mit Wiederaufbau beschäftigt waren, werden am Ende ihres Lebens oft von Schuldgedanken bedrängt und können nicht sterben, wenn sie diese nicht ausgesprochen und bearbeitet haben.

Ähnliches gilt für Menschen, die auf Grund von strengen moralischen Normen und starken Schamgefühlen nie gewagt haben, ihre Schuldgedanken zu äußern und die jetzt auf dem Sterbebett keinen Frieden finden. Sich selbst zu verzeihen, ist dabei oft sehr viel schwieriger, als einem anderen zu vergeben. Unser „innerer Richter" ist oft viel gnadenloser als unsere Umwelt, weil es für ihn bedeutet, den eigenen Anspruch auf Perfektion aufzugeben.

Schuld ist auch für Trauernde ein bedeutendes Thema. Im Rahmen einer Trauerbegleitung ist es wichtig, zwischen echter Schuld und Schuldgefühlen beziehungsweise Schuldgedanken zu unterscheiden und nach den tiefer liegenden Gründen für Schuldzuweisungen zu fragen. Welche Grundbedürfnisse sollen sie befriedigen? Sollen sie beispielsweise die Trauernden entlasten oder die Verbindung zu Verstorbenen halten? Sind sie Teil eines Lebensmusters, in dem der oder die Betreffende immer an allem Schuld hat (oder zu haben meint), oder sollen sie Unerklärliches erklärbar machen? Begleitende sollen deshalb den Trauernden ihre Schuldgefühle nicht vorschnell ausreden, sondern immer danach schauen, was mit den Schuldvorwürfen erreicht werden soll. Weiteres zum Umgang mit Schuldzuweisungen finden Sie in der Anlage.

Anlage 11.11.a: Schuldzuweisungen

Oft ist es ein langer Weg mit vielen intensiven Gesprächen, bis jemand nicht mehr glaubt, seine elementaren Grundbedürfnisse über Schuldzuweisungen stillen zu müssen, und bis er oder sie sich von seinen Schuldzuweisungen verabschieden kann.

Anders sieht es aus, wenn jemand nach objektiven Maßstäben Schuld auf sich geladen hat, weil er oder sie einem anderen Menschen Schaden zugefügt hat. Dann kann durch Vergeltung und Strafe ein Ausgleich zwischen Täter und Opfer hergestellt werden. Wir kennen alle das Bild von der Justitia mit der Waage in der Hand. Schuld wiegt schwer. Durch Sühne, durch Strafe und Wiedergutmachung kann die Waage wieder ausgeglichen werden. Gerechtigkeit ist wiederhergestellt, Täter und Opfer können sich wieder auf Augenhöhe begegnen.

Die Waage im Täter-Opfer-Ausgleich erlebe ich oft als ein gnadenloses Aufrechnen, durch das Betroffene dennoch keinen Frieden finden. Reue, Sühne und Strafe allein können oft nicht von Schuld befreien. Wir Christen vertrauen darauf, dass der mitleidende Gott seine Liebe mit in die Waagschale wirft und es deshalb Vergebung gibt und trotz allem Schlimmen, was geschehen ist, neue Anfänge möglich werden. Hier sind wir gefragt, ob wir Vergebung annehmen und damit auch uns selbst verzeihen können.

Es gibt Schuld, die auch durch Strafe oder Buße nicht gesühnt werden kann, Schuld, an der ich unter diesem Gesichtspunkt verzweifeln müsste, weil es eben keinen Ausgleich gibt. Schuld, mit der ich aber deshalb leben kann, weil es daneben auch Gnade gibt. Wenn beispielsweise durch meine Schuld jemand ums Leben gekommen ist, kann ich damit weiterleben, wenn ich erlebe, dass ich mehr bin als nur der oder die Schuldige, dass mir z. B. mein Partner oder meine Partnerin, meine Kinder oder wer auch immer weiter Liebe und Zuwendung schenken, dass ich nicht festgelegt werde auf meine Schuld. Ich bin nicht nur die, die beispielsweise einen Menschen totgefahren hat, sondern trotzdem eine geliebte und liebenswerte Ehefrau, Mutter oder Kollegin. Außerdem würde ich es als ungeheuer entlastend erleben, wenn Angehörige des Getöteten mir die Hand zur Versöhnung reichten oder mir wenigstens Verständnis für meine Situation entgegenbrächten. Das alles ist dann neben Strafe und Wiedergutmachung das, was in der anderen Waagschale liegt, um in diesem Bild zu bleiben. Da geschieht nichts großmütig von oben herab, was den Schuldigen oder die Schuldige klein macht, sondern eher von unten aus der Ohnmacht der Liebe, die doch eine mächtige Kraft hat und Versöhnung bewirkt.

Die Weigerung zu verzeihen, bindet uns nicht nur an diejenigen, die uns Unrecht zufügen, sie bindet uns auch an die Vergangenheit und überschattet unsere Gegenwart. Wenn wir anderen etwas nachtragen, tragen wir selbst am schwersten daran. Und nicht nur das – oft übertragen wir unseren unverarbeiteten Groll auf gegenwärtige Beziehungen und verursachen dadurch neues Leid.

Dass es sich bei der Vergebung um einen Kraftakt handelt, der Mut, Entschlossenheit und einen langen Atem braucht, spürt jeder Mensch sehr schnell, der sich dazu bereitmacht. Denn es bedeutet, sich seinen verletzten Gefühlen zu stellen und sich einen Weg durch Zorn, Scham, Angst, Enttäuschung und Trauer zu bahnen. Kein Wunder, dass wir davor zurückscheuen und diese Gefühle lieber verdrängen oder vergessen würden, anstatt uns ihnen auszusetzen. Oft sind es auch wohlmeinende Menschen, die uns nahelegen, doch endlich einen Schlussstrich unter die Sache zu ziehen und Gras darüber wachsen zu lassen. Doch gerade unter diesem Gras wuchern Kränkungen oft unbemerkt weiter und wachsen sich zu Groll und Bitterkeit aus. Nicht selten ergreifen dann Rachegedanken von uns Besitz. Wir wollen es dem anderen Menschen heimzahlen. Soll er doch auch mal spüren, wie sich das anfühlt! Doch Rache führt oft zu neuem Unrecht und heilt keine zerbrochene Beziehung. Dennoch bedeutet Vergebung nicht, auf Gerechtigkeit verzichten zu müssen. Die Wahrheit muss ans Licht gebracht, Unrecht beim Namen genannt werden.

Natürlich hofft jeder Mensch nach erlittenem Unrecht auf ein Schuldeingeständnis des oder der anderen und auf die Bitte um Verzeihung. Doch solange wir unsere Vergebung davon abhängig machen, bleiben wir an genau den Menschen gekettet, der uns Schaden zufügte und übergeben ihm den Schlüssel für unseren Heilungsprozess.

Was aber, wenn der Mensch seine Schuld abstreitet? Oder wenn er sie gar nicht mehr eingestehen kann, weil er zu alt oder nicht mehr am Leben ist? In diesen Fällen kann es hilfreich sein, sich eine Stellvertretung zu suchen, einen nahestehenden Menschen oder vielleicht auch einen Seelsorger oder Therapeuten, der einem sagt: „Ja, dir ist Unrecht zugefügt worden. Es tut mir leid." Diese Worte aus dem Munde eines anderen Menschen werden als sehr befreiend und heilend erlebt. Manche Menschen haben darauf ihr ganzes Leben gewartet. Oft sind es ja gerade die Menschen, die wir am meisten lieben, die unserem Herzen die schwersten Verletzungen zufügen. Menschen, die sich einst liebten, können so zu erbitterten Feinden werden. Verletzte Gefühle führen zu einem eingeschränkten Blick auf den anderen, und wir tendieren dazu, seine ganze Person mit dem gleichzusetzen, was er uns angetan hat.

Weitere Ausführungen zum Thema „Vergebung" finden Sie in der Anlage.

Anlage 11.11.b: Vergebung

11.12 RITUALE ZUM THEMA SCHULD UND VERGEBUNG

In einem Ritual sollen die Teilnehmenden erleben, was es bedeutet, von der Last der Schuld befreit zu sein.

Die Kursleitung weist auf die Steine hin und bittet die Teilnehmenden der Gruppe, dass sich jede und jeder einen Stein oder mehrere Steine aussucht. Sie sind ganz unterschiedlich groß, manche durch das Meerwasser rundgeschliffen, andere mit scharfen Kanten. Jeder ein bisschen anders in Farbe, Form und Größe. Alle sollen einen Stein oder mehrere Steine in die Hand nehmen und damit ein paar Schritte durch den Raum gehen. Dabei werden die Teilnehmenden ein erstes Gefühl dafür bekommen, dass unser Weg, je mehr Steine wir mit uns herumschleppen, desto beschwerlicher ist.

Danach fordert die Kursleitung die Teilnehmenden auf, spontan zu äußern, was ihnen zu den Steinen einfällt: Sie sind hart, kalt, liegen gut (oder schwer) in der Hand oder drücken mit ihren scharfen Kanten. Sie passen sich der Temperatur der Hand nach und nach an, erwärmen sich allmählich, sie bleiben in ihrer Starrheit und Leblosigkeit etwas Fremdes, sie wiegen schwer und können, je länger man sie mit sich herumträgt, desto mehr zu einer Last werden. Die Steine sollen bei den folgenden Überlegungen für all das stehen, was wir an Schwerem mit uns herumschleppen[119].

Alle Teilnehmenden, die das möchten, erzählen, was sie belastet oder wo sie sich schuldig fühlen, und dürfen anschließend ihre Steine ablegen. Andere legen die Steine schweigend ab. Selbstverständlich wird genauso akzeptiert, wenn jemand seinen Stein behalten möchte, weil er anderen oder sich selbst (noch) nicht vergeben kann. Vergebung setzt echte Schuld voraus, nicht ein Schuldgefühl. Sie kann immer nur freies Geschenk sein, dass die durch die Schuld gestörte Beziehung (zu dem oder der anderen, zu mir selbst und/oder zu Gott) wiederherstellt und die Aufteilung in Täter und Opfer aufhebt. (Indem ich jemandem verzeihe, verharre ich nicht mehr in der Rolle des Opfers, dem Unrecht zugefügt wurde, sondern werde selbst wieder zum Handelnden.)

Dabei sollen die Steine am Schluss ein Kreuz bilden (ist auf dem Fußboden mit Kreide leicht vorzugeben), oder es wird ein Kreuz aufgestellt, unter dem die Steine abgelegt werden.

Das Reden über die Belastungen, über eigene Schuld und erlittenes Unrecht verbunden mit der Symbolhandlung hat eine befreiende und heilsame Wirkung. „Mir fällt ein Stein vom Herzen."

Manchen der Teilnehmenden mag es bedeutungslos erscheinen, wenn die Steine zu einem Kreuz zusammengelegt werden. Doch für die, die an Gott und seine Vergebung glauben, ist diese Symbolik wichtig, denn das Kreuz ist für sie der Ort, an dem sie Vergebung erfahren, weil einer, Jesus Christus, aus Liebe alle Schuld auf sich genommen hat. Er ließ sich am Kreuz festnageln, um uns nicht auf unsere Schuld festzunageln, sondern sie von uns zu nehmen. Andere könnten als Symbol ein Herz wählen und mit den Steinen ein Herz legen oder einen Weg, der in die Zukunft weist.

Alternativ zu der Symbolhandlung mit den Steinen ist auch folgendes möglich: Die Teilnehmenden werden aufgefordert, aufzuschreiben, was zwischen ihnen und einem anderen Menschen steht. Das können eigene Fehler oder Versäumnisse sein, Verletzungen, die ihnen zugefügt wurden oder die sie selbst dem anderen angetan haben, Schuld, die sie begangen haben oder die ihnen angetan wurde.

119 Wer schon einmal auf dem Jakobsweg gepilgert ist (oder darüber gelesen hat) weiß, dass die Pilger Steine im Gepäck haben als Symbol für ihre Schuld. Nachdem sie sie viele Tage mit sich getragen und ihre Last gespürt haben, dürfen sie sie beim Cruz de Ferro ablegen, um befreit von ihrer Schuld den Weg fortsetzen zu können.

Anschließend werden die Teilnehmenden gebeten, ihre Zettel mit den Schuldbekenntnissen zu falten und auf den bereitgestellten Teller zu legen.

Dann werden die Zettel angezündet und verbrannt, bis nur ein kleiner Aschenrest übrig ist (Bitte die Feuermelder beachten, damit kein Alarm ausgelöst wird!). Am Ende kann die Bitte ausgesprochen werden: Vergib uns unsere Schuld, wie auch wir vergeben unseren Schuldigern. Dieser aus dem Vaterunser entlehnte Satz kann auch an jedes menschliche Gegenüber, an uns selbst oder an das Schicksal gerichtet sein.

SCHULD UND VERGEBUNG ANHAND VON FALLBEISPIELEN 11.13

Anhand von drei unterschiedlichen Fallbeispielen sollen verschiedene Aspekte des Umgangs mit Schuld und Schuldzuweisungen erörtert werden. Dazu sind die Texte bereits in der letzten Sitzung verteilt worden. Jeweils eine teilnehmende Person sollte den Inhalt wiedergeben, ohne die in den Beispielen vorgegebenen „Lösungen" schon zu berichten. Anschließend wird in Kleingruppen gemeinsam herausgearbeitet, wie hier mit Schuld umgegangen worden ist und was Hospizbegleiterinnen und -begleiter tun und sagen können.

Im ersten Beispiel geht es um ein Verbrechen während des Krieges, an dem Herr Schulze beteiligt war. Er hat sein Leben lang versucht, diese Schuld (er hat nichts dagegen getan, dass die Menschen in einem russischen Dorf in die Kirche getrieben und diese dann angezündet wurde, sodass alle verbrannten) durch soziales Handeln abzutragen, hat aber keinen Frieden gefunden.

Anlage 11.13.a: Fallbeispiel Kriegserinnerungen

Den Versuch, die Schuld dadurch zu relativieren, dass das Ereignis doch schon so lange her sei, dass Krieg war und er doch nur danebengestanden habe, hatte schon der Psychologe vergeblich unternommen.

... Wie zeigen die Teilnehmenden, dass sie Herrn Schulze mit seinen Schuldgefühlen ernst nehmen?

... Bieten sie ihm Entlastung an oder fragen sie nach seinen Ressourcen?

... Was könnte für ihn hilfreich sein?

Erst wenn eigene Überlegungen angestellt wurden, soll das Ende der Geschichte zur Diskussion stehen.

Dabei wird deutlich: es gibt nicht die eine Lösung. Die Unterscheidung zwischen Tat und Täter waren für Herr Schulze hilfreich. Er konnte Vergebung annehmen und sich selbst der Aufgabe stellen, auch sich selbst zu vergeben (was oft noch schwieriger ist, weil es dem eigenen Idealbild widerspricht), aber andere Menschen hätten vielleicht etwas ganz Anderes gebraucht. Deshalb dürfen solche Fallbeispiele nicht vorschnell auf parallele Situationen übertragen werden.

Im zweiten Fallbeispiel geht es darum, dass eine sterbende Frau nicht damit fertig wird, als 17Jährige vergewaltigt worden zu sein und anschließend das dabei gezeugte Kind abgetrieben zu haben.

Auch hier sollen die Teilnehmenden nur bis dahin informiert werden, dass ihr jetzt das Kind regelmäßig in ihren Träumen begegnet und sie fragt, warum es nicht leben durfte.

Anlage 11.13.b: Das Kind, das nicht leben durfte.

Eine Bagatellisierung ihrer Schuld mit dem Hinweis, dass es doch schon so lang her sei und sie doch keine andere Chance gehabt habe, wird hier ebenso wenig nützen wie im vorherigen Beispiel.

Sie in einer Imagination mit dem Kind sprechen zu lassen und ihr Gelegenheit zu geben, sich von diesem Kind zu verabschieden, hat dieser Frau geholfen, ihren Frieden zu finden. Doch dies war nur eine Möglichkeit unter vielen anderen und ganz sicher kein Patentrezept!

Im dritten Beispiel geht es um einen Mann, dessen Frau nach vergeblicher Reanimation gestorben ist und der anschließend kurz nacheinander erst dem Notarzt, dann dem Hausarzt, sich selbst und danach seinem Sohn die Schuld am Tod seiner Frau gibt.

Anlage 11.13.c: Vagabundierende Schuld

Hier sollen die Teilnehmenden überlegen, wie sie das Karussell der Schuldzuweisungen unterbrechen und zugleich die dahinterstehenden Gefühle ernst nehmen.

An diesen drei jeweils anders gearteten Beispielen wird deutlich, dass es ganz unterschiedliche Facetten von Schuld und Schuldgefühlen gibt, dass wir unseren eigenen Wertvorstellungen entsprechend schnell geneigt sind, Situationen zu beurteilen und Lösungsmöglichkeiten anzubieten (meist mit der guten Absicht, den Menschen, der so unter seiner Schuld leidet, entlasten zu wollen), die vielleicht mehr uns und unseren Erwartungen und Möglichkeiten entsprechen, als dass sie den anderen weiterhelfen. Der Rat von Chris Paul, innezuhalten, Abstand zu halten, und in der jeweiligen Situation auszuhalten, dass es keine schnelle Lösung gibt, wird hier noch einmal deutlich.

11.14 Rollenspiele zum Thema Schuld

Alternativ zu der Besprechung der Fallbeispiele könnten auch die folgenden Rollenspiele gestaltet werden, um sich in die Situationen der Betroffenen hineinzuversetzen und mit ihnen gemeinsam nach Wegen im Umgang mit der Schuld zu suchen.

Anlagen 11.14: Rollenspiele zum Thema Schuld

Im **ersten Rollenspiel** geht es darum, dass Frau Schuster nicht sterben kann, ohne sich mit ihrem Sohn Martin versöhnt zu haben. Doch ihr Mann möchte nicht, dass Martin ins Haus kommt. Sie bittet die Hospizbegleiterin um Rat.

... Wie reagiert die Hospizbegleiterin?

... Springt sie sofort auf die Bitte an und erteilt Ratschläge?

... Lässt sie Frau Schuster erzählen, wie es zu der Situation kam?

… Hilft sie ihr, ihren eigenen Weg zu finden?

… Sucht sie das Gespräch auch mit dem Ehemann?

… Schlägt sie ein gemeinsames Gespräch vor?

… Wendet sie sich direkt an den Sohn?

… Fragt sie nach, ob der Sohn überhaupt weiß, dass die Mutter im Sterben liegt?

Im **zweiten Rollenspiel** geht es um folgende Situation: Frau Schneider ist untröstlich, weil ihr Mann gestorben ist, als sie kurz das Zimmer verlassen hatte. Sie macht sich deswegen große Vorwürfe.

Die Hospizbegleiterin weiß, dass viele Menschen gerade diesen Moment nutzen, um zu gehen, weil sie allein sterben wollen und weil sonst die enge Bindung an die anwesende Ehefrau am Sterben hindert. Sie weiß auch, dass Schuldzuweisungen auch gegen sich selbst für viele Trauernde notwendig sind, weil sie sich daran festhalten wie an Krücken, die man dann nicht leichtfertig wegschlagen sollte.

… Wie hilft ihr dieses Wissen?

… Wie geht sie auf die Schuldgefühle ein?

… Wird sie sie mit dem Satz wegwischen: Du brauchst keine Schuldgefühle zu haben?

… (Gefühle kann man niemandem ausreden!)

… Wird sie den Wunsch der Ehefrau, bis zum Tod bei ihrem Mann sein zu wollen,

… positiv würdigen?

… Wenn ja, wie?

Im **dritten Rollenspiel** hat Herr Krieger Gewissensbisse, weil er seine jetzt im Koma liegende Frau zu Unrecht beschuldigt hat, einen Kratzer ins Auto gefahren zu haben.

Die Hospizbegleiterin weiß, dass das Gehör als letztes Organ aufhört zu funktionieren, dass Frau Krieger also vielleicht noch alles hören, aber nicht mehr darauf reagieren kann.

… Ermutigt sie Herrn Krieger, seine Frau um Entschuldigung zu bitten?

Fühlt die Hospizbegleiterin sich persönlich angegriffen durch Herrn Kriegers Satz:

… „Frauen können eben nicht fahren und sollten es gefälligst lassen“?

… Wie reagiert sie darauf? Geht sie darauf ein? Oder lässt sie das einfach so stehen?“

Im **vierten Rollenspiel** geht es um einen Streit zwischen den Eheleuten Kämpfer, die sich gegenseitig die Schuld am Tod des Vaters zuweisen.

Um die Ohnmacht angesichts dieses plötzlichen Todes aushalten zu können, suchen die Eheleute nach Erklärungen, nach dem Muster: „Hättest Du anders gehandelt, wäre der Tod nicht eingetreten“. Sie wollen damit vielleicht, ohne dass ihnen das so deutlich bewusst ist, wieder Handlungsfähigkeit gewinnen. Geht die Hospizbegleiterin darauf ein?

... Lässt die Hospizbegleiterin sich zur Schiedsrichterin machen und ergreift Partei für den einen oder die andere?

... Was sagen ihr die Worte „nie“, „immer“, „alles“?

Nach jedem Rollenspiel sagen die Teilnehmenden, wie sie sich in der jeweiligen Rolle gefühlt haben und was ihnen wichtig war. Danach kommentieren die Zuschauenden, fragen nach, warum die Hospizbegleiterin sich entschieden hat, die Rolle so anzulegen. Sie ergänzen, was sie anders gemacht hätten oder welcher Aspekt für sie noch wichtig gewesen wäre.

11.15 FEEDBACK-RUNDE

Auch dieser Tag schließt wieder mit einer Feedback-Runde, in der der Ball dreimal herumgegeben werden soll. In der ersten Runde ist die Vorsorgeplanung das Thema, während in der zweiten etwas über den Umgang mit Schuld und Vergebung gesagt und in der dritten die derzeitige eigene Befindlichkeit angesprochen werden soll. Auch hier kann eine Gewichtung mit Glassteinen und Scherben vorgenommen werden.

11.16 ABSCHLUSS

Die folgenden Wünsche können für sich stehen oder – wenn ein Segen gewünscht ist – mit der trinitarischen Segensformel abgeschlossen werden.

Anlage 11.16: Gute Wünsche

STUDIENTAG 12

UMGANG MIT STERBEN UND TOD IN ANDEREN RELIGIONEN

NR	ZEIT	THEMA	METHODE	MATERIAL
12.1	9:00	Bewusste Schritte gehen	Plenum: Meditative Übung zum Kursende	
12.2	9:30	Befindlichkeitsrunde	Plenum: anhand eines Bildes über die eigene Befindlichkeit sprechen, sich den Gästen (Muslima, Jude) vorstellen	Bilder von Kirchen, Moscheen, Synagogen, Tempeln, sakralen Handlungen
12.3	10:00	Kultursensible Sterbebegleitung	Plenum: Einführung durch die Kursleitung	
12.4	10:10	Islam	Plenum: Powerpoint-Präsentation durch eine Muslima/einen Moslem	Beamer, 12.4 Umgang mit Sterbenden und Toten im Islam
12.5	10:40	Buddhismus	Plenum: Referat der Kursleitung *Kann aus Zeitgründen in eine Fortbildung verschoben werden*	12.5 Sterben als Auflösen der Elemente
	11:10	Pause		
12.6	11:25	Judentum	Plenum: Powerpoint-Präsentation durch einen Juden/eine Jüdin oder Film	Judentum Schiwa sitzen, 18,42 Minuten
12.7	12:00	Fragen	Plenum: Alle Teilnehmenden stellen Fragen an die Referierenden	Bestattungsverfügung
	13:00	Mittagessen		
12.8	13:30	Was bewegt mich jetzt am Ende des Qualifizierungskurses?	Spaziergang mit Zweiergespräch	
12.9	14:00	Ausblick: Wie geht es weiter? Vereinbarungen zu Mitarbeit und Datenschutz treffen	Plenum: Vereinbarung zur Mitarbeit lesen und diskutieren, Plenum: Datenschutzerklärung lesen und diskutieren	12.9.a Vereinbarung zur ehrenamtlichen Mitarbeit, 12.9.b Datenschutzerklärung
12.10		Rückblick auf den gesamten Kurs	3 Varianten möglich	11.11.a Schuldzuweisungen 11.11.b Vergebung
12.11		Rückmeldungen an die Kurskollegen und -kolleginnen und die Leitung	persönlichen Feedback an alle Teilnehmenden und die Kursleitung (alle schreiben allen)	DIN A4-Blätter für alle
12.12		Abschluss Gemeinsames Festessen	Plenum Lied/Segen	12.12 Segen oder Lied

EMPFOHLENE LEKTÜRE *(siehe auch Literaturverzeichnis)*

Heller, Andreas/Heimerl, Katharina/Metz, Christian: Kultur des Sterbens: Bedingungen für das Lebensende gestalten.

Heller, Birgit: Wie Religionen mit dem Tod umgehen: Grundlagen für die interkulturelle Sterbebegleitung.

Lilie, Ulrich/Zwierlein, Eduard (Hg.): Handbuch integrierte Sterbebegleitung.

Neuberger, Julia: Sterbende unterschiedlicher Glaubensrichtungen pflegen.

ZIELE

- Die Teilnehmenden kennen die wichtigsten Rituale in der Sterbebegleitung von Muslimen und Musliminnen.
- Die Teilnehmenden kennen die wichtigsten Rituale in der Sterbebegleitung von Buddhisten und Buddhistinnen.
- Die Teilnehmenden kennen die wichtigsten Rituale in der Sterbebegleitung von Juden und Jüdinnen.
- Die Teilnehmenden wissen, was kultursensible Sterbebegleitung bedeutet.
- Die Teilnehmenden kennen die Bedingungen für die Mitarbeit im Hospizdienst.
- Die Teilnehmenden wissen, was sie bei ihrem ersten Einsatz erwartet.

12.1 BEWUSSTE SCHRITTE GEHEN – MEDITATIVE KÖRPERÜBUNG (ÄHNLICH WIE AN STUDIENTAG 2)

Die Teilnehmenden werden aufgefordert, sich hinter die Stühle zu stellen und auf Aufforderung hin im Uhrzeigersinn weiterzugehen. Dabei sollen sie die Augen schließen (oder auf einen Punkt richten). Das Schließen unserer Augen erlaubt einen visuellen Rückzug und ein Erspüren von uns selbst. Übungen mit geschlossenen Augen schulen unsere Wahrnehmungsfähigkeit in der Tiefe. Die Kursleitung sagt mit vielen Pausen zwischen den einzelnen Sätzen: „Meine Füße berühren den Boden. Ich stehe fest und spüre Halt. Der Boden trägt mich. Ich hebe langsam einen Fuß und spüre, wie mein Gewicht sich verlagert, ich verliere an Halt. Ich setze den Fuß vorwärts wieder auf, ich spüre erneut den Halt. Ich ziehe den zweiten Fuß nach. Ich verliere an Halt, aber nur so komme ich vorwärts. Ich stehe sicher. Ich hebe den anderen Fuß. Ich verlasse meinen festen Standpunkt. Ich komme vorwärts. Ich finde erneut Halt. Der Boden trägt mich.

Der Kurs geht seinem Ende zu. Wir werden weitergehen und Schritt für Schritt Neues erfahren. Manchmal den festen Halt spüren, manchmal unsicher sein. Stehen bleiben, um Atem zu schöpfen, um der Stille Raum zu geben, einfach da sein. Wir öffnen die Augen und sehen die Menschen vor uns und hinter uns. Wir sind nicht allein unterwegs. Andere gehen mit, stützen uns, wo wir unsicher sind, ermutigen uns. Wir geben einander die Hand und schauen unsere Nachbarn und Nachbarinnen an. Wer steht neben uns? Was verbindet uns?“ Mit einem leichten Händedruck verabschieden wir uns und gehen auf unseren Platz zurück. Mit der Frage: „Was habe ich bei diesen Übungen gespürt?“ werden die Teilnehmenden zu einer kurzen Rückmeldung aufgefordert.

12.2 BEFINDLICHKEITSRUNDE

In der Mitte liegen die unterschiedlichsten Bilder von Kirchen, Moscheen, Synagogen, buddhistischen Tempeln und Heiligtümern verschiedenster Religionen sowie Abbildungen von religiösen Zeremonien der unterschiedlichsten Kulturen. Die Teilnehmenden sollen spontan ein Bild auswählen, das sie besonders anspricht und mit dem sie etwas verbinden.

Wenn Menschen anderer Religionen als Gastreferierende anwesend sind, sollen die Teilnehmenden sich außerdem mit ihren Bildern vorstellen und eine Frage an diese formulieren.

12.3 EINFÜHRUNG IN DIE KULTURSENSIBLE STERBEBEGLEITUNG

Vermutlich haben die meisten Hospizdienste in ihrer Satzung stehen, dass sie alle sterbenden Menschen begleiten, egal welchen kulturellen oder religiösen Hintergrund sie haben, ob sie als Migranten und Migrantinnen zu uns gekommen oder hier geboren sind. Gleichzeitig wissen wir, dass die religiöse Zugehörigkeit die Bedürfnisse von Menschen, die Einstellung zu Leben und Tod, zum Leben nach dem Tod, zu Leiden und Schmerzerleichterung, zur Ernährung und Körperpflege, zu Sterbe- und Totenritualen sowie zu Verlust und Trauer beeinflusst.[120]Deshalb ist es wichtig, sich mit anderen Religionen zu beschäftigen und wenigstens ein paar grundlegende Dinge zu wissen. Schnell werden wir jedoch erleben, dass es nicht nur im Christentum ganz unterschiedliche Ausprägungen gibt, sondern dass auch in den anderen großen Religionen wie im Judentum, im Islam, Buddhismus und Hinduismus Lehre und Brauchtum je nach lokaler Ausprägung oder religiöser Strömung ganz unterschiedlich sein können. Deshalb wird es immer wieder nötig sein nachzufragen, was den einzelnen Menschen wichtig ist, was ihre Religion in der einen

120 Heller, Andreas/Heimerl, Katharina/Metz, Christian: Kultur des Sterbens: Bedingungen für das Lebensende gestalten. 2. Auflage Freiburg 2002 Lambertus-Verlag S. 179

oder anderen Situation vorschreibt und aus welcher Tradition sie kommen. Es besteht sonst die Gefahr, dass Individuen nicht mehr wahrgenommen werden, sondern aufgrund ihrer Kultur und religiösen Zugehörigkeit verallgemeinert wird. Individuen unterscheiden sich von Kulturen und Religionen, genauso wie sich Religionen im Kontext verschiedener Kulturen unterscheiden. Die religiöse Orientierung muss nicht mit den allgemeinen Informationen übereinstimmen. Daher sind allgemeine Informationen nur Anhaltspunkte, die mit Betroffenen individuell besprochen werden sollen. Die religiöse Zugehörigkeit steht nicht im Fokus der Begleitung, sondern der individuelle Mensch. Deshalb ist es so wichtig, die Kranken und ihre Angehörigen immer wieder nach ihren spirituellen Bedürfnissen und Haltungen zu fragen und nicht davon auszugehen, dass es beispielsweise im Islam so oder so ist und sich zu vergewissern, dass das, was ich tue, nicht gegen ihre Regeln verstößt.

In den meisten Fällen sind Menschen mit einem Migrationshintergrund eng in ihre Familien und religiösen Gemeinschaften eingebunden und werden auch dort von Angehörigen aus der Familie oder der religiösen oder kulturellen Gemeinschaft beim Sterben betreut. Es kommt jedoch immer wieder einmal vor, dass beispielsweise türkischstämmige Menschen, die schon seit mehreren Generationen in Deutschland leben, aber hier vielleicht keine Familie haben oder nur Kinder, die berufstätig sind, um eine hospizliche Begleitung bitten. Außerdem gibt es dort mehr Anfragen, wo hospizliche Begleitung und palliative Versorgung in einer Hand sind.

In Deutschland leben ca. 4–4,7 Millionen Musliminnen und Muslime. Das sind 5,4 bis 5,7 % der Gesamtbevölkerung, 270.000 Buddhisten und Buddhistinnen und 200.000 Juden und Jüdinnen, die zusammen mit Hindus (100.000), Jesiden (100.000), Sihks (10.000–20.000) und Bahai (6.000-12.000) 1 % der Bevölkerung ausmachen.

Die drei größten Glaubensgemeinschaften sollen ein wenig näher betrachtet werden. Die Teilnehmenden sollen in Kurzvorträgen ein paar Grundgedanken der jeweiligen Vorstellungen von Tod und Sterben sowie erste Grundkenntnisse über die dazugehörigen Rituale im Islam, im Buddhismus und im Judentum vermittelt bekommen. Wo es irgend möglich ist, sollten Menschen aus diesen Glaubensgemeinschaften selbst darüber erzählen, was ihnen im Blick auf Sterben, Tod und Trauer wichtig ist. Dann wird das sehr viel lebendiger und authentischer.

ISLAM 12.4

Menschen, die schwerkrank oder dem Tod nahe sind, erfahren im Islam besondere Aufmerksamkeit. Ebenso werden ihnen alle Verpflichtungen abgenommen, soweit die Sterbenden keine Einwände dagegen erheben. Ihre Wünsche werden erfragt und erfüllt. Der letzte Wille der Sterbenden ist sehr wichtig, enge Familienmitglieder nehmen diesen Willen als eine selbstverständliche Verpflichtung an.

Der Tod hat im Islam eine besondere Bedeutung, denn der Tod ist die Rückkehr des Lebens zu seinem Ursprung und die Vereinigung mit Gott. Das Leben wird als Prüfung angesehen, denn der Mensch soll Gottes Diener, Statthalter und Gehilfe sein und Gottes Willen folgen. Menschen, die ihr Leben auf Gott und das Jenseits richten, werden in das wahre Leben gelangen.[121]

Nach dem Tod stellen sich die Verstorbenen einem Zwischengericht, das noch nicht das Jüngste Gericht ist. In dieser Vorbeurteilung erfährt die Seele, ob sie in den Himmel oder in die Verdammnis gelangt, jedoch wird das endgültige Urteil erst beim Jüngsten Gericht verhängt.

121 Lilie, Ulrich/Zwierlein, Eduard: Handbuch Integrierte Sterbebegleitung. Gütersloh 2004 S. 183

Das Zwischengericht bestehen Verstorbene, wenn sie das Bekenntnis zu Allah sprechen und sich zu Mohammed als seinem Propheten bekennen. Die Seelen befinden sich dann in einem Dämmerzustand an einem Ort der Erwartung, bis es zum Jüngsten Gericht kommt. Im Islam gibt es die Vorstellung der Erlösung nicht, die Muslime und Musliminnen werden nach ihrem Glauben und ihren Taten beurteilt, um entweder in das Paradies zu kommen oder in die Hölle. Weitergehende Informationen finden Sie in der Anlage.

Anlage 12.4: Umgang mit Sterbenden und Toten im Islam

12.5 BUDDHISMUS

Zum Wesen der buddhistischen Lehre gehört die Auseinandersetzung mit Tod und Sterben, denn im Buddhismus ist der Tod ein fester Bestandteil des Lebens und nicht sein Ende, sondern der Übergang in ein weiteres Leben. Im Gegensatz zu westlichen Kulturen wird der Tod deshalb nicht ausgeklammert oder unsichtbar für die Gemeinschaft in Krankenhäuser ausgelagert. Die Buddhistinnen und Buddhisten glauben, dass es verschiedene Daseinszustände gibt, die durchlaufen werden, bis man am Ende ins Nirwana gelangt. Das entspricht der Vorstellung von Samsara,[122] einem sich immer wiederholenden Daseinskreislauf, der nicht aufgehalten werden kann. Sowohl der Körper selbst als auch das, was dieser Körper in diesem Leben erlebt, ist nur ein Resultat von dem, was man früher gesagt, getan und gedacht hat.

Entsprechend ausgelegt sind auch die Rituale und der Umgang mit Tod und Trauer. Je nach Land und Region wie beispielsweise Thailand, Japan oder Indien können sich die Zeremonien aber voneinander unterscheiden.

Weitergehende Informationen zum Sterbeprozess und dem Übergang in ein neues Leben finden sie in der Anlage.

Anlage 12.5.: Sterben als Auflösen der Elemente

Nachdem jemand aufgehört hat zu atmen, gilt er noch nicht als tot. Es sind immer noch Energien vorhanden, die sich erst auflösen müssen. Aus diesem Grund sollen die Verstorbenen zum Teil für drei Tage nicht berührt und in Ruhe gelassen werden, damit sich der gesamte Sterbeprozess ungestört vollziehen kann.

Grundsätzlich sind die Totenfeiern im Buddhismus so gestaltet, dass sie dem sterbenden Menschen einen einfachen Übergang ermöglichen. Alles, was ihn im Diesseits halten könnte, wird vermieden. Genau aus diesem Grund ist es im Buddhismus auch nicht üblich zu weinen. Dies bedeutet allerdings nicht, dass diese Gefühle nicht vorhanden wären oder gar nicht gezeigt werden dürfen. Die Trauer ist Motivation und Kraftquelle, die die Hinterbliebenen dazu befähigt, der guten Werke der Verstorbenen zu gedenken und sie aufrechtzuerhalten.

Die Hinterbliebenen kultivieren daher eine positive Einstellung während und nach dem Sterbeprozess. So sind sie alle angehalten, sich an positive Erlebnisse mit dem Toten oder der guten Taten zu erinnern und sie mit den anderen Trauernden zu teilen. Inwieweit die Trauer sichtbar ausgelebt wird, ist unterschiedlich.

122 Samsara heißt wörtlich: „beständiges Wandern" und ist die Bezeichnung für den immerwährenden Zyklus des Seins, den Kreislauf von Werden und Vergehen oder den Kreislauf der Wiedergeburten in den indischen Religionen.

Die Trauerrituale nach dem Tod beziehungsweise diejenigen, die im Zusammenhang mit der Bestattung stehen, unterscheiden sich je nach Region. So wird die verstorbene Person in der Regel für ein paar Tage aufgebahrt, bevor sie verbrannt wird.

Hierzu gibt es aber je nach Land unterschiedliche Abwandlungen der Totenriten:

In Thailand werden die Verstorbenen gewaschen und insbesondere ihre rechte Hand wird als Akt der Reinigung mit Wasser übergossen. Anschließend wird der Körper verbrannt. Ein Teil der Asche wird im Kloster eingemauert, ein anderer geht an die Familie.

In Tibet spielen die Elemente Feuer, Wasser, Erde und Luft bei der Bestattung eine große Rolle. Entsprechend wird beispielsweise die Asche über dem Wasser verstreut. Aber auch die Himmelsbestattung hat hier ihren Ursprung: Der Verstorbene wird auf einer freien Ebene niedergelegt, wo Geier auf ihn aufmerksam werden. Indem sie den Leichnam verzehren, tragen sie ihn in den Himmel.

In Japan gibt es neben Feuerbestattungen auch Sargbestattungen, bei denen der oder die Verstorbene im Sitzen beerdigt wird – in der Fötus-Haltung, um die Wiedergeburt zu erleichtern. Im Zen-Buddhismus erhalten Verstorbene einen eigenen Namen. Auf den Gräbern werden Speisen, Getränke und Räucherstäbchen niedergelegt. Zum ersten Jahrestag des Todes wird ein Fest zu Ehren der verstorbenen Person gefeiert.

Buddhisten und Buddhistinnen sehen die ständige Wiedergeburt als eine leidvolle Erfahrung. Denn das Leben wird begleitet von den drei Wurzeln des Unheilsamen: Gier, Hass und Wahn. Dieses Leiden kann nur überwunden werden, wenn der Mensch nach vielen Leben irgendwann das Nirwana, den Zustand des höchsten Glücks, erreicht und der Geist in eine andere Existenzweise eingeht.

Je nach Tradition gehen Buddhisten und Buddhistinnen mit der Begleitung eines Sterbenden anders um. Man muss seine Gefühle als Buddhist nicht unterdrücken, man darf also weinen, so sehen es die einen. Andere wieder trauern im Stillen, denn sie sind überzeugt: Für den sterbenden Menschen, der unter Umständen einen sehr kranken und krebszerfressenen Körper hat, ist es auch eine Befreiung, diesen Körper loszuwerden. Wenn er einen sehr nahen Menschen hört, der sagt: „Geh nicht", dann geht der Geist wieder in den Körper zurück. Das ist ein Riesenleid. Deshalb soll man Sterbende gehen lassen, mit den besten Wünschen für eine gute Wiedergeburt.

Im Buddhismus bahrt die Familie die Verstorbenen im eigenen Haus oder im Tempel auf, bevor man sie nach ein paar Tagen verbrennt. Angehörige kommen vorbei und können sich von den Toten verabschieden. Bestattungen und Trauerzeremonien können von Region zu Region sehr unterschiedlich sein. In Deutschland wählen Buddhisten und Buddhistinnen in der Regel die Feuerbestattung, werden in einem Krematorium eingeäschert und anschließend auf einem Friedhof bestattet.

JUDENTUM 12.6

In großen Teilen des Judentums glaubt man an ein Weiterleben bei Gott nach dem Tod. Der Tod ist dann wie die Nacht, die zwischen zwei Tagen liegt, dem Tag auf dieser Welt und dem Tag des ewigen Lebens. In jedem Fall wird der Mensch sich vor Gott für sein Leben zu verantworten haben. Wer den Tod nahen sieht, soll sich deshalb mit Gebeten vorbereiten, die eigenen Sünden bekennen und seine Kinder segnen. Jegliche Art der Sterbehilfe ist verboten, weil das Leben Gott heilig ist.

Sterbende sollen nicht umgebettet oder sonst wie bewegt werden, wenn die Gefahr besteht, dass der Todeseintritt beschleunigt wird. Nichts darf ihr Sterben verzögern, aber auch nichts beschleunigen. Die Wahrheit über ihre Lebenslage darf ihnen auf keinen Fall verschwiegen werden, wenn sie danach fragen sollten. Es wird Wert darauf gelegt, dass bei den Sterbenden liebe, nahestehende Menschen anwesend sind und die Sterbenden nicht alleingelassen werden. Der Besuch eines Geistlichen (Rabbiner) ist ebenfalls bedeutsam, der, wenn zehn Männer anwesend sind, das Kaddisch betet.

Beim Eintreten des Todes sollen die Anwesenden zusammen mit dem oder der Sterbenden das Schma Israel[123] beten – das letzte Wort des wichtigsten jüdischen Gebets soll das letzte Wort des oder der Sterbenden sein. Der eingetretene Tod wird durch Angehörige festgestellt, indem sie eine Feder unter den Mund oder Nase der toten Person halten, es dient zur Überprüfung der Atmung. Mund und Augen werden geschlossen. Kinder und Verwandte fassen die tote Person am Leichentuch an und sprechen ein Gebet. Das Gesicht des bzw. der Toten wird mit einem Tuch bedeckt. Der Ausdruck der Trauer ist dezent und zurückhaltend. Alle Spiegel werden verhängt, Wasser, das im Haus steht und mit dem der oder die Verstorbene in Berührung gekommen war, wird ausgeschüttet. Die Totenwache beginnt mit einer Kerze, die neben dem Kopf des oder der Toten angezündet wird. Das brennende Licht weist auf die Seele hin, die sich noch im Raum aufhält. Noch einmal wird mit der oder dem Verstorbenen zusammen gebetet. Danach werden die Fenster geöffnet, damit die Seele den Leib verlassen kann.

Sobald jemand gestorben ist, lassen Familie und Freunde den Leichnam nicht mehr allein. Sie bleiben bei ihm, bis er für das Begräbnis vorbereitet ist, das heißt rituell gewaschen, in seinen Gebetsmantel gehüllt und in einem Leinentuch in Deutschland, wo Sargbestattung Pflicht ist, in einen Ahornsarg gelegt. Möglichst innerhalb von 24 Stunden sollen die Verstorbenen bestattet werden, das heißt, es soll der Körper zurück in die Erde gelegt werden, woher er gekommen ist, denn „von Erde bist du genommen, zu Erde sollst du werden“, heißt es im Schöpfungsbericht des ersten Testaments[124]. Verbrannt werden darf der Körper im jüdischen Glauben auf keinen Fall. Nicht nur, weil das als übereiltes, unnatürliches Handeln angesehen wird – als ob man den Leichnam so schnell wie möglich loshaben wollte. Begründet wird die Ablehnung der Verbrennung vor allem mit der biblischen Vorstellung, dass der Körper in seinen ursprünglichen Zustand zurückkehrt. Mit Einsetzen der Leichenstarre wird der Leichnam mit den Füßen zur Tür auf den Boden gelegt. Eine sogenannte Beerdigungsbruderschaft übernimmt die Bestattung des bzw. der Toten, die üblicherweise sehr schnell erfolgen soll. Sie waschen den Leichnam nach bestimmten rituellen Regeln. Auch hier ist der Respekt vor dem toten Menschen wichtig. Er wird nie völlig entkleidet. Dann wird er in ein einfaches Leichentuch gelegt. Jeder ist vor Gott gleich, deshalb werden ihm auch keine weltlichen Besitztümer, keine Kleidung und kein Schmuck mitgegeben. In Jerusalem wird er direkt in die Erde, außerhalb von Jerusalem in einen einfachen Sarg gelegt. Juden und Jüdinnen, die nicht in Jerusalem bestattet werden, legt man ein Säckchen mit Erde aus Israel unter den Kopf.

In Deutschland gab und gibt es teilweise noch besondere jüdische Friedhöfe. Sie gelten als „Haus

123 Das Gebet lautet: Höre Israel, der Ewige ist unser Gott, der Ewige ist einzig. Gelobt sei der Name der Herrlichkeit Seines Reiches für immer und ewig. Du sollst den Ewigen, deinen Gott, lieben mit deinem ganzen Herzen, deiner ganzen Seele und deiner ganzen Kraft. Diese Worte, die ich dir heute befehle, seien in deinem Herzen, schärfe sie deinen Kindern ein und sprich davon, wenn du in deinem Haus sitzest, und wenn du auf dem Weg gehst, wenn du dich niederlegst, und wenn du aufstehst. Binde sie zum Zeichen an deine Hand, sie seien zum Stirnschmuck zwischen deinen Augen. Schreibe sie an die Pfosten deines Hauses und deiner Tore.

124 Genesis 3,19 Von Erde bist Du genommen. und Du sollst wieder zu Erde werden.

des Lebens“ oder „Haus der Ewigkeit“. Den Juden ist die Totenruhe heilig. Der Grabstein am Kopfende zeigt nach Westen. Die Füße und das Gesicht des Verstorbenen sind nach Osten in Richtung Jerusalem gerichtet. Die Gräber sollen bis zur Ankunft des Messias bestehen bleiben. Es gibt keine Tradition, die Gräber mit Blumen zu schmücken, auch legt man weder bei der Beerdigung noch später am Grab Blumen oder Kränze nieder. Wer ein Grab besucht, der nimmt einen Stein und legt ihn auf das Grab.

Bei der Beerdigung würdigt der Rabbiner den Toten in seiner Rede. Es werden Psalmverse zitiert und verschiedene Gebete gesprochen. Nach Absenken des Sargs wird das Totengebet gebetet. Jeder und jede Anwesende wirft drei Schaufeln Erde ins Grab und spricht: Denn du bist Erde und sollst zu Erde werden. Als Zeichen der Trauer reißen die Anwesenden den Saum ihrer Kleidung ein (es kann auch ein Stück Stoff symbolisch zerrissen werden). Beim Verlassen des Friedhofes waschen sich alle die Hände, ohne sie abzutrocknen.

Für die Angehörigen beginnt jetzt die Shiwa, die Trauerzeit und dauert bis zum Morgen des siebenten Tages. Alle Tagesgeschäfte und üblichen Tätigkeiten ruhen. Man darf weder baden noch sich die Haare schneiden oder den Bart scheren, nicht arbeiten, nicht lesen oder fernsehen, keine Musik hören und keinen Sex haben. Man darf nicht kochen, sondern wird von der übrigen Familie, von Befreundeten und der Nachbarschaft mit Essen versorgt, während man auf dem Boden sitzend, Verwandte und Freunde und Freundinnen empfängt, die mit ihnen über den Verstorbenen reden und das Kaddisch dreimal täglich beten. Die nächsten dreißig Tage gelten als Trauerzeit für Geschwister und andere Verwandte, während man für Eltern und Kinder ein Jahr lang trauert. An allen hohen Feiertagen wird der Toten mit einem besonderen Gebet gedacht. Außerdem beten die Familien einmal im Jahr für die einzelnen Verstorbenen an deren Todestag und stellen eine Kerze auf. Die Toten sollen nie vergessen werden.

Ausnahmsweise erfolgt an diesem Tag das Mittagessen schon um 12 Uhr, damit die Gäste noch daran teilnehmen können.

FRAGEN 12.7

Zum Abschluss dieser Einheit können alle Teilnehmenden den Referierenden Fragen stellen zu allem, was sie zu beachten haben, wenn sie einen Menschen dieser Religion hospizlich begleiten. Wie im Christentum auch hat jede Religion sich in den verschiedensten Regionen unterschiedlich weiterentwickelt und eine Fülle von ganz unterschiedlichen Ausprägungen hervorgebracht, sodass allen Teilnehmenden klar sein muss, dass sie jeweils nur einen kleinen Ausschnitt der jeweiligen Religion kennengelernt haben und dass es ganz verschiedene Rituale oder Regeln gibt, die es jeweils zu beachten gilt. Deshalb ist es wichtig, mit großer Offenheit Fragen zu stellen und sich ohne Vorurteile auf das jeweilige Gegenüber einzulassen. Die Ehrenamtlichen begleiten individuelle Menschen, deren Religionszugehörigkeit nur ein Aspekt ist und eine ganz unterschiedliche Bedeutung für die einzelnen Menschen haben kann.

WAS BEWEGT MICH JETZT AM ENDE DES QUALIFIZIERUNGSKURSES? 12.8

Der Spaziergang in Zweiergruppen soll unter dem Thema stehen: „Was bewegt mich jetzt am Ende des Qualifizierungskurses?“ und soll den Teilnehmenden Gelegenheit geben, sich auf die Abschlussgespräche vorzubereiten.

Die nächste Stunde soll eine offene Fragestunde sein, in der die Teilnehmenden noch einmal Gelegenheit haben, alle offen gebliebenen Fragen zu stellen oder das, was sie darüber hinaus noch interessiert, anzusprechen.

12.9 AUSBLICK. WIE GEHT ES WEITER – VEREINBARUNGEN ZUR MITARBEIT TREFFEN

Alle Fragen nach Versicherungen, Vereinsmitgliedschaft, Benutzung des eigenen PKW, Erstattung von Auslagen und dem Umgang mit vertraulichen Daten werden geklärt.

Alle Teilnehmenden erhalten eine Vereinbarung zur ehrenamtlichen Mitarbeit als Hospizbegleiterin/als Hospizbegleiter, in der sie ihre Teilnahme an Supervision, Gruppentreffen und Fortbildungen verbindlich erklären. Außerdem bekommen sie eine Verpflichtungserklärung zum Umgang mit patienten- und mitarbeiterbezogenen Daten, die sie unterschreiben müssen, wenn sie in dem Hospizdienst mitarbeiten wollen. Die Texte werden gemeinsam gelesen, Absatz für Absatz besprochen und alle damit zusammenhängenden Fragen geklärt.

Anlage 12.9.a: Vereinbarung zur ehrenamtlichen Mitarbeit
Anlage 12.9.b: Datenschutzerklärung

Mit allen Teilnehmenden wird ein Termin für ein persönliches Abschlussgespräch vereinbart. (Dabei sollte es nicht mehr darum gehen, ob eine teilnehmende Person für die Mitarbeit im Hospizdienst geeignet ist oder nicht. Das sollte schon früher während des Kurses entschieden und besprochen worden sein.) Doch es soll allen Teilnehmenden ein sehr persönliches Feedback gegeben werden und mit ihnen überlegt werden, ob der erste Einsatz in einer Familie oder in einem Pflegeheim erfolgen soll, mit welchem Zeitbudget sie eingesetzt werden können und ob es Einschränkungen gibt (z. B. Begleitung nur bei Frauen, nur wenn keine Haustiere da sind, nur dort, wo man mit öffentlichen Verkehrsmitteln oder zu Fuß hinkommt, nur bei Nichtrauchenden usw.).

Als nächstes muss ein gemeinsamer Termin für den festlichen Abschluss des Kurses und die Übergabe der Zertifikate sowie die Beauftragung für die Mitarbeit gefunden werden. Dies soll in einem Festakt oder Gottesdienst erfolgen. Zu diesem Termin sollten unbedingt die Angehörigen mit eingeladen werden, denn sie sind auch immer mit betroffen, wenn die Hospizbegleitenden im Einsatz sind und haben schon während der Ausbildung an vielen Samstagen auf ihre Angehörigen verzichten müssen.

Schließlich wird zur ersten Gruppensitzung eingeladen, in der zusammen mit der Koordinatorin alle wichtigen Themen den konkreten Einsatz betreffend besprochen werden.

12.10 RÜCKBLICK AUF DEN GESAMTEN KURS

Für den Rückblick auf die thematische Arbeit gibt es mehrere Möglichkeiten:

Anhand des Flyers, in dem alle Themen der Kurstage benannt sind, wird gemeinsam auf den Kurs zurückgeschaut und die einzelnen Themen durch die Leitung ins Gedächtnis gerufen und von den Teilnehmenden beurteilt.

VARIANTE 1
Ein großes Plakat mit einem Weg vom ersten Studientag an bis heute wird gut sichtbar im Raum aufgehängt und mit 12 Stationen, den Daten der Kurstage, versehen. Zwischen Grund- und Aufbaukurs ist viel Platz für die Auswertung des Praktikums vorgesehen. (Eine supervisorische Begleitung hat es zwar schon während des Praktikums gegeben, aber jetzt zum Abschluss des gesamten Kurses soll auch das Praktikum noch einmal in den Blick genommen und seine Auswirkungen auf den weiteren Verlauf des Qualifizierungskurses betrachtet werden.)

Die Teilnehmenden nennen die Themen des jeweiligen Kurstages, die dann auf einer (vorbereiteten) Karte angefügt werden. Alle Teilnehmenden sind aufgefordert, dazu einen Gedanken, ein Stichwort oder einen Satz auf eine Karte zu schreiben und darunter zu heften. Dann wird gemeinsam der jeweilige Studientag betrachtet.

VARIANTE 2
Für jeden Kurstag ist ein Plakat mit den Themen des Tages beschriftet. Ähnlich wie bei dem World-Café liegen sie auf 12 Tischen und alle Teilnehmenden sind aufgefordert, von einem Plakat zum anderen zu gehen, ihre Gedanken dazu aufzuschreiben, die der anderen zu lesen und zu kommentieren. Im Plenum erfolgt dann eine gemeinsame Auswertung.

PERSÖNLICHE ENTWICKLUNG
Wenn hier die Inhalte deutlich im Vordergrund standen, soll anschließend nach dem gefragt werden, was die Einzelnen persönlich bereicherte, ihr Leben und Denken verändert hat und wie sie sich jetzt auf die Aufgabe als Hospizbegleiter oder -begleiterin vorbereitet sehen. Dazu beschriften die Teilnehmenden Karten (jeweils eine Aussage pro Karte).

RÜCKBLICK AUF DIE IM KURS VERWENDETEN METHODEN
Die Teilnehmenden nennen alle Methoden, an die sie sich erinnern. Diese werden jeweils auf ein Plakat geschrieben und sollen anschließend von den Teilnehmenden bewertet werden, indem sie farbige Punkte vergeben:

rot = das fand ich super

gelb = das hätte ich nicht unbedingt gebraucht

blau = das fand ich nicht gut

Hieran anschließend kann der Blick besonders auf die Leitung gerichtet werden.

BLICK AUF DIE GRUPPE
In einer weiteren Runde soll der Blick auf die Gruppe gerichtet sein. Die zwölf intensiv miteinander erlebten Studientage sowie die gemeinsamen Praktikumserfahrungen und Besprechungen haben Vertrauen wachsen und Freundschaften entstehen lassen. Der Zusammenhalt in der Gruppe wird stützend für die künftige Arbeit sein. Neben aller Dankbarkeit für das gute Miteinander sollen jedoch auch kritische Anmerkungen Raum haben.

VARIANTE 3
Was nehme ich mit, was war überflüssig, was hat mich persönlich berührt?

Die Kursleitung stellt einen Koffer, einen Papierkorb und ein großes Herz in die Mitte[125]. In den Koffer soll alles kommen, was die Teilnehmenden mitnehmen möchten, in den Papierkorb das, was sie hierlassen möchten und auf das Herz all das, was sie persönlich berührt und weitergebracht hat. Alle Teilnehmenden beschriften dazu Karten mit Stichworten und legen sie entsprechend ab.

12.11 PERSÖNLICHE WERTSCHÄTZUNG DER EINZELNEN TEILNEHMENDEN

In der letzten Übung ist Gelegenheit, allen Teilnehmenden zu danken und ihnen etwas Persönliches zu sagen. Teilnehmende und Kursleitung beschriften dazu ein DIN A4-Blatt am unteren Rand mit ihren Namen und reichen es dann im Uhrzeigersinn weiter. Auf dem jetzt erhaltenen Blatt lesen sie unten den Namen, schreiben dieser Person einen Dank, eine Eigenschaft, die sie an ihr besonders schätzen oder was sie von ihr gelernt haben, falten dann das Geschriebene nach hinten und geben das Blatt im Uhrzeigersinn weiter. Das wird so lange wiederholt, bis jede und jeder das eigene Blatt wieder vor sich liegend hat. Während der Schreibphase, die stumm geschehen soll, wird leise Musik gespielt.

12.12 ABSCHLUSS

Wie jeder Studientag wird auch dieser wieder mit einem Segen oder einem Lied abgeschlossen. Anschließend sind alle zu einem Umtrunk oder einem Festessen eingeladen.

Die Kursleitung kann auch dazu anregen, dass alle Teilnehmenden jeweils einen guten Wunsch für alle anderen formulieren, so dass am Ende des Kurses ein bunter Strauß ganz unterschiedlicher Wünsche steht.

Anlage 12.12: Segen oder Lied

125 Die Idee stammt aus: Bayer, Bernhard/Blümke, Dirk/Hug, Georg/Kurzke, Kerstin/Wahl, Ulrich (Hg.): Sterbende begleiten lernen. Das Celler Modell zur Qualifizierung Ehrenamtlicher für die Hospizarbeit, Gütersloh 2018 S. 175

LITERATUR

B

BAG Hospiz: Hospizkultur im Alten- und Pflegeheim – Indikatoren und Empfehlungen zur Palliativkompetenz. Berlin 2006.

Bausewein, Claudia: Sterben ohne Angst. Was Palliativmedizin leisten kann. München 2015, Kösel

Bausewein, Claudia/Roller, Susanne/Voltz, Raymund: Leitfaden Palliativmedizin. München 2003, Urban & Fischer

Bausewein, Claudia/Roller, Susanne/Voltz, Raymond: Leitfaden Palliative Care. Palliativmedizin und Hospizbetreuung. München 2015, 5. Auflage, Urban & Fischer

Bausewein, Claudia/Simander, Rainer: 99 Frgen an den Tod. München 2020, Droemer-Verlag

Bayer, Bernhard/Blümke, Dirk/Hug, Georg/Kurzke, Kerstin/Wahl, Ulrich (Hg.): Sterbende begleiten lernen, Das Celler Modell zur Qualifizierung Ehrenamtlicher für die Hospizarbeit, Gütersloh 2018, Gütersloher Verlagshaus

Becker, Paul/Jüdt, Ursel/Rudolph, Gottfried: Lehren und lernen für Sterbende und Trauernde Curriculum für Ehrenamtliche. IGSL-Ratgeberreihe 2000

Begemann, Verena: Hospiz – Lehr- und Lernort des Lebens. Stuttgart 2006, W. Kohlhammer

Begemann, Verena/Seidel, Sabine: Nachhaltige Qualifizierung des Ehrenamtes in der ambulanten Hospizarbeit und Palliativversorgung in Niedersachsen. Band 8. Schriftenreihe des Wissenschaftlichen Beirats im DHPV e. V. Esslingen 2015, hospiz-verlag

Berger, Klaus: Wie kann Gott Leid und Katastrophen zulassen? Stuttgart 1996, Quell-Verlag

Berger-Zell, Carmen: Abwesend und doch präsent – Wandlungen der Trauerkultur in Deutschland. Neukirchen 2013, Neukirchener Verlag

Berne, Eric: Was sagen Sie, nachdem Sie »Guten Tag« gesagt haben? Frankfurt 1983, Fischer-Verlag

Bienstein, Christel/Fröhlich, Andreas: Basale Stimulation in der Pflege. Die Grundlagen. Bern 2016, 8. Auflage, Hogrefe

Bödiker, Marie-Luise/Theobald, Monika: Trauer-Gesichter. Hilfe für Trauernde – Arbeitsmaterialien für die Trauerbegleitung. Wuppertal 2007, Hospiz-Verlag

Bödiker, Marie-Luise/Graf, Gerda; Schmidbauer, Horst (Hrsg.): Hospiz ist Haltung. Kursbuch Ehrenamt. Ludwigsburg, 2011 der hospiz verlag

Boff, Leonardo: Was kommt nachher? Das Leben nach dem Tode. Salzburg 1982, Otto Müller

Bonhoeffer, Dietrich: Ethik, München 1966, 7. Auflage, Kaiser

Borasio, Gian Dominico: Selbstbestimmt sterben. München 2007, 2. Auflage, DTV

Borasio, Gian Domenico: Über das Sterben: Was wir wissen. Was wir tun können. München 2011, Beck

Borasio, Gian Dominico/Roser, Traugott: Der Tod als Rahmenbedingung. Spiritual Care in der Palliativmedizin. In: Praktische Theologie, 43. Jahrgang 2008, Heft 1, S. 43–51

Brown, Brené: Laufen lernt man nur durch Hinfallen: Wie wir zu echter innerer Stärke finden. München 2016, Kailash

Brown, Brené: Verletzlichkeit macht stark: Wie wir unsere Schutzmechanismen aufgeben und innerlich reich werden. München 2017, Kailash

Bruhns, Annette/Lakotta, Beate/Pieper, Dietmar: Demenz - Was wir darüber wissen, wie wir damit leben. München 2010, DVA Sachbuch

Buchholz, Thomas/Schürenberg, Ansgar: Basale Stimulation in der Pflege alter Menschen Anregungen zur Lebensbegleitung. Bern 2013, Huber

C

Coors, Michael/Simon, Alfred (Hg.): Freiwilliger Verzicht auf Nahrung und Flüssigkeit: Medizinische und pflegerische Grundlagen – ethische und rechtliche Bewertungen. Stuttgart 2019, Kohlhammer

Coors, Michael/Jox, Ralf/In der Schmitten, Jürgen: Advance Care Planning – Von der Patientenverfügung zur gesundheitlichen Vorsorgeplanung. Stuttgart 2015, Kohlhammer

Cullmann, Oscar: Unsterblichkeit der Seele oder Auferstehung der Toten? Antwort des Neuen Testaments. Stuttgart 1986, Quellverlag

D

Die Feier der Krankensakramente. Die Krankensalbung und die Ordnung der Krankenpastoral in den katholischen Bistümern des deutschen Sprachgebietes. Stuttgart 2012, Katholisches Bibelwerk

E

Ebert, Andreas: Verlass mich nicht, wenn ich schwach werde. Handbuch zur Begleitung Schwerkranker und Sterbender. Hamburg 1993, Rissen

Engelke, Ernst: Gegen die Einsamkeit Sterbenskranker. Wie Kommunikation gelingen kann. Freiburg 2012, Lambertus

F

Feddersen, Berend/Seitz, Dorothea/Stäcker, Barbara: Der Reisebegleiter für den letzten Weg: Das Handbuch zur Vorbereitung auf das Sterben. München 2015, Irisiana Verlag

Feil, Naomi: Validation – Ein Weg zum Verständnis verwirrter alter Menschen. München 2005, Reinhardt Verlag

Fercher, Petra: Brücken in die Welt der Demenz: Validation im Alltag. München 2013, Reinhardt Verlag

Fischedick, Heribert: Die Kraft der Rituale. Lebensübergänge bewusst erleben und gestalten. Stuttgart 2004, Kreuz Verlag

Fischer, Norbert/Herzog, Markwart (Hg.): Nekropolis: Der Friedhof als Ort der Toten und der Lebenden. Stuttgart 2005, Kohlhammer

Fischer, Norbert: Totengedenken und Trauerkultur. Geschichte und Zukunft des Umgangs mit Verstorbenen. Stuttgart 2001, Kohlhammer

Fleck-Bohaumilitzky, Christine: Wenn Kinder trauern. Ratgeber Erziehung. München 2003, Südwest-Verlag

Franz, Margit: Tabuthema Trauerarbeit. Erzieherinnen begleiten Kinder bei Abschied, Verlust und Tod. München 2002, Don Bosco

Frick, Eckhard/Roser, Traugott (Hg.): Spiritualität und Medizin. Stuttgart 2009, Kohlhammer

G

Gand, Nicole: Sterben nach dem Überleben. Kriegserinnerungen am Lebensende. Ludwigsburg 2015, der hospiz verlag

Gatterer, Gerald/Croy, Antonia (Hg.): Leben mit Demenz: Praxisbezogener Ratgeber für Pflege und Betreuung. Wien 1996, Springer

Geiter, Heinke: Hospizarbeit in stationären Pflegeeinrichtungen. Esslingen 2019, der hospiz verlag

Geiter, Heinke: Tränen sind wie kostbare Perlen. Ludwigsburg 2013, der hospiz verlag

Geiter, Heinke: Vorsorge treffen, damit das Leben gelingt. Esslingen 2018, der hospiz verlag

Geiter, Heinke: Weil der Tod zum Leben gehört. Ludwigsburg 2015, der hospiz verlag

Gordon, Thomas: Die neue Beziehungskonferenz. München 2002, Heyne

Graf, Gerda: Schritte zur Hospizarbeit in der stationären Altenhilfe aus der Sicht der Geschäftsführung. In: Die Hospizzeitschrift, Nr. 23 2005/1

Graf, Gerda: Dyspnoe. In: Knipping, Cornelia (Hg.): Lehrbuch Palliative Care. Bern 2007, 2. Auflage, Hans Huber

Graf, Gerda/Perrar, Klaus Maria/Schneider-Schelte, Helga: Mit-Gefühlt. Curriculum zur Begleitung Demenzkranker in ihrer letzten Lebensphase. Ludwigsburg 2012, 3. Auflage, der hospiz verlag

Gratz, Margit/Roser, Traugott: Curriculum Spiritualität für ehrenamtliche Hospizbegleiter. Göttingen 2015, Vandenhoeck & Ruprecht

Greshake, Gisbert: Stärker als der Tod. Zukunft, Tod, Auferstehung, Himmel, Hölle, Fegfeuer. Mainz 1977, Matthias Grünewald

Grimm, Carlo/Hillebrand, Ingo: Sterbehilfe: rechtliche und ethische Aspekte. Freiburg 2009, Alber

Gronemeyer, Reimer: Sterben in Deutschland – Wie wir dem Tod wieder einen Platz in unserem Leben einräumen können. Frankfurt 2007, Fischer

Grossmann, Konrad Peter: Der Fluss des Erzählens. Narrative Formen der Therapie. Heidelberg 2000, Carl-Auer-Systeme Verlag

Gutmann, Hans-Martin: Mit den Toten leben – Eine evangelische Perspektive. Gütersloh 2002, Gütersloher Verlagshaus

H

Happe, Barbara: Der Tod gehört mir. Die Vielfalt der heutigen Bestattungskultur und ihre Ursprünge. Berlin 2012, Dietrich Reimer-Verlag

Hartwanger, Annette: Den Körper als Ganzes spüren. Die basale Stimulation in der Pflege altersverwirrter Menschen. Altenpflege 1996

Hartwanger, Annette: Auf dem Weg zum Wohlbefinden: Warum die Basale Stimulation so eine große Hilfe ist. In: Altenpflege Hannover Vincentz, 1976, 28 2003

Heimerl, Katharina/Heller, Andreas/Kittelberger, Frank: Daheim Sterben. Palliative Kultur im Pflegeheim. Freiburg 2010, Lambertus-Verlag

Heller, Andreas/Heimerl, Katharina/Husebø, Stein (Hg.): Wenn nichts mehr zu machen ist, ist noch viel zu tun. Wie alte Menschen würdig sterben können. Freiburg 2000, Lambertus-Verlag

Heller, Andreas/Heimerl, Katharina/Metz, Christian: Kultur des Sterbens: Bedingungen für das Lebensende gestalten. 2. Auflage Freiburg 2000[2], Lambertus-Verlag

Heller, Birgit: Wie Religionen mit dem Tod umgehen: Grundlagen für die interkulturelle Sterbebegleitung. 2012 Freiburg, Lambertus-Verlag

Heuerding, Barbara/Berger-Zell, Carmen: Niemand soll vergessen sein: Bestatten – Gedenken – Erinnern. Neukirchen 2019, Neukirchener Verlag

Holder-Franz, Martina: Dass du bis zuletzt leben kannst. Spiritualität und Spiritual Care bei Cicely Saunders. Zürich 2012, Theologischer Verlag

Holder-Franz, Martina: Sterben und Leben - Spiritualität in der Palliative Care. Zürich 2018, TVZ

Husebø, Stein/Gebhard, Mathis: Palliativmedizin Mitbegründet von E. Klaschik, 2017[6], Springer

I

Icking, Irmgard: Interreligiöse Spiritualität im Hospiz. Ludwigsburg 2015, der hospiz verlag

J

Jessen, Frank: Handbuch Alzheimer-Krankheit: Grundlagen – Diagnostik – Therapie. Berlin 2018, De Gryter

Jüngel, Eberhard: Leben nach dem Tod? Gegen das theologische Schweigen vom ewigen Leben. In: Evangelische Kommentare, Heft 6/1989

K

Kachler, Roland: Meine Trauer wird dich finden! Ein neuer Ansatz in der Trauerarbeit. Stuttgart 2005, Herder

Kachler, Roland: Damit aus meiner Trauer Liebe wird. Neue Wege in der Trauerarbeit. Stuttgart 2007, Herder

Kast, Verena: „Trauern" Phasen und Chancen des psychischen Prozesses. Stuttgart 1982, 10. Auflage, Kreuz-Verlag

Kast, Verena: Sich einlassen und loslassen- Neue Lebensmöglichkeiten bei Trauer und Trennung. Freiburg 1994, 16. Auflage, Herder

Kast, Verena: Träume – die geheimnisvolle Sprache des Unbewussten. Düsseldorf 2006, Walter Verlag

Kayser, Hubertus/Kieseritzky, Karin/Melching, Heiner/Sittig, Hans-Bernd (Hg.): Kursbuch Palliative Care. Angewandte Palliativmedizin und -pflege. Bremen 2018, unimed

Kirche und Suizid. In: Agus- Schriftenreihe: Hilfe in der Trauer nach Suizid oJ oO

Klie, Thomas (Hg.): Praktische Theologie der Bestattung. Berlin/München 2015, De Gruyter

Kränzle, Susanne/Seeger, Christa/Schmid, Ulrike: Palliative Care: Handbuch für Pflege und Begleitung. Heidelberg 2010, 3. Auflage, Springer

Kübler-Ross, Elisabeth: Interviews mit Sterbenden. Stuttgart 1971, Kreuz-Verlag

Kübler-Ross Elisabeth. Leben bis wir Abschied nehmen. Stuttgart-Berlin 1979, Kreuz-Verlag

Kübler-Ross, Elisabeth: Kinder und Tod. München 2000, Knaur

Küng, Hans: Ewiges Leben? München 1982, Piper

Küpper-Popp, Karolin/Lamp, Ida (Hg.): Rituale und Symbole in der Hospizarbeit. Gütersloh 2010, Gütersloher Verlagshaus

Kushner, Harold S.: Wenn guten Menschen Böses widerfährt. Gütersloh 2019, 12. Auflage, Gütersloher Verlagshaus

L

Laack, Walter van: Nahtoderfahrungen. In: Der Allgemeinarzt, 2017; 39 (1)

Lammer, Kerstin: Den Tod begreifen. Neukirchen-Vluyn 2004, 4. Auflage, Neukirchener Verlag

Lamp, Ida/Küpper-Popp, Karolin: Abschied nehmen am Totenbett: Rituale und Hilfen für die Praxis. Gütersloh 2006, Gütersloher Verlagshaus

Lilie, Ulrich/Zwierlein, Eduard: Handbuch Integrierte Sterbebegleitung. Gütersloh 2004, Gütersloher Verlagshaus

M

Magerl, Heidi: Sterbende und Trauernde begleiten. Esslingen 2016, der hospiz verlag

Maio, Giovanni: Den kranken Menschen verstehen. Freiburg 2017, 2. Auflage Herder

Maio, Giovanni: Lieber tot als hilfsbedürftig – Ein Plädoyer für den Hospizgedanken als Alternative zum assistierten Suizid. Bayrischer Hospiz- und Palliativverband 2015

Mehne, Sabine: Ich sterbe, wie ich will. Meine Entscheidung zum Sterbefasten. München 2023, 3. Auflage, Ernst Reinhardt Verlag

Müller, Dagmar/Schesny-Hartkorn, Heike: Biographiegestützte Arbeit mit verwirrten alten Menschen: ein Fortbildungsprogramm. KDA 1998

Müller, Monika: Trauergruppen leiten Betroffenen Halt und Struktur geben. Göttingen 2014, Vandenhoeck & Ruprecht

Müller, Monika/Graf, Gerda (Hg.): Kooperationsvereinbarungen zwischen stationären und ambulanten Hospizen. Bonn 2005, Pallimed Verlag

Müller, Monika/Kessler, Gera: Implementierung von Hospizidee und Palliativpflege in die Struktur und Arbeitsabläufe eins Altenheims – eine Orientierungs- und Planungshilfe. Bonn 2000, Pallia Med Verlag

Müller, Monika/Heinemann/Wolfgang: Ehrenamtliche Sterbebegleitung: Handbuch mit Übungsmodulen für Ausbildende. Göttingen 2015, 2. Auflage Vandenhoeck & Ruprecht

Müller, Monika/Kern, Martina;/Nauck, Friedemann/Klaschik, Eberhard: Qualifikation hauptamtlicher Mitarbeiter in Palliativmedizin, Curricula für Ärzte, Pflegende, Sozialarbeiter, Seelsorger. In: Palliativmedizin. Bonn 1997; Pallia Med Verlag

Müller-Hergl, Christian/Kitwood, Tom: Demenz. Der person-zentrierte Ansatz im Umgang mit verwirrten Menschen. Bern 2008, Huber

N

Nationaler Ethikrat (Hg.): Selbstbestimmung und Fürsorge am Lebensende: Stellungnahme. Berlin 2006

Neuberger, Julia: Sterbende unterschiedlicher Glaubensrichtungen pflegen. Bern 2009, Huber

O

Oorschot, Birgitt van/Anselm, Reiner: Mitgestalten am Lebensende: Handeln und Behandeln Sterbenskranker. Göttingen 2013, Vandenhoeck & Ruprecht

Osborn, Caroline/Schweitzer, Pam/Trilling, Angelika: Erinnern: Eine Anleitung zur Biographiearbeit mit älteren Menschen. Freiburg 1993, Lambertus

Öxler, Edith: Spiritualität am Ende des Lebens. Esslingen 2018, der hospiz verlag

P

Paul, Chris: Ich lebe mit meiner Trauer. Gütersloh 2017, Gütersloher Verlagshaus

Paul, Chris: Keine Angst vor fremden Tränen! Trauernden begegnen. Gütersloh 2013, Gütersloher Verlagshaus

Paul, Chris: Wie kann ich mit meiner Trauer leben? Gütersloh 2000, Gütersloher Verlagshaus

Paul, Chris: Wir leben mit deiner Trauer: Für Angehörige und Freunde. Gütersloh 2017, Gütersloher Verlagshaus

Paul, Chris: Schuld – Macht – Sinn: Arbeitsbuch für die Begleitung von Schuldfragen im Trauerprozess. Gütersloh 2010, Gütersloher Verlagshaus

Paul, Chris (Hg.): Neue Wege in der Trauer- und Sterbebegleitung. Gütersloh 2011, 2. Auflage, Gütersloher Verlagshaus

Petersen-Ewert, Corinna/Gaidys, Uta (Hg.): Transkulturell pflegen: Handbuch zur Schulung von Pflegefachkräften und pflegenden Angehörigen mit Migrationshintergrund. Berlin 2018, Springer

Peuckert, Rüdiger: Familienformen im sozialen Wandel. Wiesbaden 2004, 5. Auflage, Springer Fachmedien-Verlag

Piper, Hans-Christoph: Gespräche mit Sterbenden. Göttingen 1967, Vandenhoeck & Ruprecht

Piper, Hans-Christoph: Die Sprache der Sterbenden. In: Christopherus-Hospizverein München (Hg.): Pflegen bis zuletzt. Das Spannungsfeld Selbstbestimmung, Fürsorge und Sterben im Alten- und Pflegeheim. München 2015, 2. Auflage

Pipgras, Ilka: Von einer, die auszog, das Sterben zu lernen. ZEITmagazin Nr. 35/2015, 27. August 2015

R

Renz, Monika: Grenzerfahrung Gott: Spirituelle Erfahrungen in Leid und Krankheit. Stuttgart 2010, Kreuz-Verlag

Richard, Nicole/Richard, Monika: Integrative Validation nach Richard – Menschen mit Demenz wertschätzend begegnen. 2. Auflage, 2016

Richard, Nicole: Dement, Kommunikation und Körpersprache. Integrative Validation (IVA). In Tackenberg, Peter/Abt-Zegelin, Angelika (Hg.): Demenz und Pflege: eine interdisziplinäre Betrachtung. Frankfurt am Main 2000, Mabuse Verlag.

Röseberg, Franziska/Müller, Monika (Hg.): Handbuch Kindertrauer. Die Begleitung von Kindern Jugendlichen und ihren Familien. Göttingen 2014, Vandenhoeck & Ruprecht

Rogers, Carl R.: Die klientenzentrierte Gesprächspsychotherapie. Frankfurt 1983, Fischer

Rohr, Richard/Ebert, Andreas: Das Enneagramm – Die neun Gesichter der Seele. München 1989, Claudius-Verlag

Rosentreter, Michael/Groß, Dominik/Kaiser, Stephanie (Hg.): Sterbeprozesse – Annäherungen an den Tod. Kassel 2010, University press

Roth, Fritz: Einmal Jenseits und zurück – Ein Koffer für die letzte Reise. Gütersloh 2007, Gütersloher Verlagshaus

Ruhe, Hans Georg: Methoden der Biografiearbeit. Lebensspuren entdecken und verstehen. Weinheim, Basel, Berlin 2003, 2. Auflage, Beltz Verlag

S

Saunders, Cicely: Sterben und Leben – Spiritualität in der Palliative Care. Zürich 2009, Theologischer Verlag Zürich

Schuchter, Patrick/Fink, Michaela/Gronemeyer, Reimer/Heller, Andreas: Die Kunst der Begleitung. Was die Gesellschaft von der ehrenamtlichen Hospizarbeit wissen sollte. Esslingen 2018, der hospiz verlag

Michael Schibilsky: Trauerwege. Düsseldorf 1989, Patmos

Schadek, Sandra: Ich bin eine Insel: Gefangen im eigenen Körper. Hamburg 2009, Rowohlt

Schölper, Elke (Hg.): Sterbende begleiten lernen: Das Celler Modell zur Vorbereitung Ehrenamtlicher in der Sterbebegleitung. Gütersloh 2004, Gütersloher Verlagshaus

Schroeter-Rupieper, Mechthild: Für immer anders – Das Hausbuch für Familien in Zeiten der Trauer und des Abschieds. Mannheim 2012, Patmos

Schulz, Roland: So sterben wir: Unser Ende und was wir darüber wissen sollten. München 2018, Herder

Schulz von Thun, Friedemann: Miteinander reden. Band 1, Störungen und Klärungen, Allgemeine Psychologie der Kommunikation. Reinbek bei Hamburg 1981, Rowohlt Taschenbuch Verlag GmbH

Schweiggl, Klaus: Sterbende spirituell begleiten. Innsbruck 2007, Tyrolia-Verlag

Schwenk, Gertrud: Pflegeheim und Hospizdienst – Kooperation in Spannungsfeldern. Esslingen 2017, der hospiz verlag

Sitte, Thomas: Vorsorge und Begleitung für das Lebensende. Berlin Heidelberg 2014, Springer

Sitte; Thomas/Stöbener, Anja: Am Start das Ziel im Blick. Deutscher Palliativverlag 2021, 2. Auflage

Smeding, Ruthmarijke: Trauer erschließen: Eine Tafel der Gezeiten. Wuppertal 2005, der hospiz verlag

Spilling-Nöker: Wenn Engel dich berühren: Mit Bildern von Marc Chagall. Freiburg 2008, Herder

Specht-Tomann, Monika/Tropper, Doris: Wir nehmen jetzt Abschied. Kinder und Jugendliche begegnen Sterben und Tod. Düsseldorf 2000, Patmos-Verlag

Spiegel, Yorick: Der Prozess des Trauerns. München 1973, Kaiser-Verlag

Steins, Martin B./Eschbach, Corinna/Villalobos, Matthias/Thoma, Michael: Schmerztherapie in der Palliativmedizin. Stuttgart 2018, Thieme

Stolberg, Michael: „Cura palliativa". Begriff und Diskussion der palliativen Krankheitsbehandlung in der vormodernen Medizin (ca. 1500–1850). Medizinhistorisches Journal Bd. 42, H. 1, Stuttgart 2007, Steiner-Verlag

Student, Johann-Christoph: Im Himmel welken keine Blumen. Kinder begegnen dem Tod. Freiburg 2000, Herder

T

Theierl, Stefan: Aromapflege. Esslingen 2017, 2. Auflage, der hospiz verlag

Thieme, Frank: Bestattung zwischen Wunsch und Wirklichkeit – Eine soziologische Studie zum Wandel des Bestattungsverhaltens in Deutschland. Düsseldorf 2016, Fachverlag des deutschen Bestattungsgewerbes

U

Urban, Elke: Transkulturelle Pflege am Lebensende: Umgang mit Sterbenden und Verstorbenen unterschiedlicher Religionen und Kulturen. Stuttgart 2011, Kohlhammer

V

Voss-Eiser, Mechtild: Sterbeerlebnisse – Todeserfahrung? Gedanken zum biblischen Todesverständnis vor dem Hintergrund der modernen Sterbeforschung. In: Wolfgang Scheiblich (Hg.): Abschied, Tod und Trauer in der sozialtherapeutischen Arbeit. Freiburg Lambertus 1991, S.71–93.

W

Watzlawick, Paul: Menschliche Kommunikation – Formen, Störungen, Paradoxien. Bern 1969, Huber

Weinberger, Sabine: Klientenzentrierte Gesprächsführung: Lern- und Praxisanleitung für psychosoziale Berufe. Weinheim 2013, Beltz-Juventa

Wilkening, Karin/Kunz, Roland: Sterben im Pflegeheim. Göttingen 2003, Vandenhoeck & Ruprecht

Witt-Loers, Stephanie: Trauernde Jugendliche in der Familie. Göttingen 2014, Vandenhoeck & Ruprecht

Witt-Loers, Stephanie: Wie Kinder Verlust erleben und wie wir hilfreich begleiten können. Göttingen 2016, Vandenhoeck & Ruprecht.

Wittwer, Héctor (Hg.): Sterbehilfe und ärztliche Beihilfe zum Suizid. Grundlagentexte zur ethischen Debatte. Freiburg/München 2020, Karl Alber-Verlag

Worden, William: Beratung und Therapie in Trauerfällen: Ein Handbuch. Bern 2011, Huber

Z

Zimmermann, Markus: Euthanasie: Eine theologisch-ethische Untersuchung (Studien zur theologischen Ethik). Freiburg 2002, Herder

INTERNETQUELLEN

http://blog.tothebrightside.com/blog/2015/march/21/das-sterben-der-geliebten-valentine-gode-darel/ aufgerufen am 5.2.2021

https://www.youtube.com/watch?v=YcwAuS3MVmM aufgerufen am 7.7.2020

https://www.swr.de/odysso/biologie-des-todes/-/id=1046894/did.../nid.../index.html aufgerufen am 1.1.2020 Biologie des Todes Sterben - das letzte Programm - SWR aufgerufen am 7.7.2020

https://www.dhpv.de/tl_files/public/Themen/Stationaere%20Altenpflege/BAG_broschuere_hospizkultur-im-alten-u-pflegeheim.pdf aufgerufen am 7.7.2020

https://www.idea.de/glaube/detail/umfrage-nur-jeder-fuenfte-glaubt- aufgerufen am 25.4.2020

https://www.dgpalliativmedizin.de/images/stories/WHO_Definition_2002_Palliative_Care_englisch-deutsch.pdf aufgerufen am 25.4.2020

https://www.netdoktor.de/palliativmedizin/schmerztherapie-13158.html aufgerufen am 7.7.2020

https://www.netdoktor.at/therapie/opioide-8739 aufgerufen am 10.07.2020

https://www.palliativstiftung.de/palliativstiftung/pipip/ aufgerufen am 25.4.2020

http://www.cdl-rlp.de/Unsere_Arbeit/Sterbehilfe/Sterbehilfe-in-Holland.html aufgerufen am 25.7.2020

http://www.palliativstiftung.de/fileadmin/user_upload/PDF/PDFs_2015/2015-08- aufgerufen am 25.7.2020

https://www.deutschlandfunk.de/sterbehilfe-in-den-niederlanden-mein-tod-gehoert mir.2540.de.html?dram:article_id=439364 aufgerufen am 25.4.2020

http://www.drze.de/im-blickpunkt/sterbehilfe/module/sterbehilfe-fuer-minderjaehrige aufgerufen am 25.4.2020

Definition der EAPC (European Association for Palliative Care) in: Zeitschrift für Allgemeinmedizin Ausgabe 7-8/2019 aufgerufen am 26.4.2020

http://dx.doi.org/ 10.1055/s-0030-1248421 Zeitschrift für Palliativmedizin 2010; 11: 112–122 aufgerufen am 26.4.2020 https://www.dgpalliativmedizin.de/dgp-aktuell-2014/aerztlich-assistierter-suizid-reflexionen-der-deutschen-gesellschaft-fuer-palliativmedizin.html aufgerufen am 27.4.2020

https://www.dhpv.de/themen_hospiz-palliativ_palliative-pflege.html aufgerufen am 21.4.2020

https://www.vivantes.de/unternehmen/organspende/ aufgerufen am 20.7.2020

http://www.bmg.bund.de/themen/pflege/demenz/infos-zu-den-krankheiten.html aufgerufen am 21.4.2020, ICD-10-Code: F00-F03

http://www.deutsche-alzheimer.de/ueber-uns/presse/ artikelansicht/artikel/deutsche-alzheimer-gesellschaft veroeffentlicht-neue zahlen-zur-haeufigkeit-von-demenzerkrankungen aufgerufen am 17.7.2020

http://www.wegweiser-demenz.de/informationen/medizinischer-hintergrund-demenz/demenzerkrankung.html aufgerufen am 15.7.2020

www.deutsche-alzheimer.de/die-krankheit/die-alzheimer-krankheit.html aufgerufen am 15.7.2020

http://www.bmjv.de/DE/Themen/VorsorgeUndPatientenrechte/Betreuungsrecht/Betreuungsrecht_node.html

httpwww.vorsorgeregister.de aufgerufen am 15.7.2020

http://www.bundesverfassungsgericht.de/entscheidungen/rk20020130_2bvr145101.html| internetquelle|hrsg= Bundesministerium der Justiz : Referat Presse- und Öffentlichkeitsarbeit aufgerufen am: 20.07.2020

https://www.sueddeutsche.de/gesundheit/todeszeitpunkt-und-organspende-wie-tot-sind-hirntote-1.1299076

aufgerufen am 15.07.2020

https://www.youtube.com/watch?v=FUFwmaC83FA aufgerufen am 1.7.2020

https://www.youtube.com/watch?v=JNqpxiVgd5c aufgerufen am 1.7.2020

https://www.spiegel.de/panorama/gesellschaft/christen-an-ostern-imm... aufgerufen am 25.4.2020

https://www.idea.de/glaube/detail/umfrage-nur-jeder-fuenfte-glaubt-. aufgerufen am 25.4.2020

https://www.dgpalliativmedizin.de/dgp-aktuell-2014/aerztlich-assistierter-suizid-reflexionen-der-deutschen-gesellschaft-fuer-palliativmedizin.html aufgerufen am 6.4.2020

https://www.youtube.com/watch?v=HDhoMmWxed8 aufgerufen an 20.6. 2020

https://www.youtube.com/watch?v=FUFwmaC83FA aufgerufen an 20.6.2020

https://www.youtube.com/watch?v=CLo8VkKWwdc aufgerufen am 20.6.2020

https://www.dhpv.de/themen_hospiz-palliativ_palliative-pflege.html aufgerufen am 6.6.2020

https://www.youtube.com/watch?v=sRHYfOk2RY4 aufgerufen am 20.6.2020

https://www.youtube.com/watch?v=sRHYfOk2RY4 aufgerufen am 18. 6.2020

www.deutsche-alzheimer.de/die-krankheit/die-alzheimer-krankheit.html aufgerufen am 20.6.2020

http://www.bundesverfassungsgericht.de/entscheidungen/rk20020130_2bvr145101.html| internetquelle|hrsg= Bundesministerium der Justiz: Referat Presse- und Öffentlichkeitsarbeit abgerufen am 1.7.2020

https://www.sueddeutsche.de/gesundheit/todeszeitpunkt-und-organspende-wie-tot-sind-hirntote-1.1299076

aufgerufen am 1.7.2020

www.bertelsmannstiftung.de/fileadmin/files/BSt/Publikationen/GrauePublikationen/SPOT-Ges_VV_Palliativversorgung_2015.pdf aufgerufen am 1.7.2020

https://www.gedichte.com/showthread.php/31574-Manchmal-m%C3%B6chte-ich-dein-Engel-sein aufge rufen am 20.12.2020

https://www.swr.de/odysso/rituale-des sterbens

/id=1046894/did=15158766/nid=1046894/1mcitt1/index.html abgerufen am 1.7.2020

https://www.schmerzgesellschaft.de/topnavi/die-gesellschaft/arbeitskreise/schmerz-und-alter/downloads aufgerufen am 1.7.2020

IMPRESSUM

Bibliografische Information Der Deutschen Bibliothek
Die Deutsche Bibliothek verzeichnet diese Publikation in der Deutschen Nationalbibliografie; detaillierte bibliografische Daten sind im Internet über http://dnb.ddb.de abrufbar.

Bibliographic information published by Die Deutsche Bibliothek
Die Deutsche Bibliothek lists this publication in the Deutsche Bibliothek; detailed bibliographic data is available at http://dnb.ddb.de.

Ehrenamtliche Sterbebegleitung lehren
Heinke Geiter

ISBN: 978-3-946527-43-5

Druck: MPC, Polen

der hospiz verlag Caro & Cie oHG
Schellbergstraße 7 . 70188 Stuttgart
katharina.buck@hospiz-verlag.de
www.hospiz-verlag.de